健康管理與促進

張萩琴
廖容瑜　編著

U0072973

全華圖書股份有限公司

作者序一

自 2019 年 12 月開始爆發 Covid-19 疫情以來,讓人類從新思維,體會到甚麼是「財富」,那就是「健康」。人們常說:「健康就是財富」,「健康」是一切成就的基礎。

目前威脅國人健康的主要病因,已由過去的傳染疾病轉為與生活習慣息息相關的慢性疾病或機能退化性疾病,如惡性腫瘤、心血管疾病、腦血管疾病、糖尿病、腎臟病和高血壓等。現代人由於生活壓力以及社會環境的改變,讓個人的生活習慣受到極大的挑戰,例如:青少年學會抽菸、喝酒、嚼檳榔、熬夜等等,危害個人健康;而環境的汙染、生態環境的破害,更是直接影響個人的健康;加上社會型態及價值觀的急速變遷,讓人處於不安全及不安定的狀態,如何維護個人的健康,是值得深思的。

本書所要探討的議題是與現代人的健康問題做連接,包括:認識健康、健康檢查、身體活動、營養、傳染病防治、慢性病防治、壓力調適、健康行為、健康危害行為、生活環境與健康素養及健康促進計畫等十二章節,作為探討現代人健康的指標。

對於本書的出版,特別邀請學有專精且執教多年作者參與各章節之編撰,首先,感謝廖容瑜老師熱心的參與,提供豐富的教材與各章節的撰寫;另外,要感謝全華圖書公司全體同仁的熱心協助。沒有大家的共同努力,這本書是無法完成的。

國立臺北商業大學

助理教授

張萩琴 謹識

2021 年 5 月 31 日

作者序二

　　健康是我們的基本權利，也是人類一直所追求的。時代與科技的進步，讓流行疾病從「傳染病」變成「慢性病」，對於健康的定義，也從被動轉為主動，強調具備能力促進自我的健康，以及建立健康的生活型態。然而，自 Covid-19 大流行後，2020 ～ 2021 年恐打破排名，傳染病捲土重來，成為流行疾病；同時，也再次證明自我健康與免疫力的重要性，Covid-19 這個「新興傳染疾病」，在沒有疫苗、沒有特效藥的情況下，唯有落實防疫行為與增強免疫力，戰勝病毒，才是不二法門。

　　本書從「健康」出發，前 6 章節的內容，主要針對現階段常見的傳染病、與慢性病做介紹，期望讀者從中可以對相關的疾病有初步的認識，並強調「促進健康」與「特殊保護」的重要性，落實公衛三段五級的概念，而身體活動與營養屬於前者，有助於免疫力的增強，促進我們的健康，為重要的保護因子；健康檢查與篩檢屬於後者，主要是期望能夠掌握身體的健康狀態以及篩檢疾病，期望能夠早期發現疾病，早期治療。

　　本書的後半部，延續「促進健康」的概念，介紹健康行為與相關的影響因子，並特別針對「壓力」做闡述，對於現代人來說，壓力與疾病、健康息息相關。健康的危險因子，特別針對吸菸、喝酒、嚼檳榔、毒品等健康危害行為做介紹，這些成癮物質已被認為對各種慢性疾病的罹患與死亡有極大影響。健康的環境，主要以常見的空氣汙染、水汙染、垃圾汙染與土地汙染、食品等面向做說明，並強調環境永續經營的概念。最後，從健康素養與健康促進計畫出發，強調健康的政策與組織，對人類健康來說，亦扮演重要角色。

　　在此，特別感謝張萩琴老師，可以說是我的人生導師，在我的人生求學階段及生涯發展，都不吝給予幫助與關心，這次在她的邀約之下，義不容辭參與這次書籍之編撰；另外，非常感謝全華圖書公司全體同仁的熱心協助，這本書得以順利出版，都是依靠你們的共同參與，在此致上誠摯的感謝。最後，期望本書出版時，大家都平安健康，Covid-19 疫情已消緩。

高雄醫學大學

廖容瑜 助理教授

2021 年 6 月 6 日

目錄

目錄

chapter

1

認識健康

🔍 單元目標

1. 了解健康的定義。
2. 認識健康與疾病的關係。
3. 了解影響健康的因素。
4. 了解人口結構、國人的十大死亡原因及所代表的意義。
5. 認識疾病自然史的五個階段及「三段五級」的預防策略。
6. 了解預防新型冠狀病毒所進行「三段五級」的預防策略。

　　幸福的首要條件在於健康。每個人都想要健康，但很多年輕人認為「健康是自己理應擁有的、是理所當然的，到年老時才需要特別去注意。」這是錯誤的觀念！身體的健康、心理的健康不是憑空就可得到，是需要日積月累、努力去追求的。

　　每個人一生中的健康狀況是持續在變動的，有些時候健康狀況還不錯，有些時候健康情況就較差，這是受到很多因素的共同影響下所呈現的結果。調整與控制自我可掌握的因素，那麼達到個人滿意的健康狀況就會越來越有可能。臺灣地區人民的主要健康問題已由過去的急性傳染病，轉變為現今以慢性疾病為主，例如：惡性腫瘤、心血管疾病、腦血管疾病、糖尿病、腎臟病與高血壓等。急性傳染病如新型冠狀病毒（COVID-19），其威脅性不容小覷，短時間便能大範圍傳播，讓全世界的人都感到恐慌；而絕大部分的慢性疾病與此不同，其形成大都與不健康的生活型態有密切關係。所以，健康與平日的生活方式緊密相連，每個人都應該負起管理自己健康的責任，積極的從事健康的生活型態，就是最好的健康保健行為。

　　1946 年，世界衛生組織（World Health Organization, WHO）定義健康為「身體、心理、社會的一個完全安寧的狀態，而不只是沒有疾病或羸弱而已」，也就是說，健康不僅只是身體有生病或沒生病的兩種狀態，還包括了心理上的安寧和社會上的和諧。根據疾病自然史，我們就「疾病還沒發生之前、疾病發生但還未到臨床階段的期間，以及身體有癥兆出現之後」三個階段策畫了「三段五級」的預防策略。利用「三段五級」的預防策略，針對人生的各個時期、各種疾病設計不同的健康管理方式，以期達到身體、心理、社會的一個完全安寧的狀態。

第一節　健康的概念

【健康格言】

幸福的首要條件在於健康。——柯蒂斯

健康不是身體狀況的問題，而是精神狀況的問題。——艾迪夫人

　　健康是人人所追求的，特別是失去健康的人對健康更是在意珍惜，有人曾經比喻，健康的身體，勝過良田千頃、黃金萬兩。健康是 1，財富、成就、名望是 0，1 後面的 0，多多益善，失去了 1，再多的 0，也沒有意義，唯有身心健康才能享受人生、追求夢想。

　　「健康」是一切成就的基礎，是人生最寶貴的財富。威脅國人健康的主要病因已由過去的傳染疾病，轉為與生活型態關係密切的慢性疾病以及身體機能退化性的疾病為主，如：惡性腫瘤、心血管疾病、腦血管疾病、糖尿病、腎臟病與高血壓等。現代人由於生活的壓力及社會環境的改變，個人生活習慣受到極大的挑戰，例如：抽菸、嚼檳榔、飲酒、生活不規律、飲食營養過剩等習慣，再加上環境的汙染、生態的破壞，這些因素在危害著個人身心的健康。隨著社會型態改變，價值觀也急速變遷，安全感與安定感對現代人來說愈形欠缺，如何維持個人健康的發展，深受考驗。

　　健康是人生重要指標，如果失去健康，個人所努力的成果將會變得毫無意義，而健康與生活是密不可分的，需要不斷的努力經營與學習，個人需要對自己負起更多的健康責任，積極建立健康行為，努力實踐健康生活，方能開創健康幸福的人生。

一、健康的定義

　　健康是什麼呢？感覺沒生病、健康檢查報告數據正常、抑或是只要不影響生活機能即可？傳統觀念認為健康就是沒有疾病，沒有疾病就是健康，但這樣的定義卻過於籠統也不符合時代變遷所需。

　　早在 1946 年，世界衛生組織（WHO）對於「健康」下了一個至今仍廣為流傳的定義：「是指生理、心理及社會在完全幸福安適的狀態，而不是僅指身體沒有疾病或羸弱而已。」。也就是說，健康不僅只是身體有生病或沒生病的兩種狀

態，還包括了心理上的安寧和社會上的和諧。

健康（health）這個字源自古英語字痊癒（heal），意謂著「全部」，表示健康注重全人和他或她的完整性、健全或安適。健康於日常使用的兩個意義，一是負向的，另一個是正向的；負向的意義是沒有疾病或病痛，而正向的意義是一種安適狀態。

Ewles 和 Simnett（1985）提出整體健康的概念（A holistic concept of health），從不同層面的概念來探討健康，亦是 WHO 健康定義的具體描述。Ewles 與 Simnett 指出健康應包含幾個不同的面向，將 WHO 提出的健康定義中的心理健康，又區分為心理健康與情緒健康，並加入了靈性健康與社會結構的健康等要素。各個不同面向說明如下：

1. 生理的健康（physical health）：意指身體方面的生理功能性健康，沒有疾病和殘障，身體與生理上具有充足的機能與能力，足以應付日常生活所需。

2. 心理的健康（mental health）：意指有能力做清楚且有條理的思考，主觀的感覺健康。

3. 情緒的健康（emotional health）：意指有能力認知情緒（如：喜、怒、哀、樂等），並能適當表達自己的情緒，處理壓力、沮喪及焦慮等。

4. 社會的健康（social health）：意指有能力創造與維持與他人之間的關係，和他人的互動能力，有滿意的人際關係並能履行角色義務。

5. 靈性的健康（spiritual health）：對某些人而言，靈性健康或許與宗教信念及行為相關，但並不是絕對；靈性的健康是個人的行為信念或行為的原則，是一種達到心靈平靜的狀態，反應一個人的價值觀，或是超越信仰的力量，或許更為接近自我實現的概念。不過有宗教信仰的人，宗教的行為確實可使其產生憐憫、喜樂、平和的感情，比較能夠容忍不快，與家人、朋友和睦相處，較易獲得內心的平靜，有助於達成環境的和諧，以及心靈內外的平衡，獲致較健康的生活。

6. 社會結構的健康（societal health）：意指健康的生活圈，生活在健康的環境中，個人健康與周遭事物是不可分的，接近社區健康概念。個人不可能在無法提供基本資源，以滿足身體與心理需求的社會結構中，得以健康。

　　由此可見，健康應該是多層次的、動態的、積極的，是正向，而不僅只是沒有疾病而已。

　　美國健康教育體育休閒舞蹈學會（American Alliance for Health, Physical Education, Recreation and Dance，簡稱 AAHPERD），根據體適能（fitness）的觀點對健康提出完整的概念，認為健康是由五個成份的安適（well-being）所構成，各個不同面向說明如下：

1.　身體適能（physical fitness）：包括了解身體發展、身體照顧及發展正向的身體活動態度能力。

2.　情緒適能（emotional fitness）：包括思考清晰、情緒穩定、成功的調適能力、保持自律和自制。

3.　社會適能（social fitness）：包括關心配偶、家人、鄰居、同事或朋友，積極與他人互動和發展友誼。

4.　精神適能（spiritual fitness）：包括找尋個人生命的意義，設定人生的目標，擁有愛人與被愛的能力。

5.　文化適能（cultural fitness）：包括對社區生活改善與提升具有貢獻，注意文化和社會事件，能接受公共事務的責任。

　　這五項因素雖各自獨立，但彼此之間都會互相影響生活型態的本質，更呈現出健康建構在「人自己之生長發育」、「人與人、社會、文化之互動」、「人與自然、面對外界事物時如何作決定」三個層面的全人健康（total well-being）目標。

二、健康、疾病的關係

　　健康與疾病是一種連續的狀態關係，也就是說一個人的健康狀況是隨時都在變動的，有學者曾經指出健康與疾病有如在一條線上（圖 1-1），此線的兩端並無極限，愈往右邊，表示愈接近健康的極致；愈往左邊靠近，則代表疾病的嚴重性增加，甚至死亡。人類的生老病死都可以用此線的某一點來代表，此一點會隨身體的狀況而隨時變動。

　　若想要將身體狀況往右方移動，則需要個人能認知到健康的重要，並隨時關心自己的身體，落實醫學保健的行為，如：營養均衡、控制體重、與持續運動，加強自己身體的體適能（fitness），最後甚至能達到生理年齡比實際年齡要年輕的最佳健康狀況。

　　Roy（1976）認為健康並非「健康或疾病」此二分法，健康應該是個體從高層次的安適狀況（high level wellness）、健康狀況不錯（good health）、健康狀況普通（normal health）、健康狀況不佳（poor health）、健康狀況極差（extreme poor health）、最後是死亡（death）的線性持續狀態，個體並非單純的屬於「健康」或屬於「不健康」，而是個體在不同的時空環境下的身心狀況不同，於上述線性狀態中之不同位置的移動。此一觀點較為細膩的將健康到不健康的狀態細分成許多不同的層級，標示出健康「程度」上的差異。一個人的健康狀態是動態的過程（圖1-1），隨時都在變動，端看個體對危害其自身安全的威脅能否做有效的調適。良好的健康來自積極的生活態度與健康的生活品質。

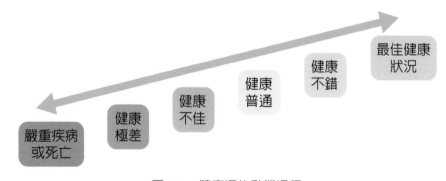

圖 1-1　健康況的動態過程

第二節　影響健康的因素

　　影響健康因素的研究始於對死因的探討。國內外的研究發現生活型態對健康的影響最為重要。加拿大衛生福利部長 Lalonde 於 1974 年發表的「加拿大衛生白皮書」（A new perspective on the health of Canadian 又稱「Lalonde report」），為目前公共衛生的經典之作，尤其他所提的健康領域（health field）概念，其中包括四個要素：生物遺傳、環境、生活型態及醫療照護體系（圖 1-2），其中「生活型態」取決於個人採行之行為，對健康影響最大。

　　1976 年 Alan Dever 也依照這四個因素來分析美國 1974~1976 年間死亡原因的關係，結果發現：與個人的生活型態有關者占多數約 43%，進一步確認了「生活型態」與人類健康的密切關係。日本健康福利部門於 1996 年時也同樣提出：影響健康最重要的因素爲生活型態，同時並指出成人的疾病開始於 40 歲左右，且都是生活型態所導致之疾病。

　　茲將 Dever（1976）提出影響現代人健康的四大要素（圖 1-2），分別敘述如下：

1.　生物遺傳（Human Biology）（27%）

　　指基因遺傳、人口學特徵（性別、年齡、種族）、遺傳疾病、家族病史等。當個人有先天或遺傳性疾病時，即個人體質的差異，例如：血友病、蠶豆症等，皆會影響個人健康狀況。

2.　環境因素（Environment）（19%）

　　指暴露在有害的環境下，如：空氣汙染、水汙染、食物汙染、噪音、社會動盪、政治不安等。例如：高雄大寮的空氣汙染事件；中國三聚氰胺毒奶事件、新冠肺炎等；時有所聞的過期原物料、問題醬油、毒澱粉等問題，均造成民眾健康上極大的危害與心靈上的恐慌。

3.　生活型態（Lifestyle）（43%）

　　指個人所採行與健康有關的行爲，如：抽菸、酗酒、缺乏運動、飲食不當及壓力等。這些生活型態對個人的健康造成的影響最大，也是導致疾病與死亡的主要原因。依衛生福利部近幾年的統計，臺灣地區十大死因大多爲慢性病，例如：心血管疾病、腦血管疾病、高血壓及糖尿病等，大多是因不健康的生活型態所形成。不健康的生活型態與許多慢性疾病有非常明確的關聯（表 1-1）。因此，若能從日常生活中戒除不良習慣，逐步培養健康的生活型態，如：規律運動、均衡飲食、壓力調適等，方能達到預防疾病、促進健康的目的。

4.　健康照護體系（Health Care System）（11%）

　　指健康醫療服務，如：醫療保健機構的政策、醫療資源分配、醫護人員素質，以及民眾獲得醫療照護的便利與否等，皆會影響健康狀況。

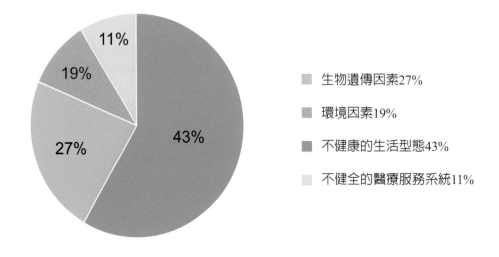

圖 1-2　影響健康的四大要素

表 1-1　不健康的生活型態與慢性病的關聯

不健康的生活型態	相關慢性疾病
吸菸	癌症、肺氣腫、慢性阻塞性肺疾病、心臟病、高血壓、腦中風、骨質疏鬆
酗酒	肝癌、肝硬化、高血脂、高血壓、骨質疏鬆
嚼檳榔	口腔黏膜下纖維化症、口腔癌
缺乏運動	高血壓、心臟病、腦中風、糖尿病、骨質疏鬆
不良飲食習慣	慢性胃炎、胃潰瘍、腎臟病、高血脂、高血壓、心臟病、腦血管疾病、骨質疏鬆
長期熬夜	心臟病、免疫力降低、慢性肝病

　　除了以上所提到的四大影響健康之因素之外，達格任和懷海德（Dahlgren & Whitehead，1991）也提出了的「影響健康的層面」（Layers of influence on health）可以歸納為（圖 1-3）：

1.　個人的行為與生活型態以及可用的改變，例如：飲食或活動知識、覺醒及技巧。

2.　社會區內的支持與影響會維持或損害健康。

3.　生活與工作的狀態，以及設施與服務的可近性。

4.　經濟、文化與環境，例如：生活標準與勞動市場。

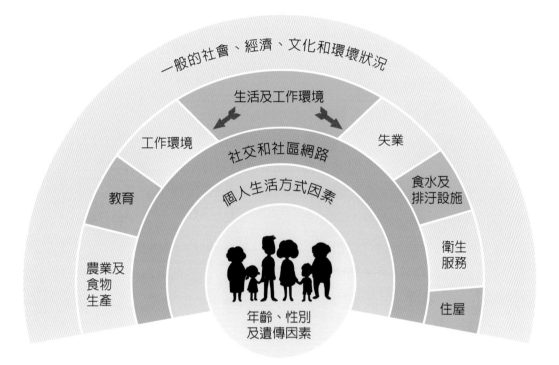

圖 1-3　健康的主要決定因素

　　所有的社會裡面，健康行為與生理及心理健康各個社會團體之間會有差異。差異的主軸包括社經地位、性別、種族與居住地。

　　健康受不同因素的影響，它們統稱為健康的決定因素。這些因素往往互相影響，亦非我們個人力量可以控制。以下的「健康主要決定因素」是根據這些因素在不同層面做成的影響來分類，可從個人層面推展至社會層面。影響一個人的健康狀態有很多不同的原因，不同的學者從不同的觀點來分析，就會提出不同的影響健康原因。不過，整體而言，會影響健康與疾病的因素大概包括如下：

一、年齡、性別及遺傳

　　年齡與性別都會影響個體的健康狀況，有些疾病的發生與這些因素有密切的關係。例如：女性發生乳癌、骨質疏鬆症的機率較高；男性則較容易罹患鼻咽癌、前列腺癌、痛風等；老年人患有慢性疾病的機會則較高。

　　每個人從一出生，他的基因就已經決定了他的遺傳特性。很多疾病或慢性病都與個人的基因組成有很大的關聯性，例如：高血壓、先天性心臟疾病、血友病、糖尿病、家族性高血脂、亨丁頓氏舞蹈症、卵巢癌等，所以目前基因遺傳工

程上很多研究，就是在努力了解——哪些基因控制哪些疾病？該如何改變這些基因？——以降低遺傳疾病的發生率。

二、個人生活方式

生活型態則是指一個人的生活方式，個人生活方式包括：飲食、運動、吸煙、飲酒等行為。選擇和實踐健康的生活方式以改善健康狀況，這是個人能力可以控制的，例如：進食量多於身體需求者，較容易有肥胖的問題，而肥胖的人較容易發生慢性疾病、關節炎、心血管疾病等問題，所以可從源頭控管食量，以漸少相關疾病發生率。

生活水準某種角度也可以視為是一個人的社經地位，它會影響一個人對健康與疾病的看法。一般而言，高收入者通常較重視自己的健康狀況、居住環境，也較容易取得醫療資源，因此疾病的發生率通常也較低。

三、社交和社區網絡

家庭、朋友和社區的支持可促進身心健康。良好的社交關係能幫助我們面對挑戰和逆境，在健康出現問題時，也可發揮支援的作用。

四、一般的社會、經濟、文化和環境狀況

文化與社會的傳統習俗和信仰均影響健康。人類在發展的過程中，經年累月，逐步累積起跟生活相關的知識或經驗，可稱之為文化。在健康與醫療的部分更是展現各種族文化的不同，中西文化對於生產中的保健、生產後的照顧方式就有著不同的理解與禁忌，例如：在臺灣我們非常強調「坐月子」中「禁食生冷食物」的重要性，而美國人生產完就到處趴趴走，不忌諱吃冰冷的食物或牛奶。所以，文化的不同絕對會影響人們對疾病與健康的認知，更會影響人們的就醫和自我照顧行為。

有些環境，人們長期居住、工作在其中，容易發生一些特定的健康問題，例如：礦工容易得矽肺病（肺塵病）、支氣管炎、氣喘、肺氣腫或煤礦工人肺等，油漆工人或長期暴露在空氣汙染嚴重的工廠附近，就容易罹患呼吸道的疾病。

五、其他

（一）收入和社會地位

在英國，健康的好壞與收入有強烈的關聯性。貧窮的定義是：收入扣除住宅花費後，低於全國平均的一半（英國工作暨年金部）。大多數貧窮者主要是指失業者、領年金者、單親父母、低工資者以及家庭有三位幼年子女者。

貧窮會直接影響健康，例如：小孩沒有足夠的食物、吃高度加工食品，以及食物大賣場的可近性受限。在低收入國家，傳染疾病如腹瀉或瘧疾，與缺乏收入導致沒有乾淨的水源、食物和醫療服務有關。健康狀況會隨著收入和社會的地位提升而改善。收入和地位較高的人通常有較多自主控制權。收入影響著我們的生活狀況，如：有好的收入就可以選擇安全的居住環境和購買足夠有營養的食物。

（二）教育

教育有助於我們改善健康，教育程度往往與個人的社會經濟地位有著緊密的關係。好的教育不單能改善就業機會，保障收入，還能提高我們獲取和了解健康資訊的能力，幫助我們保持健康。

（三）地區的生活環境

安全的飲用水、清新的空氣、健康的工作場所、安全的居所、良好的社區規劃和運輸系統等皆為促進健康的要素。

近幾年有較多的研究顯示，地區與健康之關係，不同城市和地區間有所差異（Dorling et al.）。地理差異在死亡率明顯顯示，可能是社會階級分布的差異，死亡率較高的區域有較高比率的較低社經團體人口。地區對於健康的影響逐漸被認為更加複雜，不僅有特定社經特性的個人集中在特定的地區，另一方面，在物質與社會環境及共享模式也都可能促進或抑制健康。

（四）就業和工作環境

工作被視為健康重要的社會決定因素，它決定收入程度、影響自尊。職業類型會直接影響健康，有些職業會損害健康的生活型態，例如：酒館老闆發生肝硬化的危險性較高。

就業者的健康狀況比失業者較好，尤其是那些擁有較多工作控制權的在職者。工作場所的組織架構，管理方式和人事關係皆會影響我們的健康。

（五）衛生服務

衛生服務的可及性影響我們接受、使用預防和治療疾病的機會。

第三節　人口結構與十大死亡原因

可能會影響健康的因素甚多，而目前我國的人口結構、十大死亡原因與健康的關係又是如何呢？分述如下：

一、我國人口結構（生育率下降，人口趨向老化）

隨著國民所得提高、生活環境改善及醫藥衛生進步，國人平均壽命逐年延長，加上少子女化趨勢，人口老化的健康與照護議題益受重視，除影響國民醫療保健支出（National Health Expenditure, NHE）與資源配置外，亦牽動國家經濟成長動能。

106 年底我國戶籍登記人口總數計 2,357 萬人，較 105 年底增 1.33‰，其中男性 1,172 萬人，增 0.03‰，女性 1,185 萬人，增 2.63‰，人口性別比例（男性人口數／女性人口數）降為 98.89（圖 1-4）。少子女化及平均壽命延長影響，人口年齡結構明顯呈現幼年人口比率降低，老年人口比率提高之現象。

我國 0~14 歲幼年人口占總人口比率，由 96 年 17.6％降至 106 年 13.1％，因少子女化所衍生的社會、經濟、教育等問題近年來也日益浮上檯面。65 歲以上老年人口所占比率於 82 年突破 7.0％，106 年升至 13.9％，人口高齡化特徵益趨明顯。就性別觀察，女性人口高齡化狀況較男性更為明顯，106 年女性老年人口占 14.9％，高於男性之 12.8％；女性幼年人口占 12.5％，低於男性之 13.7％(如圖 1-4)，而高齡化社會則衍生社會、經濟、醫療等許多層面的問題。

根據內政部公布的臺閩地區人口統計，隨著社會與經濟環境變遷，國人之生育率長期呈下滑趨勢，致粗出生率（出生數／年中人口數 ×1,000）由 70 年代初期之逾 20‰降至 106 年為 8.2‰；粗死亡率（死亡數／年中人口數 ×1,000）則因高齡人口比重提高，由 70 年代之近 5‰遞升至 106 年 7.3‰，綜上影響，人口自然增加率（粗出生率減粗死亡率）由 70 年代之逾 10‰，降至 106 年之僅約 1.0‰。

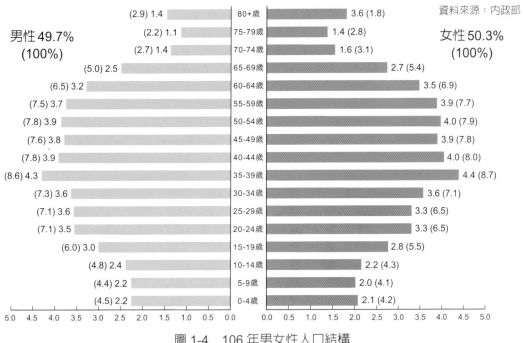

圖 1-4　106 年男女性人口結構

　　就國人平均餘命整體變動觀察，106 年國人 0 歲平均餘命（即平均壽命）為 80.4 歲，10 年來增加 2.0 歲。男、女性平均壽命分別為 77.3 歲及 83.7 歲，10 年來男性增加 1.8 歲，女性增加 2.0 歲，顯示女性較男性長壽，且兩性壽命之差距有逐漸擴大的趨勢（如圖 1-5）。

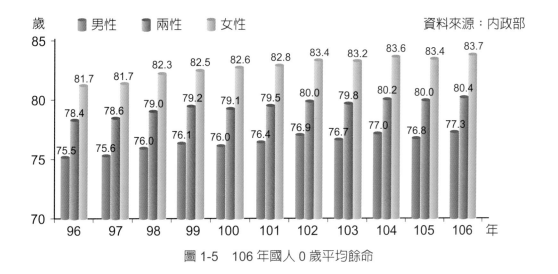

圖 1-5　106 年國人 0 歲平均餘命

受少子女化的影響，兒童及少年人口數逐年下降，106 年底我國未滿 18 歲人口為 390.1 萬人，較 105 年減少 8.6 萬人，較 96 年減 110.1 萬人，十年間減少 22.0%；依性別觀察男、女性分別較 105 年底減少 2.2% 及 2.1%，較 96 年底減少 22.2% 及 21.9%（圖 1-6）。

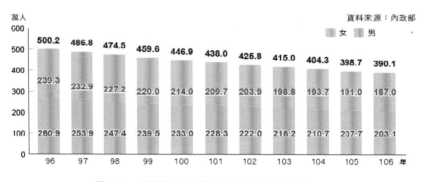

圖 1-6　未滿 18 歲兒童及少年人口數

我國 106 年老年人口依賴比（簡稱扶老比）為 19%，係歷年來首度高於扶幼比（18%），這是許多 OECD（Organization for Economic Cooperation and Development 經濟合作暨發展組織）會員國扶養情況的現象，其中尤以日、德之扶老比（47%、32%）更是遠高於其扶幼比（20%、20%）。106 年 OECD 會員國扶養比以日本 67％最高，以色列 64％居次，瑞典 61％第三，我國扶養比為 37%，低於 OECD 各會員國。若以老年人口依賴比（65 歲以上人口 / 15-64 歲人口 ×100）觀察，我國 106 年扶老比為 19%，與 OECD 會員國比較，居第 32 位，高於以色列、智利、土耳其及墨西哥，我國約每 5.3 個青壯人口扶養 1 位老人；若以老化指數（65 歲以上人口 / 0-14 歲人口 ×100）分析各國老化程度，我國為 106%，與 OECD 會員國比較，居第 22 位，顯示我國老年人口占比與 OECD 會員國比較雖不高，惟 0~14 歲人口占比偏低，致老化指數較近二分之一 OECD 會員國高。

若以「延長壽命」的政策指標來探討，老年人口占比逐年攀升，為衛生福利施政的預期趨勢，因此，我們應刻不容緩地強化「健康餘命」的理念及促進策略，好讓越來越多的高齡長者得以保有永續的健康活力。如此一來，一方面可減輕「確需扶老」的壓力比重，另一方面還可以讓長者成為「幸福扶幼」的最佳幫手。有鑑於此，106 年之社區健康營造計畫，首度以社區資產為基礎進行盤點及應用，參

照 WHO「高齡友善城市指南」8 大面向，透過社區公私部門的夥伴關係，攜手協力，營造「高齡友善社區」。長照十年計畫 2.0 自 106 年 1 月起實施，長照 2.0 擴增的重點在將長照服務向前延伸至各類保健及減緩失能等預防性服務措施，俾以活力老化，向後整合在宅安寧照顧、在宅醫療等服務，讓長者在熟悉的環境安享老年生活，並減輕家庭照顧重擔。爲顧及長期照護機構及安養機構之防疫安全，衛生福利部自 106 年首次辦理老人福利機構感染管制查核，對於實地查訪不合格之機構，務求改善均達安全標準。

106 年我國人口自然增加率爲 1‰，與 OECD 會員國比較，居第 19 位，低於 OECD 會員國中位數 2‰。近年來受晚婚、遲育現象影響，我國總生育率（表示每婦女在一生中可能生育之活產數）持續偏低，106 年爲 1.2 人，低於 OECD 各會員國，且除以色列、墨西哥、土耳其外，其他會員國皆低於人口替代水準 2.1 人。同期間我國粗出生率爲 8‰，死亡率爲 7‰，與 OECD 會員國比較，分別居第 31、26 位，低於 OECD 會員國中位數 11 、9 ，綜觀該年 OECD 會員國之人口結構多趨向低出生率型態。

二、國人十大死亡原因（惡性腫瘤、心臟疾病與肺炎居主要死因前三位）

由於社會經濟結構改變、生活水準提高及衛生保健的改善，主要死因已由 41 年之急性、傳染性疾病爲主，轉變成以惡性腫瘤、心血管等慢性疾病與事故傷害等爲主。

106 年國人死亡人數 17 萬 1,857 人，死亡率爲每十萬人口 729.6 人，較 105 年下降 0.5％，較 96 年上升 20.0％。標準化死亡率（依世界衛生組織頒布之 2000 年世界標準人口年齡結構調整計算）424.3 人，較 105 年下降 3.4％，較 96 年下降 13.7％。

106 年十大死因死亡人數占總死亡人數之 76.8％，以慢性疾病爲主，依死亡率排序之十大死因爲：(1) 惡性腫瘤；(2) 心臟疾病；(3) 肺炎；(4) 腦血管疾病；(5) 糖尿病；(6) 事故傷害；(7) 慢性下呼吸道疾病；(8) 高血壓性疾病；(9) 腎炎、腎病症候群及腎病變；(10) 慢性肝病及肝硬化。與 96 年比較，順位上升者有肺炎及高血壓性疾病，順位下降者有腦血管疾病、糖尿病、事故傷害、腎炎、腎病症候群及腎病變、慢性肝病及肝硬化與自殺，如圖 1-7。

受人口高齡化影響，107 年死亡率上升 0.5%，標準化死亡率下降 2.2%。107 年死亡人數計 17 萬 2,859 人，較上（106）年增加 1,002 人（+0.6%）。107 年死亡率（死亡人數除以年中人口數）為每十萬人口 733.1 人，較上年上升 0.5%；以 WHO2000 年之世界人口結構調整後之標準化死亡率為每十萬人口 415.0 人，降 2.2%。107 年 65 歲以上死亡人數 12 萬 4,768 人，較 106 年增 1,225 人（+1.0%），占總死亡人數 72.2%，提高 0.3 個百分點，45~64 歲占 21.9%，合計 45 歲以上死亡人數占 94.1%。

107 年死亡人數合計 13 萬 3,489 人，占總死亡人數 77.2%，與 106 年相較，107 年死亡人數以肺炎、心臟疾病分別上升 7.5%、4.5% 較為明顯，慢性肝病及肝硬化及糖尿病則分別下降 5.2%、4.8% 較為明顯。

108 年十大死因依序為：(1) 惡性腫瘤（癌症）(2) 心臟疾病 (3) 肺炎 (4) 腦血管疾病 (5) 糖尿病 (6) 事故傷害 (7) 慢性下呼吸道疾病 (8) 高血壓性疾病 (9) 腎炎、腎病症候群及腎病變 (10) 慢性肝病及肝硬化，排名順位與 107 年相同（表 1-2）。

就年齡別觀察，1 至 24 歲死亡人口以事故傷害居死因首位；25 至 44 歲以癌症與自殺居前二位；45 歲以上則以慢性疾病之癌症與心臟疾病居死因前二。

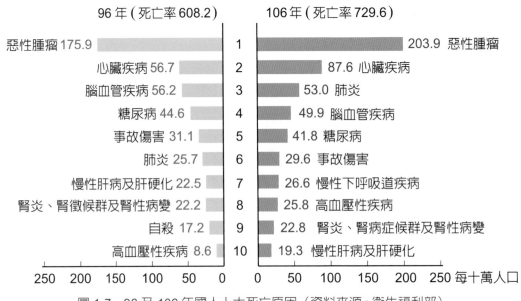

圖 1-7　96 及 106 年國人十大死亡原因（資料來源：衛生福利部）

表 1-2　國人的十大死亡原因 (96、106、107 年)

	國人十大死亡原因		
順位	合計死亡原因		
	96 年	106 年	107 年、108 年
1	惡性腫瘤 (癌症)	惡性腫瘤 (癌症)	惡性腫瘤 (癌症)
2	心臟疾病	心臟疾病	心臟疾病
3	腦血管疾病	肺炎	肺炎
4	糖尿病	腦血管疾病	腦血管疾病
5	事故傷害	糖尿病	糖尿病
6	肺炎	事故傷害	事故傷害
7	慢性肝病及肝硬化	慢性下呼吸道疾病	慢性下呼吸道疾病
8	腎炎、腎病症候群及腎病變	高血壓性疾病	高血壓性疾病
9	自殺	腎炎、腎病症候群及腎病變	腎炎、腎病症候群及腎病變
10	高血壓性疾病	慢性肝病及肝硬化	慢性肝病及肝硬化

三、癌症多集中於 55 歲以上之高齡族群，占 8 成 5

107 年癌症死亡人數為 4 萬 8,784 人，占所有死亡人數 28.2%，死亡率每十萬人口 206.9 人，較上年上升 1.5%，標準化死亡率為每十萬人口 121.8 人，降 1.3%。就年齡觀察，癌症多集中於 55 歲以上之族群，107 年占 8 成 5；65 歲以上癌症死亡人數較上年升 2.3%；0-64 歲則較上年升 0.4%。

歸納與分析前述的國人十大死因，可以發現，造成這些死亡原因的根本因素，其實與人們的健康行為息息相關，包括有：

（一）個人的生活型態因素

例如：抽菸 / 或吸二手菸已經證明與許多疾病（如肺癌等）有關。飲酒過多與肝病、肝硬化之間也有直接的關係。而騎乘機車是否戴安全帽、乘坐汽車時是否配戴安全帶與事故發生時造成的傷害嚴重度也直接相關。排便習慣不正常、愛吃燒烤、醃漬食物等也都與多種癌症的發生有關連。另外，現代社會中大家都承受很大的生活壓力，如何能適當的放鬆心情、調節壓力，能否適當的轉換心情也與是否會走上自殺這條不歸路有關。

（二）先天遺傳性的因素

主要是指因遺傳、性別、種族或先天體質所致的身體狀態，例如：高血壓、糖尿病、高血脂具有較高的家族罹患傾向；血友病、色盲、地中海型貧血與遺傳基因有關；而嬰兒期的孩童因爲身體結構尚未發展完全，也正是學習走路的階段，所以容易發生跌倒、骨折、燙傷等意外事故。

（三）環境中的危害大小

例如：長期吸入汙染的空氣、工廠廢氣等會有肺癌發生率較高的問題。因工作等因素長期吸入石綿（如：採礦工、石棉瓦片製造、刹車來令片、隔熱板、防火器材等）容易導致肺癌等。因職業（如：噴漆、電鍍、鎳鎘電池的製造等）容易導致鎘金屬的接觸量多，或食用到被鎘金屬汙染的食物（如：鎘米、海產等）都容易造成骨頭鬆脆或肺癌發生機率上升。攝取被病毒或黃麴毒素汙染的食物（如：花生醬、玉米等），容易導致肝癌的發生等。所以如果大家能共同努力於減少環境汙染的改善工作，自然能將環境癌症或因環境汙染造成的健康危害的發生率降至最低。

健康是人人追求幸福的首要條件。依據過去的研究發現，國人的十大死亡原因主要與個人的生活型態息息相關，因此維持個人健康的生活習慣，對個人身心健康有絕對的影響，期待大家都能追求到自己心目中的健康狀態。

第四節　健康的自我管理

如何讓自己身體維持在最好的健康狀態？平時即力行自我健康管理，不要等身體出狀況再去醫院，也不能完全依賴醫師，以爲吃了藥就會痊癒，應該隨時對自我的健康加以把關，並且愈早開始愈好，以盡早除去有害身體健康的壞習慣。

從「預防」和「促進」的觀點來看，其含意上不盡相同，前者需要人們採取行動，以降低或除去特定的危險因子；而後者需要健康的人更加努力以增進自身的健康狀態，其欲達到的層次是超乎預防之上的。

根據「疾病自然史」提供了發展預防策略的基礎，也就是個人或群體的健康會隨時間的改變，從出生至死亡的時序軸上，呈現上下起伏的曲線變化。依據健

康變化階段不同，規劃不同類型的預防策略，可以阻斷疾病的發生，也可以降低疾病帶來的傷害。

　　我們就「疾病還沒發生之前」、「疾病發生但還未到臨床水平的期間」，以及「身體有癥兆出現之後」策畫「三段五級」的預防策略，利用「三段五級」的預防策略，針對人生的各個時期、各種疾病設計不同的健康管理方式，以期達到身體、心理、社會的一個完全安寧的狀態。

　　健康不只是沒有疾病而已，也不是一個非有即無的二分法狀態，而是像一條連續直線，兩端分別代表愈來愈來健康及愈來愈不健康，根據疾病自然史可分為五個階段（圖 1-8）。而 Leavell 和 Clark（1965）將預防模式分為初段預防、次段預防、末段預防三個層次，分述如下：

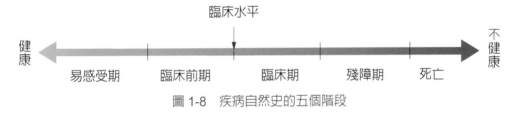

圖 1-8　疾病自然史的五個階段

一、疾病自然史的五個階段

1.　易感受期（susceptible stage）

　　疾病還沒有發生，但存在有可能致病的危險因子，一旦所有致病的條件如：病原、宿主、環境等都具備了，疾病就產生了。

2.　臨床前期或症候前期（preclinical or presymptomatic stage）

　　疾病已經發生，只是還沒出現臨床上的症狀。這個階段致病因子已經讓體內產生變化，只是體內所產生的變化尚未到達「臨床水平」，所以此時不容易察覺已經生病了。

3.　臨床期（clinical stage）

　　致病因子讓體內產生的變化超過臨床水平，患病的人可以察覺到疾病的症候。

4.　殘障期（disable stage）

　　有時疾病造成的傷害很大，或是病況惡化時，會產生時間或長或短的殘障期。

在殘障期裡，病患可能失去行動能力或社會功能，但不一定會是永久性的障礙。

5. 死亡（death）

若殘障期一直延續，疾病不斷惡化，最終的結果即為死亡。

在做健康管理時，我們可依據疾病自然史的五個階段，來進行「三段五級」的預防策略（圖1-9）：

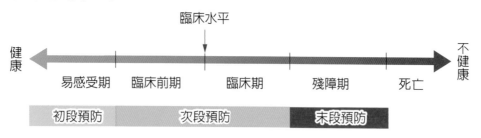

圖 1-9　三段五級的預防策略

二、三段五級的預防策略

（一）初段預防（primary prevention）或健康促進（health promotion）

初段預防實施在疾病發生之前的「病原前期」，和身體細胞與組織已有少許變化的「病原早期」同屬這個層次。預防介入的重點為，如何幫助目前健康的人，樂於採行有益於健康的生活方式，使其身體更強壯、心情更為愉悅及感到生命的可貴。

預防策略，分為第一級預防──健康促進，第二級預防──特殊保護，如下：

第一級：健康促進（health promotion）

屬於積極地、不特定針對某一疾病所做的預防策略，主要是讓身心更為健康而做，例如：三低一高的飲食策略、適度並規律的運動習慣、適當的休閒娛樂及紓壓方式、健康資訊及資源的搜尋和使用、建立社會支持網絡等。

第二級：特殊保護（specific protection）

屬於消極地、特定針對某一疾病或傷害所做的預防策略，例如：為避免因交通事故受重傷而騎車戴安全帽、坐車繫安全帶；為避免工作時眼睛受傷而戴護目

鏡；爲避免被傳染特定疾病而接受疫苗接種；爲預防登革熱而傾倒容器內的積水；爲減低罹患癌症的風險而戒菸；爲減低罹患慢性病的風險而減肥等。

（二）次段預防（secondary prevention）或疾病控制（disease control）

次段預防是指疾病發展的過程中，經由篩檢或診斷發覺有病的「症狀前期」，及可以確定有明顯臨床症狀的「症狀後期」。這個階段的重點工作，包括所有早期診斷與早期治療所安排的各類活動。例如：爲一些看似健康的人舉辦健康檢查，藉由精密的技術，讓某些疾病的症狀在尚未明顯之前，藉著早期發現和及時治療提高痊癒的機會。目的避免疾病史進入殘障期甚至死亡。這一階段是第三級的預防策略——早期發現及適切治療：

第三級：早期發現及適切治療（early detection and prompt treatment）

所謂「早期發現」即是希望在疾病發生最一開始時就能偵查到疾病的存在，但此時通常爲臨床前期，疾病症候並未達到臨床水平，不易被診斷甚至會因未察覺而被忽略，因此常需要仰賴其他特殊的方式，由「篩檢」來發現疾病的存在。定期篩檢及做身體健康檢查是早期發現疾病的方式，然而發現有疑似的病灶也應立即做處置，及時地「對症下藥」才能眞正不延誤到病情，通常，愈早發現疾病並及時做適當的治療，治癒疾病的成功率會越高。

（三）末段預防（tertiary prevention）或恢復健康（rehabilitation）

末段預防是在疾病症狀被控制之後，爲了防止其復發或減低因殘障導致的傷害所從事的預防性工作。積極的目的是要將健康狀態恢復到疾病發生之前，消除致病因子對身心造成的不良改變、袪除患病者行動或社交上的障礙；消極的目的則是在預防健康狀態持續惡化，避免疾病由臨床期進入殘障期、殘障期進入死亡。這一階段也分爲兩級預防策略，分別是第四級「限制殘障」及第五級「復健」：

第四級：限制殘障（disability limitation）

限制殘障是針對臨床期後期及殘障期前期設計的預防策略，其積極的目的是在消除病灶使健康恢復至發病之前的狀態；消極的目的是防止疾病繼續惡化：在臨床期後期疾病尚未造成殘障時減低發生暫時性殘障的可能，當疾病已造成暫時性殘障進入殘障期前期則減低發展爲永久性殘障的可能。限制殘障的做法可能是

由患病者本身做好疾病管理，也可能是住院由醫事人員密集地監控治療，或者透過物理治療、職能治療等方式恢復疾病對身心造成的傷害。

第五級：復健（rehabilitation）

復健是針對殘障期後期設計，此時病患已出現永久性的障礙，積極地來說，最後一級的預防策略是要協助病患能重返社會、恢復其獨立自主的能力，此時需要一些社會資源的介入，以及仰賴政府提供充足的衛生福利政策，讓障礙者取得並做利用。消極地來說，這一級的預防是為了避免生命走到盡頭，在考慮到生活品質的同時，以醫療的方式協助病患延長壽命，對已無法再重返社會、已臥床或已無行為能力的病患來說，則提供長期照護或以安寧療護的方式，讓病患有尊嚴地走完人生。

三段五級的預防策略依據疾病的自然史而有其順序存在，所謂「預防重於治療」，在疾病自然史越前端開始做預防，其經濟效益及成效會越好。我們一定是在疾病尚未發生前做初段的預防（健康促進及特殊保護），疾病發生的前期以篩檢或診斷的方式早期發現並及時地做適切的治療，以避免疾病繼續惡化，最後才會做末段的預防（限制殘障及復健）來避免死亡的發生或以人道、有尊嚴的方式迎接死亡。

本文應用 Leavell 和 Clark（1965）的預防模式，個別將傳染疾病三段五級的預防，概述此類疾病的健康管理策略：

三、傳染病的三段五級預防（新型冠狀肺炎──COVID-19）

傳染病的發生主要與三個因素有關：病原、宿主和環境。以新型冠狀肺炎（COVID-19）為例，造成新型冠狀肺炎的「病原」為已知6種感染人類的冠狀病毒：α CoV 的 HCoV-229E 與 HCoV-NL63；β CoV 的 HCoV-HKU1、HCoV-OC43、MERS-CoV 與 SARS-CoV 等，而可感染新型冠狀病毒的「宿主」經我國疾管署實驗室專家分析，初判基因序列與蝙蝠的冠狀病毒相似度達 87.6%，與 SARS-CoV 相似度也有 79%。蝙蝠很有可能就是新型冠狀病毒的原生宿主，經過演化變異，完成了「蝙蝠→中間宿主→人」的傳播。不過，從蝙蝠到人可能還存在更多的中間宿主，目前還沒有確認。

主要傳播方式是經飛沫傳染、接觸傳染（包括手汙染導致自我的感染）以及

不同大小的呼吸道氣溶膠近距離傳播。中國在 COVID-19 爆發的前期，各醫院收治病例多數有武漢華南海鮮市場的暴露史，部分病例為家庭聚集性發病。從現在定義的急性呼吸道傳染病推斷，近距離飛沫傳播應該是主要途徑，屬於「環境」因素。由於病原、宿主和環境為傳染病發生與否的主要因素，因此傳染病的預防即可由病原、宿主和環境三大因素開始著手設計預防策略（如圖 1-10）。

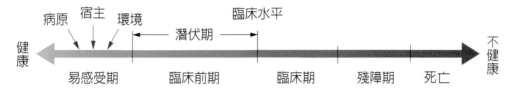

圖 1-10　傳染病的初期預防可由病原、宿主和環境開始著手設計預防策略

　　傳染病的三段五級預防可參考表 1-3，各級預防策略分述如下：

表 1-3　傳染病的三段五級預防

初段預防		次段預防	末段預防	
1. 健康促進	2. 特殊保護	3. 早期發現及適切治療	4. 限制殘障	5. 復健
1. 增強個人免疫力。 2. 攝取均衡的飲食及睡眠。 3. 適當的休閒娛樂及紓壓方式等。 4. 適當的運動。 5. 戒菸限酒，保持心情愉悅。 6. 保持室內通風。 7. 避免到人多擁擠的場所。	1. 傳染源控制：急性呼吸道疾病患者咳嗽、打噴嚏時，用手帕、紙巾、布口罩或者外科口罩掩住口鼻，以減少飛沫傳播。 2. 接觸呼吸道分泌物後，應該立即洗手。 3. 公共場所戴口罩。 4. 與病患隔離，入境時檢疫（阻隔境外）。 5. 接種疫苗。 6. 使用酒精消毒手、門把，使用漂白水清潔桌椅、床、地板、牆面等。	1. 注意疾病症狀及早期發現疾病（如輕度咳嗽、無力、發燒、呼吸不暢、腹瀉等） 2. 血液或其他檢體檢查（白血球總數正常或減少，出現肝攜、肌攜和肌紅蛋白增高）。 3. 疾病控制與病歷調查。 4. 遵循各種診治指引治療疾病。	1. 目前對於新型冠病毒無特效抗毒藥物，治療以對症及支持為止。 2. 避免盲目或不恰當的抗菌藥物治療，尤其是抗生素藥物。 3. 針對新型疾病，並無現有可用疫苗，開發新疫苗可能需要若干時間。 4. 確實完成整套療程。 5. 物理治療或職能治療。	1. 生理、心理及職能復健。 2. 社會資源的介入，協助重返社會。 3. 長期照護。

（一）初段預防（primary prevention）或健康促進（health promotion）

第一級：健康促進

以增強個人的免疫力爲主，例如：攝取均衡的飲食及睡眠、適度並規律的運動、適當的休閒娛樂及紓壓方式等，另外保持口腔衛生有助於預防肺炎發生，戒菸限酒減少身體負擔，保持心情愉悅，保持室內通風及避免到人多擁擠的場所等。

第二級：特殊保護

除了接受預防接種來預防特定的傳染病外，針對不同傳染途徑的疾病也可有不同的特殊保護方式，如：類似新型冠狀病毒等經由空氣或飛沫傳染的疾病，可戴口罩防止吸入致病原；針對經由「食入」病原體感染的疾病如腸病毒等，可以勤洗手來避免將病原吃進體內；而經由蟲媒傳染的疾病如登革熱等，則可透過防蚊的方式來避免蚊蟲叮咬。

另外，對於新型冠狀病毒確診病例，爲預防民眾集體感染疾病，我們常會將患病者做「隔離」治療，確定疾病治癒不具傳染力後才讓痊癒者和健康的人再接觸。而對有可能在病患就醫前就被傳染疾病的接觸者，有時也會使用「預防性投藥」的方式，在尚未確定是否已被傳染前先服用特定藥物，預防疾病的發生。

「檢疫」也是傳染病防治的方式，如入境臺灣時都會有紅外線熱影像儀對旅客做體溫的監測，就是一種檢疫的方式，其目的是希望能將疾病阻絕於境外，國內若無致病原國人即不會感染生病。

（二）次段預防（secondary prevention）或疾病控制（(disease control)

第三級：早期發現及適切治療

有些傳染病的病程進展很快，因此注意早期的疾病症狀、盡早發現疾病並立即做適當的醫療處置，可避免造成永久性的殘障或死亡，例如：新型冠狀病毒肺炎早期可能出現輕度咳嗽、無力、發燒、呼吸不暢、腹瀉等症狀與細菌性肺炎或 SARS ／ MERS 有類似之處，若當作感冒忽略而未及時做適當地處置，可能會病情變化迅速，造成兩個以上的器官系統功能減退或衰竭，可能會危及到病人的生命。

　　另外有些傳染病可透過篩檢提早在疾病發生之前得知已感染病原體，例如新型冠狀病毒可通過即時螢光 RT-PCR 鑒定。

　　在符合疑似病例標準的基礎上，具有下列條件者如：

(1) 臨床條件：

　　a. 發燒（≧ 38℃）及急性呼吸道感染。

　　b. 臨床放射線診斷或病理學上顯示有肺炎。

(2) 檢驗條件：

　　a. 臨床檢體（如：咽喉擦拭液、痰液或下呼吸道抽取液等）分離並鑑定出新型冠狀病毒。

　　b. 臨床檢體新型冠狀病毒分子生物學核酸檢測陽性。

(3) 流行病學條件：發病前 14 日內，具有下列任一個條件：

　　a. 曾經與出現症狀的極可能病例或確定病例有密切接觸，包括在無適當防護下提供照護、相處、或有呼吸道分泌物、體液之直接接觸。

　　b. 具有中國大陸武漢地區之旅遊或居住史。

　　具有以上條件之確診病例，在發病之前提早使用藥物控制，延緩疾病的發生。

（三）末段預防（tertiary prevention）或恢復健康（rehabilitation）

第四級：限制殘障（disability limitation）

　　目前對於新型冠狀病毒沒有特效抗毒藥物，治療以對症及支持為主。避免盲目或不恰當的抗菌藥物治療，尤其是抗生素藥物。針對新型疾病，並無現有可用疫苗，開發新疫苗可能需要若干年時間。

　　新型冠狀病毒、MERS 冠狀病毒、SARS 冠狀病毒都屬於冠狀病毒，但它們並不一樣，前兩者的傳染性和「毒力」都沒有 SARS 冠狀病毒大，嚴重性有差別。

　　因此，目前治療新型冠狀病毒的方法有：

(1) 臥床休息、加強支持治療，注意水、電解質平衡，維持內外環境穩定。

(2) 根據病情監測各項指標。

(3) 根據氧飽和度的變化，及時給與有效氧療措施。

(4) 抗病毒治療：目前無有效抗病毒藥物。

(5) 抗菌藥物治療：加強細菌學監測，有繼發細菌感染證據時及時應用抗菌藥物。

(6) 中醫藥治療。

第五級：復健（rehabilatation）

　　若疾病造成永久性的身心障礙，則須視需求進行心理、生理及職能復健，並提供社會資源，協助有遺留後遺症在身上的病患再度進入社會、重新恢復獨立自主的能力；若病患所造成的障礙使之無法再重返社會、恢復獨立自主的能力，則須提供長期照護的資源，儘量在延續病患生命的同時提升其生活品質。

重點 整理

1. 根據世界衛生組織（WHO）定義，健康是指：「是指生理、心理及社會在完全幸福安適的狀態，而不是僅指身體沒有疾病或羸弱而已。」

2. Dever（1976）提出影響現代人健康的四大要素，包括：
   (1) 生物遺傳（27%）；(2) 環境因素（19%）；(3) 生活型態（43%）；(4) 健康照護體系（11%）。

3. 自我健康管理，可以從「預防」和「促進」的觀點出發，前者需要人們採取行動，以降低或除去特定的危險因子；而後者需要健康的人更加努力以增進自身的健康狀態，其欲達到的層次是超乎預防之上的。

4. Roy（1976）認為健康並非「健康或疾病」此二分法，健康應該是個體從高層次的安適狀況、健康狀況不錯、健康狀況普通、健康狀況不佳、健康狀況極差、最後是死亡的線性持續狀態，個體並非單純的屬於「健康」或屬於「不健康」，而是個體在各不同的時空環境下的身心狀況不同，於上述線性狀態中之不同位置的移動。

5. 108 年國人的十大死因依序為：(1) 惡性腫瘤 (癌症)；(2) 心臟疾病；(3) 肺炎；(4) 腦血管疾病；(5) 糖尿病；(6) 事故傷害；(7) 慢性下呼吸道疾病；(8) 高血壓性疾病；(9) 腎炎腎病症候群及腎病變；(10) 慢性肝病及肝硬化。由於社會經濟結構改變、生活水準提高及衛生保健的改善，主要死因已由 41 年之急性、傳染性疾病為主，轉變成以惡性腫瘤、心血管等慢性疾病與事故傷害等為主。

6. 疾病自然史的五個階段包括：(1) 易感受期；(2) 臨床前期；(3) 臨床期；(4) 殘障期；(5) 死亡。

7. 三段五級的預防策略包括：
   (1) 初級預防（①健康促進、②特殊保護）
   (2) 次級預防（③早期發現及適切治療）
   (3) 末段預防（④限制殘障、⑤復健）

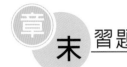 **末 習題**

1. 請說出健康的定義。（請參閱第一節）

2. 描述健康與疾病的關係（請用圖表示）。（請參閱第一節）

3. 請說出影響健康的因素。（請參閱第二節）

4. 請分析目前我國人口結構、國人的十大死亡原因及所代表的意義。（請參閱第二節）

5. 請描述疾病自然史的五個階段及進行「三段五級」的預防策略。（請參閱第三節）

6. 請描述新型冠狀病毒（COVID-19）進行「三段五級」的預防策略。（請參閱第三節）

chapter

2

健康檢查

1. 了解定期健康檢查的意義及重要性。
2. 明瞭正確認識健檢之五大觀念。
3. 認識一般健康檢查常見的項目及方式。
4. 認識我國免費健康檢查之服務對象及檢查項目。
5. 能了解尿液、血液及糞便之檢查項目及檢查意義。
6. 能了解自我健康檢查的項目及重要性。
7. 能了解基因檢測與一般健檢的差異。

健康檢查（Health Examination，簡稱健檢）有助於早期發現疾病，早日治療，定期接受健康檢查可以為自己的健康把關。不過，健檢的項目繁多，健檢結果的解讀也極為專業，在決定接受健康檢查前，還是要對健康檢查有正確的理解，才不致於與期待有所落差。

隨著時代的變遷，人們的生活型態（Life Style）不斷的改變，不論在飲食或生活習慣上都不同，疾病的產生由過去的傳染疾病轉變為現代的慢性疾病或癌症。為了能早期偵測慢性疾病或癌症的發生，定期健康檢查的實施是極為重要的。藉由定期的健康檢查，在疾病發生之初期發現，早期診斷及早期治療，並可避免病情惡化而造成死亡。

健康檢查與評估（Health Examination and Assessment; HE; HA）它不只是一項技術，更是評估身體健康與否的基礎。藉由對人體解剖、生理和病理等相關知識的瞭解與統整，直接由個案本身得知健康狀況的方法之一。藉由健康檢查與評估，臨床護理人員可以發現個案身體各系統的臨床徵象，配合健康史的詢問，可辨識個案的健康問題，再進一步運用護理過程滿足個案的健康需求。

對整體醫療資源而言，慢性疾病與癌症篩檢效益已被證實，早期透過健康檢查可以提早發現疾病及治療，除了可以減輕病人身體的痛苦之外，也可以減少病人末期慢性疾病或癌症多重併發症治療所帶來的龐大醫療花費及社會成本。因此，透過健檢早期發現疾病及治療，提升個人健康、降低死亡率是目前健康醫療相當重視的議題。

第一節　何謂「健康檢查」

一、健康檢查

健康檢查（Health Examination，簡稱健檢），顧名思義就是在「健康」無不適的狀況下所做的檢查，健康檢查的正確名詞是疾病篩檢（screening），目的是利用特殊工具在疾病沒有症狀前早期發現疾病以提供適當治療，達到限制殘障或延長壽命的目的。換言之，是透過體檢預防保健服務，提早發現健康問題或疾病

症狀，以期能早期診斷及早期治療，維護身體健康。期望各種慢性病皆能得到良好的控制及追蹤，增進生活品質，使其現行疾病狀態及將來導致之後遺症減至最低。另一方面，增進民眾對疾病之認識，進而建立健康生活型態，減少慢性病之惡化及失能情況之發生，減輕病患與家庭社會醫療負擔，增進國民健康福祉。

　　每一個年齡層都有其獨特必須關注的健康問題，可以透過健康檢查來維護個人健康及家庭幸福是非常重要的。一般做健康檢查前應先向專業人員（包括醫師、檢驗師、健檢護士或健康管理師）諮詢。如嬰幼兒時期可依據兒童健康手冊的項目了解孩童生長發育的情形；托兒所時期則定期檢測孩子的身高體重、視力、牙齒及蛀蟲檢查；保母人員需檢測有無肺結核及 B 型肝炎；廚師需有 A 型肝炎檢測正常的報告才可以申請開業。一般產婦產檢的項目有量體重、尿液及血壓的測量，此三項都非常重要，體重可以預知嬰兒的生長、孕婦是否過胖；尿液可以檢測有無妊娠糖尿病、尿蛋白或尿酮體；血壓高與蛋白尿個案可能有子癇前症；婦女及有性經驗的女性需定期接受子宮抹片檢查。65 歲以上的免費老人健檢包括：尿液糞便、胸部 X 光、腹部超音波及心電圖，每年各縣市政府經費預算不同，補助費用也有差異。

　　就一般人的認知，所謂的醫學檢驗即是當我們去醫院看病或生病住院時，為了達到醫療診療目的，醫師會視病情需要開立檢驗醫囑。由病房護士、醫技人員或檢驗科的醫檢師，依據檢查項目採取我們體內的血液、體液、分泌物、組織細胞或排出的尿液、精液、唾液、糞便等，送至檢驗部門進行分析化驗，以得到科學數據（檢驗報告）供作診療參考。在這些林林總總的醫學檢驗項目（包含 X 光攝影、超音波等檢查）中，哪些適用於預防保健？或您對於健康檢查和臨床檢驗項目有何區別看法？當您透過專業諮詢或已知經常性的保健檢查後，接下來衡量個人的需求與經費預算。若決定要做全面（身）性、住院式的「高階」健康檢查，在國內各大醫院或健診（檢）中心是很好的選擇；但您若只做一般抽血、驗尿的預防性保健檢查，如『三高保健』、肝功能、癌症篩檢等，一般專業人員（如：檢驗師或醫護人員）可能會建議您到住家或社區附近有由醫檢師主持執業的「醫事（X 光）檢驗所」，做專業又貼心的服務。

二、正確認識健檢之五大觀念

（一）各項檢查均有其限制

　　以腹部超音波發現有膽息肉爲例，超音波爲膽息肉最佳的檢查利器，但有時還是難以分辨膽囊內病兆是腫瘤性還是非腫瘤性。即使採用其他影像學檢查，如電腦斷層或核磁共振，也不一定會更清楚更準確。在未經開刀取出膽囊做病理學檢查下，任何醫師都無法百分之百保證呈現在影像學檢查上的影像，其性質爲何。因此，民眾必須理解，受到工具的限制，檢查有僞陰性（檢查出沒病，其實有病），也有僞陽性（檢查出有病，其實沒病）。像是抽血檢驗癌症腫瘤標記的方式，對於非特定對象而言，腫瘤標記的正確性甚至不到 50%，還必須搭配其他檢查，才能獲得較爲正確的資訊。

（二）健康檢查正常，不代表一切正常

　　健檢的目的，在於利用一些高敏感度的檢查找出潛藏、還沒有症狀的重大疾病。健康檢查有很多不同的項目，檢查結果都正常，代表你做的這些項目正常，卻不代表身體都沒問題。

　　健檢嚴格來說應該叫做「疾病篩檢」（screening），像是藉由量血壓發現有高血壓，驗血發現有高血脂、用超音波發現肝癌、用大腸鏡發現腸癌等。沒有檢查的項目，自然難以發現該種疾病。又或者檢查的當下疾病的表徵太輕微或病兆太微小，也可能檢查不出。

（三）選擇最符合自己需求的檢查項目

　　有人去醫院做了號稱全套的健康檢查，沒有異常，但半年後卻發現罹患甲狀腺癌，難以接受。仔細檢視這所謂的全套健檢，並不含「甲狀腺超音波」，當然沒法發現甲狀腺癌。所以，要做健檢前，最好先了解自己的需求，並且了解各項檢查所能篩檢出的疾病範圍。

　　以臺大醫院健康管理中心推出的套裝檢查爲例，對於第一次想要做自費健檢，且無特殊想法及需求者，有「標準健檢套餐」，這裡面的項目除抽血外，還包括X 光檢查、腸胃內視鏡及腹部超音波、各科照會等，大約可找到百分之八、九十的「常見疾病」。想深入了解心血管健康，就再加上 256 切心臟電腦斷層檢查；

擔心癌症，還有納入 MRI 影像檢查的精緻防癌套餐，或是乾脆選擇「菁英健檢」，防癌跟心血管檢查都做。

（四）價格不等於價值、最貴的不等於最好

一般民眾若只是想知道自己有無高血壓或糖尿病，抽血、量個血壓就能得知，做高階影像檢查不會比抽血更清楚。想知道有沒有大腸癌，做昂貴的正子攝影檢查，不如去做大腸鏡，準確率更高之外，價格可能差 10 幾倍。又如，子宮頸癌應該是靠子宮頸抹片來篩檢，不是靠超音波也不是其他高階影像檢查。

更高階的健檢，其目的大多是在發現心血管疾病與癌症。但是否每個人都做高階健檢就是最好的？也不一定。一個 20、30 歲的年輕人，又沒有特殊疾病的家族史，選擇一般健檢或許就足夠。但對於 50 歲以上，又有高血壓等三高問題，意味著心血管及癌症風險高，就可以考慮多一點項目。

（五）沒有一種儀器可以檢查出全身所有的疾病

全身各器官都可能有癌症，但可惜的是沒有一種檢查可以一次把全身掃描過一遍，然後告訴你哪裡生了癌症。即使是正子攝影檢查（Positron Emission Tomography, PET），碰到某些癌症也可能「沒輒」，如泌尿道癌症、早期肝癌、甲狀腺癌或肺腺癌等。另外，有一半以上的早期腸胃道癌症，也沒法在正子攝影裡顯影。健康檢查之所以有那麼多項目，就是希望藉由多種篩檢工具合併使用，來找出潛藏的疾病，因此，民眾不要迷信單一工具。

雖然健康檢查不是萬能的，卻是為自己健康把關的第一步，還是有很大的意義及價值。透過健檢，可以找出一些平常不易注意到的輕微病變，在其演變成更嚴重的病灶前，先藉由生活習慣的改善或治療，找回自己的健康。

三、市面上常見的健檢套餐

（一）陽春麵型

身高、體重、視力、血壓血球、肝腎功能、血糖、膽固醇、尿酸。如：成人體檢或勞工體檢。

（二）榨菜肉絲麵型

套餐（一）＋（心電圖、胸部 X 光、膽道功能、高低密度脂蛋白、甲狀腺功能、尿液、糞便、B 型肝炎）。

（三）大滷麵型

套餐（二）＋（上下消化道內視鏡，癌症指標、胸腹 X 光、腹部超音波、各科會診、醫師解說）。

（四）什錦海鮮麵型

套餐（三）＋（核磁共振、正子造影、功能醫學、基因檢查、各科名醫會診、養生套餐、SPA）。

四、昂貴的檢查

功能醫學檢查：荷爾蒙、自由基、內分泌、脂肪代謝功能、肝臟解毒功能、重金屬測定。在疾病出現前找出代謝、解毒、荷爾蒙缺陷或營養素不足而利用飲食、抗氧化物或營養補充品改善體質。如：慢性食物過敏原檢測、不明原因慢性消化異常、皮膚過敏、不明原因皮膚炎、呼吸道過敏、非退化性及傷害性的關節炎。

五、好的健檢取決於三大因素

1. 檢驗工具的品質
2. 良好的解說
3. 良好的轉診後續照顧系統

有價值的健康檢查是在沒有症狀時就能找出疾病，有症狀時往往已失去治療時效性，癌症多半如此。例如用手可以摸到乳癌腫塊時，多半已太晚了。因為高血壓沒有症狀，不治療可能有中風的危險性。血壓控制後可減少未來中風導致半身不遂或死亡。

第二節 健康檢查之項目

一、常見健康檢查項目

一般身體健康檢查，可依身體器官分述如表 2-1：

表 2-1 一般健康檢查之項目

項次	類別	檢查的意義及疾病症狀
1. 呼吸器官的檢查	1. 肺部胸腔 X 光檢查 2. 肺活量之檢測	1. 可檢查是否有肺結核、肺癌、肺氣腫、肋膜炎等疾病。 2. 可查知肺功能之正常與否。
2. 循環器官的檢查	1. 心跳、血壓的測量 2. 心電圖 3. 心臟 X 光檢查	1. 心跳及血壓會因身體活動或精神緊張而改變，所以必須在穩定的情緒下，靜坐五分鐘在量。 2. 心電圖的原理是透過心臟的收縮和擴張來將血液運送到全身及肺臟時，其中產生的微弱電流會經全身（因為人是導電體），所以，心電圖檢查的基本原理就是四肢和心臟周圍（左前胸）放置 數個電極，用以偵測經體表的心臟電流變化，再將它傳輸到機器分析並予以紀錄，它是心臟檢查中重要的一環。 3. 胸腔 X 光照射，可得知心臟的大小，更可發現心室是否肥大或是否罹患腫瘤。
3. 消化器官的檢查	1. 肝臟檢查 2. 膽囊檢查 3. 上腸胃道檢查 4. 下腹消化器官檢查	1. 肝功能檢查可藉由抽取靜脈中的血液，得知其膽紅素、肝功能指數等含量。必要時可進一步做肝臟超音波掃描或 X 光電腦斷層掃描。 2. 可作超音波檢查，必要時可作腹部 X 光電腦斷層掃描。 3. 包含食道、胃、十二指腸，受檢者要空腹，喝下鋇顯影劑，再利用內視鏡來拍攝腸胃道表面的構造和病變，以作為診斷潰瘍、腫瘤或發炎等之參考。 4. 可由受檢者之糞便或口述中得知是否有血液的反應。其次，大腸鏡檢可檢視直腸、結腸等腸壁之健康情形。
4. 泌尿器官的檢查		定期的尿液檢驗，可得知身體泌尿器官（含腎臟、尿道等）是否正常運作。
5. 血液的檢查		檢查血液中的血色素、紅血球、白血球、血小板之數目，可得知是否患有貧血、白血球過多症、凝血功能等問題。
6. 內分泌系統的檢查		內分泌系統疾病最常見的，如甲狀腺機能的異常，甲狀腺機能亢進或低下與身體細胞或組織的新陳代謝有密切 關係，可經由血液檢查得知。
7. 精神狀況與神經系統的檢查		無法單憑呼吸音或外觀分辨病人是精神分裂症還是躁鬱症，因此要靠與病人談話、問答的方式取得更多診斷資訊。專科醫師診斷面向包含外觀、態度、注意力、行為、意識、驅力、情緒、思考、語言、知覺、認知功能、病識感等。
8. 糖尿病、高血脂及痛風的檢查	1. 糖尿病 2. 高血脂 3. 痛風	1. 因胰臟分泌的胰島素不足，無法吸收血液中的葡萄糖而引起血中的血糖過 高。 2. 因血液中的膽固醇或中性脂肪酸含量過高。 3. 因肝臟內尿酸的合成過多，或尿酸排 泄受阻而引起的。

二、健康檢查方式

一般成人健康檢查依其檢查方式可分為一般健康檢查、健康行為評估、血液檢查、尿液檢查及特殊檢查，分述如下：

1. 一般健康檢查

包括個人與家族病史、身高、體重、聽力、視力、口腔檢查及血壓測量等。

2. 健康行為評估

包括個人的飲食習慣、生活型態、有無不良習慣（如：嚼食檳榔、酗酒或吸菸習慣）、有無身心方面疾病（如：憂鬱、躁鬱）、規律運動或意外事故預防等 評估。

3. 血液檢查

包含：血液常規檢查（如：紅血球、白血球、血小板數和血色素）、血脂肪（如：膽固醇、三酸甘油脂）、血糖、尿酸、以及肝功能（如：白蛋白、球蛋白、SGOT、SGPT 等）及腎臟功能（如：尿素氮與基酸肝）等。

4. 尿液檢查

包含：生化與微生物檢查，如：尿蛋白、尿葡萄糖、尿液酸鹼值、尿膽紅素、尿膽素原、尿酮體，以及尿液細菌培養等。

5. 特殊檢查

可依據個人特殊需求選擇，如：癌症篩檢、腹部超音波、女性乳房攝影、骨質密度檢查、心電圖或體適能檢測等。

三、我國免費健康檢查之服務對象及檢查項目

目前我國衛生福利部國民健康署對於 40 ～ 64 歲成年人提供每三年一次預防保健服務，即免費成人健康檢查，而年滿 65 歲者（原住民 55 歲）則每年可以獲得一次該項服務，使國人能依據檢查結果，早期預防及治療，並能改善自身的不良生活型態，避免病情惡化並促進個人健康。免費健檢之對象及項目如下（表 2-2）：

表 2-2 　我國免費健康檢查之對象及項目

類別	對象	次數	檢查項目	檢查目的
孕婦產前檢查	孕婦	10 次	身體檢查、血液檢查、尿液檢查、超音波檢查及衛教指導	確保孕婦及胎兒健康
兒童預防保健	7 歲以下兒童	7 次	身體檢查、問診、發展診察及衛教指導	觀察兒童生長發育情形、對於發展遲緩兒童及早轉介進行早期療育
兒童牙齒塗氟	6 歲以下兒童	每半年 1 次	一般性口腔檢查、牙醫師專業塗氟服務及衛教指導	降低齲齒率
	未滿 12 歲之低收入戶、身心障礙、設及原住民族地區、偏遠及離島地區兒童	每 3 個月 1 次		
成人預防保健（健康加值）方案	40 以上未滿 65 歲者	每 3 年 1 次	1. 身體檢查：身高、體重、血壓、身體質量指數、腰圍。 2. 實驗室檢查（生化檢查及尿蛋白檢查）。 3. 健康諮詢：戒菸、節酒、戒檳榔、規律運動、維持正常體重、健康飲食、事故傷害預防、口腔保健。	篩檢血壓異常、血糖異常、血脂肪異常、盛功能異常、肝功能異常、代謝症候群、B 型肝炎、C 型肝炎、憂鬱症等。
	65 歲以上者	每年 1 次		
	35 歲以上小兒麻痺患者	每年 1 次		
	55 歲以上原住民	每年 1 次		
子宮頸抹片檢查	30 歲以上婦女	每年 1 次（每 3 年應至少檢查 1 次）	子宮頸抹片採樣、骨盆檢查及子宮頸細胞病理檢驗	降低子宮頸癌死亡率
婦女乳房 X 光攝影檢查	45 歲以上未滿 70 歲婦女 40 以上未滿 45 歲且其母親、女兒、姊妹、祖母或外祖母曾經患有乳癌之婦女	每 2 年 1 次	乳房 X 光攝影	降低婦女乳癌死亡率
定量免疫法糞便潛血檢查	50 以上未滿 75 歲者	每 2 年 1 次	定量免疫法糞便潛血檢查	降低大腸癌死亡率
口腔粘膜檢查	30 歲以上有嚼檳榔（含已戒）或吸菸習慣者。18 以上未滿 30 歲有嚼檳榔（含已戒）習慣之原住民。	每 2 年 1 次	口腔粘膜檢查	降低口腔癌死亡率

資料來源：醫事服務機構辦理預防保健服務注意事項。

（一）孕婦產前檢查

衛生福利部國民健康署（2020）針對懷孕婦女提供十次免費產前檢查。

1. 妊娠第一期

確定懷孕開始至妊娠 17 週以前，可檢查兩次：

(1) 於妊娠第 6 週會遞 1 次產檢，須包括下列檢查項目：

a.問診：家庭疾病史、過去疾病史、過去孕產史、本胎不適症狀（如：出血、腹痛、頭痛、痙攣等）成癮習慣查詢。

b.身體檢查：個人及家族病史、個人孕產史之查詢、成癮習慣查詢、體重、身高、血壓、甲狀腺、乳房、骨盆腔檢查、胎心音、胎位、水腫、靜脈曲張、胸部及腹部檢查。

c.實驗室檢驗：血液常規（WBC、RBC、PLT、HCT、HB、MCV）、血型、RH 因子、VDRL、Rubella IgG、HBsAG、HBeAG（於第 1 次檢查，惟特殊情況可改於第 5 次檢查）及尿液常規。

(2) 例行性產檢，內容包括：

a.問診內容：本胎不適症狀如水腫、靜脈曲張、出血、腹痛、頭痛、痙攣等。

b.身體檢查：體重、血壓、腹長（宮底高度）、胎心音、胎位。

c.實驗室檢查：尿蛋白、尿糖。

2. 妊娠第二期

妊娠 17 週至未滿 29 週，可檢查兩次：

(1) 例行產檢。

(2) 於妊娠 20 週前後提供一次超音波檢查。

3. 妊娠第三期

妊娠 29 週以上，可檢查六次：

(1) 例行產檢。

(2) 於妊娠 20 週前後提供一次超音波檢查。超音波檢於妊娠第二期檢查，惟特殊情況可改於妊娠第三期檢查。除此之外，於妊娠第三期產檢時接受乙型鏈球菌篩檢（妊娠 35~37 週），以預防胎兒生產時受到感染。

其次，針對懷孕相關議題實施必要之衛教指導包含，產前遺傳診斷、孕期生活須知、母乳哺育、生產徵兆、營養攝取、成癮習慣戒除與轉介等。此外，有些醫療院所提供自費檢查項目，如德國麻疹抗體檢驗、海洋型貧血篩檢、羊膜穿刺（年齡≥ 35 歲）、胎兒染色體畸形（唐氏症、狄喬治式症等）篩檢，視孕婦本身實際之需求而定。

（二）兒童預防保健服務

衛生福利部主要針對七歲以下兒童，提供七次免費預防保健服務，即未滿 1 歲 6 個月可檢查四次；1 歲 6 個月至 2 歲可檢查一次；2 至 3 歲可檢查一次；3 至 7 歲可檢查一次。身體檢查項目包含：

1. 身體檢查

個人及家族病史查詢、身高、體重、聽力、眼睛、口腔檢查、生長發育評估等。

2. 發展診察

針對粗、細動作、語言溝通、語言認知、身邊處理及社會性發展、兒童聽語及自閉症篩檢。

3. 衛教指導

母乳哺育、營養、發展狀況、口腔保健、視力保健、事故傷害預防等。

4. 兒童牙齒塗氟

未滿六歲兒童每半年塗氟一次，及未滿 12 歲之弱勢兒童每 3 個月可作一次一般性口腔檢查及專業醫師塗氟處理，同時執行衛教指導，包含：定期口腔檢查、餐後潔牙、健康飲食等。分述如下：

(1) 新生兒（出生六天內）

　　a. 身體檢查：身長、體重、頭圍、營養狀態、一般外觀、頭、眼睛、耳、鼻、口腔、頸部、心臟、腹部、外生殖器及肛門、四肢（含髖關節篩檢）、皮膚及神經學檢查等。

　　b. 篩檢服務：新生兒先天性代謝異常疾病篩檢（出生滿 48 小時）、新生

兒聽力篩檢。

(2) 出生至二個月（第一次）

　　a. 身體檢查：身長、體重、頭圍、營養狀態、一般檢查、瞳孔、對聲音之反應、脣顎裂、心雜音、疝氣、隱睪、外生殖器、髖關節運動。

　　b. 問診項目：餵食方法。發展診察：驚嚇反應、注視物體。

(3) 二至四個月（第二次）

　　a. 身體檢查：身長、體重、頭圍、營養狀態、一般檢查、瞳孔及固視能力、肝脾腫大、髖關節篩檢、心雜音。問診項目：餵食方法。

　　b. 發展診察：抬頭、手掌張開、對人微笑。

(4) 四至十個月（第三次）

　　a. 身體檢查：身長、體重、頭圍、營養狀態、一般檢查、眼位瞳孔及固視能力、髖關節篩檢、疝氣、隱睪、外生殖器、對聲音之反應、心雜音、口腔檢查。

　　b. 問診項目：餵食方法、副食品添加。

　　c. 發展診察：翻身、伸手拿東西、對聲音敏銳、用手拿開蓋在臉上的手帕（四至八個月）、會爬、扶站、表達「再見」、發ㄅㄚ、ㄇㄚ音（八至九個月）。

　　※ 牙齒塗氟：每半年 1 次。

(5) 十個月至一歲半（第四次）

　　a. 身體檢查：身長、體重、頭圍、營養狀態、一般檢查、眼位、瞳孔、疝氣、隱睪、外生殖器、對聲音反應、心雜音、口腔檢查。

　　b. 問診項目：固體食物。

　　c. 發展診察：站穩、扶走、手指拿物、聽懂簡單句子。

　　※ 牙齒塗氟：每半年 1 次。

(6) 一歲半至二歲（第五次）

　　a. 身體檢查：身長、體重、頭圍、營養狀態、一般檢查、眼位【須作斜弱視檢查之遮蓋測試】、角膜、瞳孔、對聲音反應、口腔檢查。

　　b. 問診項目：固體食物。

　　c. 發展診察：會走、手拿杯、模仿動作、說單字、瞭解口語指示、肢體表達、分享有趣東西、物品取代玩具。

　　※ 牙齒塗氟：每半年 1 次。

(7) 二至三歲（第六次）

　　a. 身體檢查：身長、體重、營養狀態、一般檢查、眼睛檢查、心雜音、口腔檢查。

　　b. 發展診察：會跑、脫鞋、拿筆亂畫、說出身體部位名稱。

　　※ 牙齒塗氟：每半年 1 次。

(8) 三至未滿七歲（第七次）

　　a. 身體檢查：身長、體重、營養狀態、一般檢查、眼睛檢查【得做亂點立體圖】、心雜音、外生殖器、口腔檢查。

　　b. 發展診察：會跳、會蹲、畫圓圈、翻書、說自己名字、瞭解口語指示、肢體表達、說話清楚、辨認形狀或顏色。

　　※ 預防接種是否完整。

　　※ 日常活動是否需要限制，有心臟病、氣喘病患者，體育課須限制劇烈運動，此可供入學後之參考。

　　※ 牙齒塗氟：每半年 1 次。

（三）成人預防保健

　　為維護中老年人健康，早期發現慢性病、早期介入及治療，衛生福利部針對 40 歲以上成人提供以下免費預防保健服務：

1. 服務對象及次數

(1) 40 ～ 64 歲民眾，每 3 年可檢查 1 次。

(2) 65 歲以上民眾或 55 歲以上原住民，每年可檢查 1 次。

(3) 罹患小兒麻痺且年在 35 歲以上者，每年可檢查 1 次。

2. 服務項目

(1) 基本資料：問卷（疾病史、家族史、服藥史、健康行為、憂鬱檢測等）。

(2) 身體檢查：一般理學檢查、身高、體重、血壓、身體質量指數、腰圍。

(3) 實驗室檢查：

　　a. 尿液檢查：蛋白質。

　　b. 腎絲球過濾率（eGFR）計算。

　　c. 血液生化檢查：GOT、GPT、肌酸酐、血糖、血脂（總膽固醇、三酸甘油酯、高密 度脂蛋白膽固醇、低密度脂蛋白膽固醇計算）。

　　d. B 型肝炎表面抗原（HBsAg）及 C 型肝炎抗體（anti-HCV）：民國 55 年或以後出生且年滿 45 歲，可搭配成人預防保健服務終身接受 1 次檢查。

(4) 健康諮詢：戒菸、戒酒、戒檳榔、規律運動、維持正常體重、健康飲食、事故傷害預防、口腔保健。

（四）婦女子宮頸抹片檢查

30 歲以上婦女，每年 1 次 (每 3 年應至少檢查 1 次)，包含子宮頸抹片採樣、骨盆檢查及子宮頸細胞病理檢驗，以降低婦女子宮頸癌死亡率。

（五）婦女乳房 X 光攝影檢查

45 歲以上未滿 70 歲婦女，或 40 以上未滿 45 歲且其母親、女兒、姊妹、祖母或外祖母曾經患有乳癌之婦女，每兩年作一次乳房 X 光攝影檢查。

（六）定量免疫法糞便潛血檢查（Fecal occult blood test）

國民健康署透過健保特約醫院於民國 99 年針對 50 歲以上未滿 75 歲民眾每 2 年提供 1 次免費的大腸篩檢（定量免疫法糞便潛血檢查，iFOBT），降低大腸癌死亡率。

大腸癌為國人發生人數最多的癌症，且呈每年快速增加的趨勢，大腸癌是可以早期發現早期治療，且治癒率很高的癌症。根據統計，早期的大腸癌如果妥善治療，存活率高達 90％以上。篩檢政策依據歐美國家經驗，每一至二年進行 1 次糞便潛血篩檢，約可下降 18％至 33％的大腸癌死亡率。

　　糞便潛血檢查是檢查糞便表面是否有肉眼看不出來的血液，由於大腸癌的腫瘤或息肉會受到糞便摩擦而流血，血液因而附著在糞便表面排出，所以透過糞便潛血檢查能早期發現大腸癌或息肉個案，並經由大腸鏡檢查作進一步診斷，及早接受治療，進而阻斷癌症的發生與進展，才能減少大腸癌的傷害。目前糞便潛血檢查是使用定量免疫法，不需要飲食限制，相當簡單方便。

　　檢查結果：

(1)　若為陰性，請持續每 2 年接受 1 次糞便潛血檢查。

(2)　檢查結果若為陽性，請接受大腸鏡檢查確診，無法做大腸鏡檢查時，可用鋇劑攝影 + 乙狀結腸鏡檢查。

（七）口腔黏膜檢查

　　30 歲以上有嚼檳榔（含已戒）或吸菸習慣者，或 18 以上未滿 30 歲有嚼檳榔（含已戒）習慣之原住民，每兩年可作 1 次口腔粘膜檢查，以便早期發現口腔病變，降低口腔癌死亡率。檢查目的如下：

1. 口腔黏膜檢查可降低 4 成口腔癌死亡率。

2. 醫師目視檢查口腔黏膜，看是否有疑似癌前病變或癌症的病灶。

3. 請戒嚼檳榔、戒菸和戒酒。

4. 檢查結果：

(1)　若為陰性，請持續每 2 年接受 1 次口腔黏膜檢查。

(2)　若為陽性，請至醫院口腔外科或耳鼻喉科確診，並遵照醫囑每 3~6 個月定期追蹤。

四、健康檢查報告之判讀

健康檢查之結果可以讓我們瞭解自身的身體狀況，並提早預防疾病的發生，早期發現及早期治療。針對一般成人健康檢查報告項目之判讀，分述如下：

（一）一般身體檢查

1. 體重與腰圍

一般身體檢查包含身高、體重、腰圍、血壓等項目。依據過去研究證實肥胖與慢性疾病有密切關係，BMI 指數愈高，罹患肥胖相關疾病的機率也就愈高。因此，體重控制成為促進健康的重要指標。

一般人的體重與身高成正比，如何計算 BMI（Body Mass Index，身體質量指數）？

衛生福利部公布之標準如下：

身體品質指數（BMI）＝體重（公斤）/ 身高（公尺）^{2}

簡單粗略的理想體重＝「身高（公分）-100」x 0.9

WHO 定義 BMI 值大於等於 25 為過重、大於等於 30 為肥胖，沒有男女之分。若以一位 175 公分的成人為例，其體重大於等於 25×1.75^2=76.5625 公斤即為過重，大於等於 91.875 公斤即為肥胖（表 2-3）。

表 2-3　衛生福利部定義國人身體脂肥胖程度與 BMI 參考值

	身體質量指數（BMI） （kg/m^2）	腰圍 （cm）
體重過輕	BMI < 18.5	-
正常範圍	18.5 ≦ BMI < 24	-
異常範圍	過重：24 ≦ BMI < 27 輕度肥胖：27 ≦ BMI < 30 中度肥胖：30 ≦ BMI < 35 重度肥胖：BMI ≧ 35	男性：≧ 90 公分 女性：≧ 80 公分

肥胖，不只和糖尿病、高血壓、心血管疾病、中風、阻塞型睡眠呼吸中止症、骨關節炎等疾病有關，肥胖會影響所有疾病的形成，同時也會影響生殖能力。WHO 定義 BMI 值大於等於 25 者稱「過重」、大於等於 30 者稱「肥胖」，兒童時期若有肥胖的情形，則會增加未來罹患疾病、造成身體失能甚

至死亡的風險，絕對不是「小時候胖不是胖」。為避免過重或肥胖的情況，我們可以減少脂肪和糖的攝取並增加蔬果、豆類、全穀類和堅果的攝取，另外也可養成讓身體規律活動的習慣。

2. 血壓

血液由心臟送出循環體內一周到流回心臟的時間，大約是 10 到 20 秒。當人體心臟收縮，將血液送至全身時，血液對動脈血管壁所造成的壓力稱為血壓。其最高值稱為收縮壓（Systolic Blood Pressure，當心臟的左心室收縮用力時，從心臟流出來的血液，對動脈管壁所形成的最大壓力，稱為收縮壓），最低值則稱為舒張壓（Diastolic Blood Pressure，當心臟舒張休息時，血液仍會對血管壁產生的壓力，稱為舒張壓，而舒張壓與血管的彈性有關）。根據衛生福利部國民健康署《高血壓防治學習手冊》，高血壓根據血壓量測的數值，可以分為四個階段，如表 2-4。正常血壓值是收縮壓小於 120mmHg 及舒張壓小於 80mmHg，高血壓分二級，第一級高血壓是收縮壓在 140~159mmHg 之間或舒張壓在 90~99mmHg 之間，第二級高血壓是收縮壓大於 160mmHg 或舒張壓大於 100mmHg。

表 2-4　正常血壓與高／低血壓的分類

分類	收縮壓 (mmHg)	舒張壓 (mmHg)	注意事項
正常血壓	＜ 120	＜ 80	測量血壓前，先安靜休息 5 分鐘，若容易緊張者可增長休息至 10 分鐘或半小時，量血壓前不宜作激烈運動、抽菸、喝咖啡等。預防高血壓的發生應做到以下幾點： 1. 戒菸。 2. 不喝酒，或適量飲酒。 3. 控制體重。 4. 持續性運動。 5. 良好的飲食習慣：均衡、多樣化，應避免太鹹、油膩與高熱量飲食。宜多吃蔬菜、水果、全穀類等高纖維低熱量食物。注意健康的烹調方式。 6. 規律作息、充足睡眠。 7. 調適壓力。 8. 經常量血壓並做成記錄。 9. 按時服藥，定期複診。
高血壓前期	120~139	80~89	
第一期高血壓	140~159	90~99	
第二期高血壓	160 以上	100 以上	
Q：什麼時候需要找醫生？ A：1. 如果在家量血壓經常超過 130/85 毫米汞柱，應該儘早帶著血壓記錄找家庭醫師處理。2. 如果血壓經常超過 140／90 毫米汞柱，很可能就需要接受藥物治療。			

（二）實驗室檢查

臨床實驗診斷乃利用基礎科學理論建立之實驗室分析技術與方法，以定性或定量的方式偵測人體體液（physiological fluids，如：血液、尿液、腦脊髓液和其他組織液等）中特定物質的含量變化，並且提供數據結果作為醫師診斷疾病的參考與憑據。

檢體的收集：根據 order 的項目，決定檢體的種類與收集的方式和量。檢體的收集作業主要由實驗診斷科負責執行（或根據醫院的規定，由門診或病房等單位執行之）。如：血液（Blood）、尿液（Urine）、糞便（stool）等。血液、尿液及糞便等檢體採集後，須送實驗室做微生物檢查或生化分析，分述如下：

1. 尿液檢查

尿液由腎臟製造是眾所周知的常識，但是您可能不知道，尿中所含的成份也可以提供豐富的臨床訊息。腎臟會將血液從全身組織中帶回來的廢物，連同多餘的水分化作尿液，經由腎臟、輸尿管，再積存於膀胱，達到一定量後才會經由尿道排泄到體外。如果身體某個組織出現異常，則廢物可能不會排泄，或不該排泄的物質混雜在尿液中，或排尿的後端管道出現異常等，都可藉由分析尿液成份探出端倪，可參考表 2-5、2-6。

表 2-5　尿沉渣檢查項目及檢查意義

檢查項目	參考值	檢查意義
尿紅血球（RBC）	0~3/HPF	陽性：代表有血液存在，包括腎臟到尿道之間，整個製尿、輸尿管道是否有損害或外傷，諸如腎絲球病變、結石、感染、男性的前列腺腫大、尿路創傷、車禍或外力撞擊等。
尿白血球（WBC）	0~5/HPF	值↑過高代表腎臟到尿道之間，整個製尿、輸尿管道的發炎、結石、感染，也可以觀察到化膿細胞。
尿上皮細胞數（epithelial cells）	0~5/HPF	顯示腎臟到尿道之間，整個製尿、輸尿管道的剝落細胞，女性陰道的上皮經常會汙染。
圓柱體（casts）	0/HPF	跟尿蛋白同等重要，是蛋白質在腎小管聚集凝結而成。代表腎絲球過濾後的濾液因為發生滯留，加上腎小管分泌的 TH 醣蛋白凝結纖維網狀化，形成具有管狀結構的圓柱體，其大小跟形成的管路管徑有關，愈寬的圓柱體代表愈後端阻滯，預後愈嚴重。大量出現時，通常表示腎臟病變愈嚴重。

表 2-6　尿液檢查項目及檢查意義

檢查項目	參考值	檢查意義
尿液比重 (specific gravity)	1.005~1.030	值↑過高。糖尿病、脫水性／發熱性疾患、腎病症候群、急性腎功能不全少尿期。 值↓過低。可能為多尿、急性腎功能不全多尿期、腎盂腎炎、水腎症、高血鈣症。
酸鹼值 (PH)	5-8	值↑過高。可能為細菌感染、慢性腎功能不全、嘔吐、呼吸性或代謝性鹼中毒。 值↓過低。糖尿病性酮酸毒症、脫水、代謝性或呼吸性酸中毒。
尿蛋白 (Protein)	陰性 (-)	非生理性因素，如：激烈運動、過度疲勞、食用過多的肉類／嘌呤類（豆類、高湯），則可能是高血壓、腎病變、痛風等引起。
尿糖 (glucose)	陰性 (-)	陽性：疑糖尿病，宜抽血檢查血糖。
尿酮體 (ketone)	陰性 (-)	陽性：糖尿病酮酸中毒、長期肌餓狀態，必要時作血糖檢查。
尿膽色素 (bilirubin)	陰性 (-)	陽性：阻塞性黃疸性疾病，可抽血檢查肝功能。
尿潛血 (occult blood)	陰性 (-)	陽性：疑尿路結石或感染，女性如非生理期，請至醫院做泌尿系統方面檢查。鼓勵多喝開水。
硝酸鹽 (nitrite)	陰性 (-)	陽性：尿道感染。
尿膽素原 (urobilnogen)	0.1~1.0	陽性：溶血性黃疸性疾病，可抽血檢查肝功能。

　　尿液檢查是一般健康檢查與住院治療前的常規檢驗項目之一，看似簡單，但是從上述分析的項目可以窺見尿液檢查的重要性，能協助診斷腎臟、輸尿管系統以及其他疾病。

2.　血液檢查

　　血液負責運輸氧氣與養分到人體所需的各個角落，因此，當身體的某處有異常時，血液的成分就會受到影響，間接反映出人體器官或組織的健康狀況。所以，血液檢查就變成了健康檢查的基本項目，常見的血液檢查有：(1) 血液常規檢查（表 2-7）、(2) 肝功能檢查（表 2-8）、(3) 腎功能檢查（表 2-9）、(4) 血脂肪檢查（表 2-10）、(5) 胰臟功能檢查（表 2-11）等、(6) 糖尿病檢查（表 2-12）、(7) 肝炎血清檢查（表 2-13）、(8) 甲狀腺功能檢查（表 2-14）等。

表 2-7　血液檢查項目及檢查意義

檢查項目	參考值	檢查意義
WBC 白血球	5000~9000/mm3	主要擔任防禦工作，白血球增加或減少，須配合白血球分類，來初步判定爲細菌感染或病毒性感染或爲白血病（俗稱血癌）。 值↑過高：懷孕、新生兒、細菌感染、病毒感染、潰瘍、尿毒症、急性出血或溶血、白血病或各種腫瘤。 值↓過低：細菌感染或病毒感染（流行感冒）肝硬化、甲狀腺低能症、SLE。
RBC 紅血球	男性 400~550 萬 /mm^3 女性 350~450 萬 /mm^3	貧血或失血時都會影響紅血球數目。 值高：可能患紅血球增多症或地中海型貧血、燒傷、脫水。 值低：可能爲貧血。如懷孕（缺鐵性）貧血、白血症、造血機能不良。
Hb 血色素	男性 14~18g/dl 女性 12~16g/dl	主要用於檢查是否貧血。 值高：可能爲紅血球增多症。心臟血液輸出量減少。 值低：可能爲低血色素貧血或缺鐵性貧血。如懷孕（缺鐵性）貧血、白血症、營養不良等。
Hct 血球比容積	男性 40~54% 女性 36~46%	乃指紅血球在血液中所佔體積的百分比。能更正確的了解貧血之程度。
MCV 平均紅血球容積	77~100fl	值高：胃腸吸收差（缺 VitB12 或葉酸）、肝病、藥物、血糖過高。 值低：缺鐵性或地中海型貧血、鉛中毒、慢性疾病。
MCH 平均紅血球血色素	27~35pg	值高：惡性貧血。 值低：與 MCV 綜合判貧血之類別。
MCHC 平均紅血球血色素濃度	28~36g/dl	值高：遺傳性球狀紅血球病。 值低：與 MCV 綜合判貧血之類別。
Platelet 血小板	15~35 萬 /mm^3	值高：可能與紅血球增多症、慢性骨髓性白血病、骨髓纖維化、脾臟切除、慢 性感染症或急性感染恢復期有關。 值低：可能有出血傾向，凝血情形不良之再生不良性貧血。長時間慢性出血，如痔瘡也可能引起血小板偏低。

表 2-8　肝膽功能檢查項目及檢查意義

檢查項目	檢體別	參考值	檢查意義
麩草酸轉氨酶（SGOT 或稱 AST）	血液	5~40 U/L	若增加則懷疑心臟、肝臟方面疾病，或肌肉損傷或其他因素引起。 值高：肝功能異常、肝硬化、肝癌、脂肪肝、心肌梗塞。
麩丙酮酸轉氨酶（SGPT 或稱 ALT）	血液	5~40 U/L	值高：肝功能異常、肝硬化、慢性肝炎、肝癌、脂肪肝。
總膽血素（total bilirubin）	血液	0.2~1.2 mg/dl	值高：肝炎、肝硬化、膽道阻塞、黃疸、溶血性疾病。
直接膽血素（direct bilirubin）	血液	0~0.4 mg/dl	值高：肝炎、肝硬化、膽道阻塞、黃疸、溶血性疾病。
總蛋白質（total protein）	血液	6.6~8.7 g/dl	值高：脫水、慢性發炎、多發性骨髓瘤。 值低：營養不良、肝病、腎病、燒傷。
白蛋白（albumin）	血液	3.5~5.0 g/dl	值高：脫水。 值低：腎病、肝硬化、營養不良。
球蛋白（globulin）	血液	2.3~3.5 g/dl	值高：發炎、肝硬化、肝炎、骨髓瘤。 值低：腎病、蛋白質流失。
鹼性磷酸酶（alkaline phosphatase;ALP）	血液	30~90 U/L	值高：阻塞性黃疸、肝硬化、肝炎、脂肪肝、肝膿瘍、肝癌、各種骨骼疾病、膽道系統疾病等。
麩胺轉酸酶 γ-GT（全名 Gamma Glutamyl Transpeptidase）	血液	< 52 U/L	是酒精性肝炎及藥物性肝炎的重要指標，也可用來評估膽道疾病及肝硬化、肝癌等。r-GT 之上升代表膽道之病變為主，臨床上最常用於篩檢阻塞性肝膽疾病（如膽道結石、肝內膽汁滯留、肝膽腫瘤等）及肝臟機能障礙（尤其是酒精性肝炎和藥物性肝炎）。 下降：甲狀腺低能症。

表 2-9　腎功能檢查項目及檢查意義

檢查項目	參考值	檢查意義
血液尿素氮 (BUN)	5~25mg/dl	易受飲食或藥物影響，須配合肌酸酐參考。 值高：攝食高蛋白、尿毒症、尿路閉塞、失水、腎炎。 值低：肝硬化、妊娠早期、利尿。
肌酸酐 (creatinine)	0.7~1.4mg/dl	腎功能受損時，數值會上升。 值高：腎機能不全、尿路阻塞。
尿酸 (U.A)	2.4~7.2mg/dl 男：4.4~7.6 女：2.3~6.6	若尿酸過高易導致痛風性關節炎、腎臟病、腎結石。 值高：痛風、攝取高嘌呤類、慢性腎病。 值低：服利尿酸劑。

表 2-10　血脂肪檢查項目及檢查意義

檢查項目	檢體別	參考值	檢查意義
總膽固醇（total cholesterol）	血液	<200 mg/dl	值高：高脂血症、甲狀腺機能低下、動脈硬化、阻塞性黃疸。 值低：營養不良、肝硬化、尿毒症、甲狀腺機能亢進。
三酸甘油脂（triglyTG）	血液	<150 mg/dl	值高：糖尿病、脂血症、冠狀動脈疾病、高血壓、脂肪肝、膽道阻塞。 值低：營養不良、甲狀腺機能亢進。
高密度脂蛋白膽固醇（HLD-C）	血液	40 ～ 80mg/dl	值低：動脈硬化、高脂血症、心肌梗塞等高危險群。
低密度脂蛋白膽固醇（LDL-C）	血液	<130 mg/dl	值高：高脂血症、動脈硬化、心肌梗塞、腎病症候群等高危險群。

表 2-11　胰臟功能檢查項目及檢查意義

檢查項目	檢體別	參考值	檢查意義
澱粉酵素（Amylase）	血液	40~140U/L	消化碳水化合物的消化酵素叫做澱粉酵素（amylase）。 值高：胰臟炎、十二指腸潰瘍有穿孔。如有腮腺炎的時候，血液中的澱粉酵素濃度也會上升。 值低：有急、慢性的胰臟機能損傷，如：嚴重的出血性胰臟炎、胰臟機能不全、進階性囊腫纖維化等。
解脂酵素（Lipase）	血液	0~180U/L	消化脂質的酵素叫做解脂酵素（lipase）。 值高：胰臟炎。

表 2-12　糖尿病檢查項目及檢查意義

檢查項目	檢體別	參考值	檢查意義
飯前血糖 / 飯後血糖（AC glucose/PC glucose）	血液	飯前血糖：70 ～ 100g/dl 飯後血糖 :90 ～ 140g/dl	值高：可能爲糖尿病、胰臟炎、缺乏維他命 B1、肝硬化。值低：可能爲反應性低血糖、糖 代謝異常。
糖化血紅素（Hb ALc）	血液	3.8 ～ 6.0%	反應最近 3 個月來糖尿病患者葡萄糖控制的效果。血糖愈高糖化血紅素的比例就愈高。

表 2-13　肝炎血清檢查項目及檢查意義

檢查項目	檢體別	參考值	檢查意義
B 型肝炎表面抗原（HbsAg）	血液	(-) 正常 (+) 代表有感染 B 型肝炎病毒	評估是否感染 B 型肝炎。
B 型肝炎 e 抗原（HbeAg）	血液	(-) 正常 (+) 代表 B 肝病毒正處於大量複製的階段，具有高傳染力。	評估目前是否爲活動性 B 型肝炎的指標。
B 型肝炎表面抗體（Anti-HBs）	血液	(-) 無抗體產生 (+) 有 B 型肝炎抗體	爲 B 型肝炎痊癒的指標，也表示對 B 肝產生免疫能力。
C 型肝炎抗體（Anti-HCV）	血液	(-) 正常 (+) 代表曾感染 C 型肝炎病毒	檢查患者是否受 C 型肝炎病毒感染的指標，爲一種篩檢性的檢查。
B 型肝炎 e 抗體（Anti-Hbe）	血液	(+) 代表 B 型病毒傳染力及活動程度的緩解	作爲 B 肝治療療效指標。
IgM A 型肝炎抗體（Anti-HAV）	血液	(-) 正常	檢查患者是否受 A 型肝炎病毒感染的指標，爲一種篩檢性的檢查。

表 2-14　甲狀腺功能檢查項目及檢查意義

檢查項目	檢體別	參考值	檢查意義
三碘甲狀腺（T3）	血液	45-137mg/ml	值高：甲狀腺機能亢進、毒性甲 狀腺種、T3 治療中病人、 Grave's disease。 值低：甲狀腺功能不足、使用 T4 治療、Hashimoto's disease、服用類固醇或上了年紀的人、甲 狀腺切除。
四碘甲狀腺素（T4）	血液	4.5-12.5mg/ml	T4 是一種甲狀腺激素，分析其血中含量，可知甲狀腺功能，最好和 TSH 一起判讀。增加時，可能為急性甲狀腺炎、甲狀腺功能亢進、妊娠、服用大劑量甲狀腺內分泌素。減少則可能為甲狀腺功能減退，服用降血壓藥或甲狀腺抑制劑。
甲狀腺刺激荷爾蒙（TSH）	血液	0.3~4.5IU/ml	由腦下垂體所分泌之荷爾蒙，可刺激甲狀腺分泌各種甲狀腺素。檢查 TSH 可篩檢甲狀腺功能，通常必須和甲狀腺素（T4）一起判讀。一般而言，甲狀腺功能亢進時，TSH 下降；功能低下時，TSH 上升。

第三節　自我健康檢查

　　個人身心之健康，除了受個人所處的環境、遺傳、及醫療品質之影響外，與個人的生活型態及健康行為息息相關。根據過去的研究顯示，慢性病致病原因，多數和個人生活型態、健康行為有關，例如：吸菸、不良飲食習慣、缺少運動等。因此，年輕的時候，要做好自我健康管理（健康飲食、規律運動、控制體重），定期接受健康檢查；可以早期發現、控制慢性病和避免併發症的發生外，對於尚未罹患慢性病的人，也有預防和延緩慢性病發生的機會。

　　為了促進個人的健康，除了定期到醫療院所作健康檢查之外，每個人可以在家自己做一些簡易的自我健康檢查，如：定期量身高、體重、量腰圍、量血壓等，亦可使用肉眼觀察的方法，如：觀察尿液顏色的深淺、糞便的顏色（形狀大小）、皮膚（顏色）及身上痣之大小（顏色之改變）、是否有脊柱側彎等。另外、每個月可作一次乳房自我檢查、視力檢測等。

　　若身體經由自我健康檢查發現有異常現象，則需至醫療院所進一步追蹤檢查，以便早期發現疾病及早治療，減少因自身疾病帶來的痛苦，及不必要的醫療負擔。

以下是一般民眾可以做自我健康檢查的項目，簡述如下：

一、皮膚自我檢查

「皮膚」是人體最大的器官，不論臉部、軀幹、手腳、頭皮、甲床或口腔都有可能產生皮膚癌。而皮膚癌的表現可以是多變化的，皮膚癌初期，往往不痛不癢讓人忽視它的存在，但是如果不加以理會，很可能造成惡化。

因此，我們可以藉由自我健康檢查發現，當皮膚長出不明的腫塊、原有的痣突然顏色改變或變大、開始流血、或出現長久不癒合的傷口，都是該尋求醫師協助診斷的時候了。大部分的皮膚癌都發生在臉部、頸部、前臂和手背等暴露於陽光的部位，紫外線造成皮膚的傷害被認為是造成皮膚癌的基本因素。我們如何區分良性的痣和惡性的黑色素細胞癌？可以依循下列準則（ABCDE，如表 2-15），定期自我檢查，有下列這幾種情形，應尋求醫師作進一步的確認或及早接受皮膚切片檢查。

表 2-15　皮膚自我檢查準則—ABCDE

縮寫	原文	說明
A	Asymmetry	痣的外觀是否出現不對稱性。
B	Border	邊緣是否呈現不規則或模糊不清的現象。
C	Color	色調上是否呈現不均勻、深淺不一。
D	Diameter	大小是否超過六公釐以上或有變大的情形。
E	Elevation	表面是否有不規則的隆起現象。

二、乳房自我檢查

男女生都有可能罹患乳癌，乳癌是乳房的惡性腫瘤，若未能及早發現及早治療，癌細胞可能會擴散到身體的其他部位。乳癌是比較容易早期發現的癌症之一，所以只要能在每個月利用幾分鐘的時間自我檢查，就可以早期發現乳房的異狀。美國癌症協會建議婦女 40 歲以上必須每年接受一次的乳房攝影，臨床上建議每 1~2 年做一次；50 歲的婦女則每年做一次；有乳癌家族史者則每年至少一次的門診檢查及乳房攝影。 女性也可以在家自行檢查，有月經者選擇每月月經的第 5~7 天實施，停經後婦女及懷 孕中婦女每月採固定日子持續地做自我檢查。

（一）乳癌主要症狀

1. 無痛性或疼痛性乳房腫塊、乳頭凹陷、乳頭異樣分泌物、乳房皮膚橘皮樣變化或紅腫潰瘍、腋下淋巴結腫大。
2. 高危險群：未生產者、35 歲以上才生第一胎者、一等親（如：母親、姊、阿姨）患有乳癌者、攝食高脂肪食物過多者、肥胖、停經後體重過重。

（二）乳癌之診斷性檢查

乳房超音波、乳房攝影術、細胞學針吸檢查、乳房組織切片。

（三）乳房自我檢查的重要性

90% 的乳癌是由婦女自己發現，若能正確地執行乳房自我檢查，可以及早就醫，有較高的治癒率。

（四）何時做乳房自我檢查

1. 一般婦女：月經來潮的第 5~7 天實施。
2. 停經或更年期婦女：每月固定時間實施 1 次。

（五）如何做乳房自我檢查

可參照圖 2-1，做四步驟的基本檢查。

1. 看一看：利用鏡子自我檢視，觀察乳房和乳頭的大小及形狀是否對稱、及皮膚是否有皺褶凹陷、潰瘍，或乳頭是否有不正常的分泌物。
2. 摸一摸：抬起一隻手至腦後側，將另一手的食指、中指併攏，運用指腹依螺旋方向輕壓雙側乳房做自我檢查。
3. 躺著摸：採臥姿，可在一側肩肩下墊一枕頭，以 2 的方式進行觸診。完成一邊觸診後，將枕頭換邊，依同樣方式檢查另一邊乳房。。
4. 擠一擠：檢查腋下淋巴結是否正常，並擠壓乳頭，檢查是否有異常分泌物。

若發現任何異狀或是覺得有疑慮，應就醫接受專科醫師進一步的檢查診斷。

1 看一看	2 摸一摸

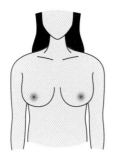

面對鏡子，雙手自然下垂，檢視乳房是否有不正常凸起，乳房大小、形狀、顏色是否正常。乳頭是否有凹陷、皮膚是否有溼疹等。

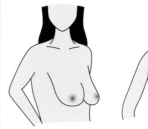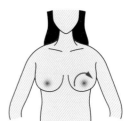

左手抬起至頭部後側，用右手檢查左邊乳房。以手指指腹輕輕按壓乳房，以乳頭為心中，依順時鐘方向做環形檢查，逐步向外，直至檢查完全部乳房為止。隨後，依同樣方式檢查右邊乳房。

3 躺著摸	4 擠一擠

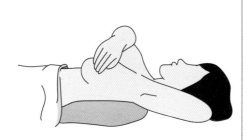

身體躺平，右肩下方放置一枕頭，將右手彎曲置於頭下，重複2的方式檢查右邊乳房。隨後，將枕頭換邊，依同樣方式檢查左邊乳房。

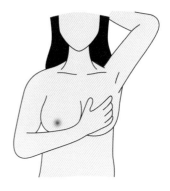

除了乳房檢查之外，亦須檢查腋下淋巴結有無腫大。最後以大拇指和食指擠壓乳頭，檢查是否有異常分泌物。

圖 2-1　乳房自我檢查

　　為提高乳房自我檢查的精確度，美國佛羅里達大學的學者根據科學實證，發展出「MammaCare 乳房自我檢查法」，強調「5P 原則」，經訓練後的婦女能更精確的檢測出乳房腫塊，補充如表 2-16：

表 2-16　Mamma Care 乳房自我檢查須掌握 5P 原則

原則	原文	說明
觸診	Palpation	用中間 3 指的指腹肉墊，從腋下中心最高點開始，以小於一元硬幣大小的範圍繞檢查；右手檢查左邊乳房，左手檢查右邊乳房。
壓力	Pressures	再同一個部位以淺、中、深三種壓力，向下繞三小圈，每圈的方向相同。
模式	Pattern	用垂直方式由上到下，再從下到上，行距間隔約 1 公分或一指寬，垂直行距應有部分重疊。
範圍	Perimeter	上下範圍從鎖骨到乳房下緣，左右範圍從胸骨中線至腋窩中線，檢查涵蓋全部的乳房組織及周邊淋巴結。
臥姿	Positions	平躺後大腿側彎，再受檢測腋下放一個枕頭，讓乳房不偏向一側，非觸診的手可放在額頭上、體側大腿上或枕頭下。

三、高血壓、發燒之監測

　　一般家庭可以使用電子血壓計測量血壓，一般而言，血壓正常值為 120/80mmHg（毫米汞柱），120mmHg（毫米汞柱）是收縮壓，指心臟收縮時的血壓；80mmHg 是舒張壓，指心臟舒張時的血壓，收縮壓和舒張壓一樣重要。血壓過高者可能會出現頭痛或頸僵直的症狀，因此，必須注意避免腦血管破裂引發中風；如有以上症狀出現，即刻休息、放鬆心情，測量血壓。另外，高血壓者除了接受藥物治療之外，最重要的是調整飲食（如：低油脂、低鹽、多吃五蔬果、多喝水等）、控制體重、改變個人生活型態及去除不良習慣（如：吸菸、喝酒），並定時測量血壓，記錄血壓值（圖 2-2）。

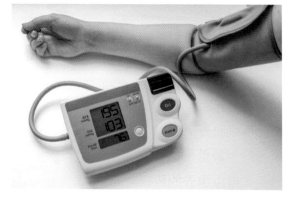

圖 2-2　定時測量血壓，記錄血壓值

在家自我測量血壓時應注意下列事項：

1. 量血壓時盡量不要移動或說話。

2. 臂套的最低處最少應離手肘 2.5 公分。

3. 兩隻手量到的血壓可能會一高一低，因此每次測量請用同一隻手臂。

4. 剛開始自己在家量血壓時，可以連續量 3 次，每次間隔 5~10 分鐘。等到上手後，每次量 1~2 次就好。

5. 量完血壓後要記錄測量日期、時間與血壓數值。

在家可自備體溫計，體溫之測量可以測量口溫、腋溫、肛溫及耳溫，耳溫槍使用雖然普遍，但是容易受環境或耳垢之影響而無法測得正確的溫度。

「量體溫」是間接檢測免疫力的最簡易方法，體溫可以說是「免疫之鏡」，當免疫細胞在正常運作時，人體的體溫通常會超過 36.5℃，低體溫（不到 36℃）的人表示免疫力差，每當體溫下降 1℃，白血球所提供的免疫力便會減少 37%；體溫上升 1℃，免疫力可增強 5~6 倍。

成人正常體溫範圍：口溫（耳溫）36℃～ 37.4℃，溫度的測量 : 肛溫 >1℃，口溫 > 腋溫 0.5℃，體溫持續高於正常值時（37℃），稱為發燒。發燒時會合併疲倦、冒汗、體熱不適，甚至會發冷，多與身體感染有關，可以透過藥物或非藥物降低溫度，發燒是身體不舒服的徵兆，需與其他症狀一併評估，以確立診斷，因此，需就醫診治。

第四節　基因檢測與一般健檢的差異

健康檢查，顧名思義就是在「健康」無不適的狀況下所做的檢查，健康檢查的正確名詞是疾病篩檢（screening），目的是利用特殊工具在疾病沒有症狀前早期發現疾病以提供適當治療，達到限制殘障或延長壽命的目的。期望各種慢性病皆能得到良好的控制及追蹤，增進生活品質，使其現行疾病狀態及將來導致之後遺症減至最低。相對的，目前的健康檢查雖然希望藉由定期健檢早期發現、早期治療，但由過去的臨床案例顯示，疾病發展與療效並不容易預知，而許多疾病在被檢查出來時，大都已有明顯的器官病變。

基因檢測（Genetic Test）是從染色體結構，DNA 序列，DNA 變異位點或基

因表現程度，提供受檢者與醫療研究人員評估一些與基因遺傳有關的疾病、體質或個人特質的依據，也是精準醫學分析的一種方法。每一個人的 DNA 基因都是獨特的個人化資訊，造成每一個人的先天體質、健康狀況及特徵都不相同。

人類的基因體共有 30 億個鹼基對，每隔 100~300 個鹼基就會存在一個差異，稱為單核苷酸多型性（Single Nucleotide Polymorphism，簡稱 SNP）。經科學研究顯示，在人類遺傳基因的各種差異，有 90% 都可歸因於 SNP 的基因變異，而「基因檢測」便是解開身體的遺傳密碼，分析決定體質的 SNP 位點，進而得知個人體質及罹病風險。基因檢測是運用最先進的分子生物技術，企圖解開基因與各種生理現象（包括遺傳性疾病）的間接關聯的神祕面紗，以達到改善個人健康生活的目的。在此之下，個人健康生活的建議與疾病預防勢必針對個人遺傳資訊的獨特性，採取個人化的保健措施。

我們已知大部分疾病的發生，是遺傳基因和環境因素交互作用所致；由於先天的體質是出生時就已經確定，若能掌握基因訊息，配合著調整環境因素的影響，也許就能夠改善罹病的機率。因此，建議父母透過保健基因篩檢，早期發現孩子的體質傾向，並在得知基因表現之後，為孩子規劃飲食攝取、生活習慣、運動方式等，有效預防疾病的發生。

例如，若出生後就幫孩子檢測過敏基因，即可以提早知道孩子是否具有某些特定的過敏基因，而得知孩子將來有得到過敏疾病的可能性。當家長已經確認過敏基因的存在後，就可以及早努力規劃避免、減少發生過敏疾病相關的飲食、環境及健康方面的危險因子。

基因檢測可以做為健康預防的指引，也能作為治療指標，幫助提早確立診斷。此檢測適用於每個年齡層，但因其具有預先得知疾病風險的優點，所以愈早檢測的預防保健效果愈明顯。關於基因檢測，相關的 Q&A 如下：

Q1：基因檢測和一般健康檢查有何不同？

A：依據過去的研究，例如：女性癌症死亡首位為卵巢癌，原因為卵巢癌缺乏早期症狀，又沒有像子宮頸癌，有子宮頸抹片的篩檢方法，可以早期診斷，早期治療。晚期卵巢癌病人五年平均存活率只有 10%。早期癌細胞侷限於卵巢時，通常沒有任何症狀；當逐漸長大的腫瘤壓迫到鄰近器官時，一些輕微的

症狀就會出現，但這些模糊的症狀也常被忽略。但是，卵巢癌篩檢不會列為一般健康檢查項目，若僅以每年一次的健康檢查來得知身體健康狀態，容易忽略身體出現的小警訊，錯過第一時間發現的機會。若以「基因檢測」結果配合例行的健康檢查，可在健檢時特別要求增加「基因檢測」高風險的疾病項目，藉以貫徹「早期發現、早期治療」的有效個人健康管理，實現預防醫學的概念。

Q2：哪些人該做基因檢測？有無立即性需求？

A：其實，對於任何注重未來生活品質的人，都應該及早進行！例如：有 50 年菸癮的人，為何不會罹患肺癌？而不抽菸不喝酒、注重養生的人為何會罹患癌症？然而，疾病發生原因並非由單一因子所引起，如：遺傳因子、行為及環境因子都可能會造成疾病的發生。以上三種疾病因子中，以環境因子最難改變，若我們能根據「基因檢測」結果，規劃並維持專屬個人的保健行為、選擇優良的居住環境，就可降低或延緩疾病的發生。因為基因檢測的結果終其一生都不會改變，故接受基因檢測的年齡愈小，就有愈多的機會可以改變行為及環境因子，貫徹預防醫學的概念。

Q3：我該選擇哪種基因檢測？

A：

（一）一般基因檢測項目

每個人的家族遺傳疾病不同、罹患的疾病種類也不同，故每個人選擇的基因檢測也不盡相同。一般基因檢測的項目有：

1. **男性**

   基因檢測內容包含：癌症、攝護腺癌、心血管疾病檢測，若基因檢測結果為高風險，可再針對各種癌症及各種心血管疾病基因進行檢測。

2. **女性**

   基因檢測內容包含：癌症、乳癌、心血管疾病檢測，若基因檢測結果為高風險，可再針對各種癌症及各種心血管疾病基因進行檢測。

3. 幼兒相關基因檢測

　　基因檢測內容包含：色彩 DNA、運動體質基因、先天潛能、學習專注力潛能、情緒控管能力潛能、樂觀傾向＋社交能力潛能、閱讀能力＋文字理解能力潛能、身高基因檢測等，讓父母進一步了解小孩的發展潛能，適時選擇啓發小孩潛能的教育，因材施教，讓小孩贏在起跑點！

（二）家族性遺傳疾病基因檢測項目

　　若有家族性的遺傳疾病可選擇以下基因檢測，分述如下：

1. 遺傳性乳癌

　　若有以下現象發生，須進行遺傳性乳癌基因檢測：家族中有診斷出早發性乳癌（40歲以下）之患者，家族中有二人以上於50歲前罹患乳癌或卵巢癌，家族中同一人先後罹患乳癌及卵巢癌或同時發現雙側乳癌者，家族中有男性乳癌病患等。

2. 退化性疾病（不分性別）

　　基因檢測內容包含：脫髮風險基因、骨質疏鬆基因、阿茲海默症罹患風險、帕金森氏症風險、黃斑部病變罹患風險檢測等，因退化性疾病是無法完全痊癒的，所以預防它的發生顯得非常重要！

3. 心血管疾病相關基因檢測

　　內容包含：心血管疾病、高血壓風險、急性心肌梗塞、高血脂風險、腦中風、突發性心臟停止風險、靜脈血栓性栓塞症罹患風險、周邊動脈疾病罹患風險、血栓風險基因檢測、冠狀動脈風險等。因心血管疾病常伴隨嚴重的後遺症，若不預防它的發生，嚴重者甚至會產生休克現象或無法挽回的遺憾。

4. 癌症相關基因檢測

　　基因檢測內容包含：胃癌、胰臟癌、口腔癌、鼻咽癌、甲狀腺癌、肺癌、大腸直腸癌、乳癌（女）、卵巢癌（女）、攝護腺癌（男）罹患風險基因檢測等。癌症為國人十大死因之首，其形成原因包含基因及環境因子，可利用科學分析，評估腫瘤基因變異造成的罹癌風險高低。

5. 其他

(1) 體重管理：包含肥胖體質及減重體質基因分析。根據基因檢測結果，選擇最適合自己的減重方式，達到事半功倍。

(2) 肌膚管理：包含白皙基因、抗氧化基因、修護基因、抗皺基因、彈力基因、白皙基因、舒敏基因等。根據基因檢測結果，選擇最適合自己肌膚的保養產品，免除肌膚用錯保養品的過敏現象，讓肌膚保持最佳狀態吧！

Q4：不做基因檢測是不是就不會生病？

A：「疾病」一定會發生，不會因為您選擇忽視它，它就消失在您的生命當中。易感基因的組成已代表您此生罹患疾病的風險，選擇基因檢測分析，進而針對特別疾病進行預防及保健，反而可以降低或延後疾病的發生。「基因檢測」是利用科學的方法分析您的易感基因，檢測報告以高低風險表示易感基因罹患某些疾病的程度，且採檢方法為口腔黏膜採樣，不會造成遺傳物質改變，更不會因為進行口腔黏膜採樣而罹患疾病。

Q5：基因檢測的準確性高嗎？

A：基因檢測是以科學研究作為理論基礎所發展出來的一套生物技術，由國際標準檢測實驗室、國際標準醫學實驗室、美國病理學會認證實驗室進行實驗，並整理國內外相關研究。歐美人士和亞洲人士罹患的疾病種類不同，原因為其易感基因在不同種族中出現頻度不同，再加上飲食、生活習慣的差異，造成不同人種罹患疾病種類不盡相同的結果。舉例來說，歐美人士罹患皮膚癌的比例較高、亞洲人士喜愛重口味食物而造成胃癌比例較高等。

Q6：若基因檢測結果為高風險，後續該如何處置？

A：依據生物技術（如賽亞基因科技）將生理現象基因檢測作一個光譜的概念，它的範圍從極端的「安全」到另一個極端「高危險群」。基因檢測是一種疾病的預測而非診斷，若基因檢測結果為高風險，請勿過度慌張，這代表您罹患疾病的風險受遺傳因子影響較大，但仍可藉由改變行為及環境因子來降低疾病的罹患機率。

Q7：若基因檢測為低風險，是否不用擔心疾病問題？

A：依據生物技術（如賽亞基因科技）將生理現象基因檢測作一個光譜的概念，它的範圍從極端的「安全」到另一個極端「高危險群」。但必須強調的是，即使您位在「安全」這一端，也不能保證您百分之百與該生理現象絕緣，因為這一類的生理現象並不只是單純由基因遺傳而來。只是相對而言，您的風險值較低。

點 整理

1. 健康檢查，是利用特殊工具在疾病沒有症狀前早期發現疾病以提供適當治療，達到限制殘障或延長壽命的目的。基因檢測，是從染色體結構，DNA 序列，DNA 變異位點或基因表現程度，評估一些與基因遺傳有關的疾病、體質或個人特質的依據，也是精準醫學分析的一種方法。

2. 正確認識健檢之五大觀念，包括：

   (1) 各項檢查均有其限制

   (2) 健康檢查正常，不代表一切正常

   (3) 選擇最符合自己需求的檢查項目

   (4) 價格不等於價值、最貴的不等於最好

   (5) 沒有一種儀器可以檢查出全身所有的疾病

3. 一般健康檢查的項目包括呼吸器官的檢查、循環器官的檢查、消化器官的檢查、泌尿器官、血液的檢查、內分泌系統的檢查、精神狀況與神經系統的檢查糖尿病及高血脂及痛風的檢查等。

4. 我國免費健康檢查之對象及項目：孕婦產前檢查、兒童預防保健、兒童牙齒塗氟、成人預防保健（身體檢查、實驗室檢查、健康諮詢）、子宮頸抹片檢查、婦女乳房 X 光攝影檢查、定量免疫法糞便潛血檢查、口腔粘膜檢查。

5. 正常血壓值是收縮壓小於 120mmHg 及舒張壓小於 80mmHg。

6. 區分良性的痣或惡性的黑色素細胞癌可依循之準則（ABCDE）：

   A（Asymmetry）痣的外觀是否出現不對稱性。

   B（Border）：邊緣是否呈現不規則或模糊不清的現象。

   C（Color）：色調上是否呈現不均勻、深淺不一。

   D（Diameter）：大小是否超過六公釐以上或有變大的情形。

   E（Elevation）：表面是否有不規則的隆起現象。

7. Mamma Care 乳房自我檢查須掌握 5P 原則：(1) 觸診；(2) 壓力；(3) 模式；(4) 範圍；(5) 臥姿（內容請參閱 P.55）。

章 末 習題

1. 簡述何謂健康檢查及重要性？（提示：請參考第一節）。

2. 我國政府提供的免費健康檢查服務對象及項目有哪些？（提示：請參考第二節）。

3. 正常血壓與高／低血壓的分類為何？（提示：請參考第二、三節）。

4. 我們如何區分良性的痣和惡性的黑色素細胞癌？可以依循的準則有哪些？（提示：請參考第三節）。

5. 何時執行乳房自我檢查最佳？MammaCare 乳房自我檢查須掌握 5P 原則有哪些？（提示：請參考第三節）。

6. 基因檢測和一般健康檢查有何不同？（提示：請參考第四節）。

chapter

3

健康與身體活動

🔍 單元目標

1. 了解健康與身體活動的關係。
2. 了解運動的重要性。
3. 了解運動的種類。
4. 了解兒童身體活動之類型。
5. 了解青少年身體活動之類型。
6. 了解老年人身體活動之類型。
7. 了解慢性疾病之身體活動。
8. 了解孕婦及產後之身體活動。
9. 了解健康體適能構成之四大要素。

　　「身體活動」（physical activity）是指透過身體骨骼肌肉消耗能量所產生的動作，而對於能量消耗的評估習慣以大卡或千卡來計算。只要是個人經由自主的肌肉收縮所產生的移動、非移動及操作性動作都可以算是身體活動。在健康促進的領域中，特別將身體活動聚焦在諸如走路、爬樓梯、騎腳踏車、做家事、工作、務農及從事運動等。

　　缺乏身體活動或身體不活動（inactivity）意指在日常生活中除必要的日常事物外，其餘時間多讓身體處在不活動的狀態。身體不活動可以讓人減少 4.7 年壽命，比起高血壓及高膽固醇所可能減少的壽命還多。

　　一般而言，在推動身體活動的進程上，首先必須先將靜態生活轉化成動態生活，並逐步增加身體活動量，使累積到足夠的時間，行有餘力後，再進一步培養規律的運動習慣。身體活動的健康益處，研究證實身體活動對不同族群如：兒童、青少年、成人、老年人、失能者、懷孕或產後的婦女及亞健康族群等，都有促進健康的效果，包括：

　　1. 增進健康體能：提升心肺耐力、肌力和肌耐力。

　　2. 促進心理健康：避免憂鬱和改善認知功能，改善疾病危險因子——高血壓和高膽固醇等。

　　有科學證據顯示：身體活動可以降低因為心臟病、某些癌症所引起早發性死亡之危險。有兩點值得注意：

　　第一、身體活動量愈高，死亡率愈低。每週從事七小時身體活動的人，比每週從事少於 30 分鐘身體活動的人，減少 40％ 的早發性死亡率。

　　第二、不需要很大量或費力的身體活動，就可降低死亡率。研究顯示每週至少 150 分鐘中等費力身體活動，就可以降低死亡的機會。

第一節　身體活動與健康之關係

一、身體活動的概念

　　各種身體活動有許多的類型與進行方式，都具有其普遍性與特殊性，無法僅使用單一的身體活動指標進行描述。本文根據 F.I.T.T. 原則，分為：活動頻率

（frequency）、活動強度（intensity）、活動時間（time）及活動類型（type）等
要素（圖 3-1），提出有關身體活動的建議，敘述如下：

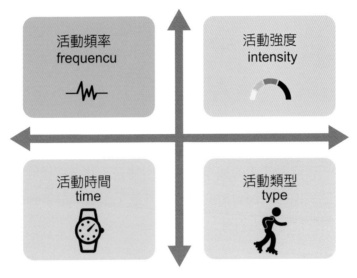

活動頻率
frequencu

活動強度
intensity

活動時間
time

活動類型
type

圖 3-1　F.I.T.T. 原則

（一）身體活動頻率（frequency）

　　身體活動頻率指固定時間內從事身體活動的次數，一般以週為單位，合計從
事身體活動的次數，如活動頻率為三，即表示每週從事身體活動三次。

（二）身體活動強度（intensity）

　　身體活動強度，一般以國際通用的代謝當量（Metabolic Equivalent, MET）來
評估，1MET（1 個代謝當量）被定義為每公斤體重每小時消耗一大卡的熱量，以
生活的情況來看大約等同一個人處在靜坐休息狀態，如看電視時所消耗的能量，
這個數值也等於每公斤體重每分鐘 3.5 毫升的耗氧量，為一般成人安靜狀態時的耗
氧情形。

　　本指引以 1MET 單位的倍數表示身體活動強度，2METs 即消耗的能量是
1MET 的兩倍，如處在緩慢步行的狀態。活動強度依據消耗的代謝當量，大抵可
以分為靜態（Sedentary）、輕度（low-intensity）、中等費力（moderate-intensity）
及費力（high-intensity）四種等級，當中靜態有時亦以身體不活動稱之。

身體活動強度的分類，分述如下：

1. 身體不活動（靜態，Sedentary）≒ 1 MET

僅止於靜態生活的內容，大部分日常時間都處在坐式型態。例如：坐著工作、看電視、聊天或開車。近乎基礎代謝量，不符合本指引為促進健康而建議的身體活動量。

2. 輕度身體活動（low-intensity）1.1~2.9 METs

不太費力的輕度身體活動，日常生活的基本身體活動多屬之。例如：散步或提輕物走路。日常生活中的簡單動作，如站立、散步與提輕物等，可以流暢的說話而不感到困難。因對於心跳率提升效果不大，故不建議列入身體活動累積量，但對於預防久坐仍有一定效益

3. 中等費力身體活動（moderate-intensity）3.0~5.9 METs

身體活動達中等費力程度，持續從事 10 分鐘以上還能舒服地對話，但無法唱歌。這類活動會讓人覺得有點累，呼吸及心跳比平常快一些，也會流一些汗。例如：健走、下山、一般速度游泳、網球雙打、羽毛球、桌球、排球、太極拳、跳舞、一般速度騎腳踏車等。為了促進健康，建議身體活動強度應達到中等費力以上。

4. 費力身體活動（high-intensity）> 6 METs

身體活動達費力程度，持續從事 10 分鐘以上時，將無法邊活動邊跟人輕鬆說話。這類活動會讓身體感覺很累，呼吸和心跳比平常快很多，也會流很多汗。例如：跑步、上山爬坡、持續快速地游泳、有氧舞蹈、快速地騎腳踏車、跆拳道、攀岩、跳繩、激烈地打球（如：籃球、足球、網球單打）等。

（三）身體活動時間（time）

身體活動時間指的是從開始進行身體活動後所持續的時間，可分為單次完成及分段完成兩種方式，以計算從事工作、家事、交通、娛樂或運動等身體活動的時間。如果採分段計算，則每段至少需持續 10 分鐘以上才列入計算。

（四）身體活動類型（type）

1. 有氧適能活動

又稱「心肺耐力運動」，主要以大肌群為主，進行具節奏性之動作、並且能持續進行一段時間（至少 10 分鐘）之活動，進行此類活動時會讓心臟跳得比平常更快，主要用來增進心肺功能及消耗較多的熱量。例如：游泳、慢跑、騎腳踏車、跳繩等。

2. 肌力強化活動

又稱阻力訓練和重量訓練，是指讓肌肉能在負載相同重量時，完成較多的反覆次數，或是能夠承受較多重量的能力。「肌力」是指肌群一次收縮所產生的最大力量，而「肌耐力」指肌肉能夠負荷較輕、反覆次數較多的能力，例如：能夠舉重 4 公斤的啞鈴約 12~20 下才會覺得肌肉疲勞，或是背 5 公斤的米，步行一段路程也不覺得累。

3. 骨骼強化活動

讓骨骼在活動中承受適度的力量衝擊，可刺激骨骼生長或增加骨質密度，特別適合成長發展中的兒童與青少年，或是面臨骨質疏鬆風險的族群。

4. 柔軟度活動

柔軟度是指關節、骨骼及肌肉所能夠活動的最大範圍，通常可藉由靜態或動態的伸展活動來增進整體活動域。也就是指伸展肌群時應停留置緊繃狀態數秒，避免來回彈震肌群，導致肌纖維斷裂。柔軟度佳，代表運動時各種彎曲、伸展及扭轉動作都進行的比較輕鬆自如，此外，也能使肌肉與韌帶受到較佳的保護，並可預防肌肉拉傷、關節扭傷，同時也可紓解下背痛及肌肉痠痛等。

5. 平衡促進活動

透過下半身肌肉及核心肌群的力量強化或是身體協調性的改善，使個體在靜態或移動中更能夠維持身體姿勢的穩定，常見的平衡活動，如太極拳或走樓梯。

二、身體活動與健康的關係

本文從個人及社會的影響面來探討，對個人而言，可提升個人對自我體能狀況及適當運動重要性的認知，進而培養規律運動的習慣，以促進個人的健康體能，提高生活品質，減少因缺乏運動而產生退化性或慢性疾病的發生機率，進而延長健康的壽命。對社會而言，可有效提升全民身體活動量，改進國民健康體能狀況，進而提升國家競爭力，節省醫療支出，減少中高年齡人口對社會及家庭的負擔。

第二節　運動的重要性

「運動」（exercise）是構成身體活動的一部分，運動本身具有其計畫性、結構性及重複性等特質，並且具有平衡能量、改善或維持身體健康的中介或最終目標。最重要的運動具有個人心理上主動的意念及積極性的意義，如健走或慢跑等。

研究證據顯示，只要稍微增加身體活動量就可促進健康，如果情況許可，增加更多的身體活動量，還可以獲得額外的健康益處。世界衛生組織將缺乏身體活動與不適當的飲食，列為造成非傳染性疾病的兩大主要因素，並直接將缺乏身體活動視為心臟血管疾病的主要危險因子。檢視衛生福利部 2016 年國人死因統計，有 7 項屬於慢性疾病，而直接與心臟血管相關的疾病即占 3 項（心臟疾病、腦血管疾病及高血壓性疾病）。

依據體育署 2019 年運動現況調查成果，參與運動人口比例 83.6%，尤其規律運動人口比例再創新高達 33.6%，且女性運動風氣成熟，銀髮族運動人口遠高於全民整體平均，顯見運動風氣在臺灣越來越興盛。而規律運動人口（7333 定義：每週運動 3 次以上；每次運動 30 分鐘以上；運動時會流汗也會喘）比例，也從 2009 年的 24.4%，增長至 2019 年的 33.6%，並已連 2 年創下歷年新高，政府努力推動全民運動的政策已逐年呈現具體成效。

一、預防運動傷害

身體活動可以促進心肺功能、強健肌肉及改善體態，也能讓人隨時保持旺盛活力及有效因應日常的生活壓力。適度身體活動可以促進健康與提升生活品質，但身體活動過程中難免會有運動傷害或意外產生，而這些傷害大部分與肌肉骨骼系統的損傷有關（例如骨骼、關節、肌肉、韌帶及肌腱等結構）。

　　雖然有許多人擔心從事身體活動會造成運動傷害，不過已有許多科學證據顯示，對大部分人來說，從事身體活動是安全的，而且益處遠超過身體活動所造成的風險。為確保身體活動可以達到增進健康的效果，在身體活動前最好能進行健康狀況的調查，以了解個體對進行身體活動的準備度如何。此外，適當的服裝及運動裝備等，也可以減少身體活動傷害發生的機會，為了有效預防運動傷害，以下我們從個人層面及運動前健康狀態評估介紹應注意的事項：

（一）個人層面

　　不同個體基於過去身體活動經驗、體能狀況及目前健康條件等因素的影響，形成對於參與身體活動不同的準備度。平常不活動者，剛開始身體活動應先從較低的身體活動強度及較長的適應時間來逐漸改善體能狀況，之後才能維持經常活動，並進而養成規律身體活動習慣。同時，選擇方便、符合自己興趣與體能水準的身體活動，有助於規律身體活動的持續。

（二）運動前健康狀態評估

　　準備開始投入規律的身體活動或運動前，如何讓身體活動指導者能夠正確地評估運動參與者的健康情況，也讓運動參與者能安全地活動是執行健康篩檢的重要目的。而健康篩檢需要有系統、有成效地實施，並符合成本考量，才能真正的落實。運動前健康狀態評估是個很好的概念，適用於無論在健身房或任何適合運動的地方，例如團體體適能課程當中。

二、運動強度管理

　　為了達到強度管理的目的，以下提供幾種運動中強度管理的方式與參考標準用來評估當下的運動強度。

（一）說話測試

　　說話測試是在運動當下，利用說話的方式來進行強度評估。舉例說，當開始步行的時候心跳率與呼吸會逐漸增加，但仍然可以說話，此時屬於輕度的身體活動。隨著步行時間及移動速度逐漸加快，會逐漸感到呼吸越來越急促，並覺得此時若說話開始變得有些困難，活動者仍可以說話或交談但無法連字成歌，這個時

候就大約是已經達到中等費力。而費力的身體活動會使得心跳率與呼吸都大幅的提升，在這個強度下，運動者將無法順暢的說話並呼吸困難，會讓人有「無法再更快了！」的感覺。

（二）心率儲量評估

心率儲量（Heart Rate Reserve）是指個體由每分鐘安靜心跳數算起，到最大心跳數之間的心跳彈性數量，做為強度管理的依據，年齡是主要的影響因素。一般以達到 40 ~ 60% 的心率儲量為中等費力活動，低於此標準為輕度的身體活動，反之高於此標準時，即達到費力以上的活動強度。其計算公式如下：

心率儲量（次 / 分）＝（最大心跳率：220 － 年齡）－ 安靜心跳率

運動心率（次 / 分）＝ 心率儲量 ＋ 安靜心跳率

以 40 歲安靜心跳率為 80 的成人為例，

心率儲量 ＝ 最大心跳率 － 安靜心跳率 ＝（220 － 40）－ 80 ＝ 100

其中等費力身體活動 ＝ 40 ~ 60% ×（100）＋ 80 ＝每分鐘 120 ~ 140 之間的心跳數。

第三節　運動之種類

調查顯示我國兒童及青少年體重過重的現象日趨嚴重，從環境現況與電視介入生活的比重升高，使得兒童及青少年長時間處於靜態生活的模式。因此，為了預防問題愈趨嚴重，必須重視兒童及青少年的身體活動。兒童及青少年從事較多的身體活動，可降低體脂肪百分比、促進身體發育及提升體適能。此外，身體活動有益於大腦神經的發展，促進腦神經細胞獲得更多養分，有效提升大及心肺循環的功能，同時增強記憶與學習能力。

運動的種類依年齡層分述如下：

一、兒童的身體活動（5 ~ 12 歲）

根據臺灣兒童生長曲線來看，兒童期身高每年約增加 5 ~ 8 公分，體重每年約增加 2 ~ 6 公斤，男女生略有不同但差異不大。此時期由於骨骼與肌肉明顯的發展，使得其身體活動能力增加，特別在 8 歲之後，骨骼與肌肉漸漸結實，需要大量的

身體活動以發展肌肉與神經系統。強壯、健康的骨骼對兒童很重要。除此之外，健康的飲食（包含適當的鈣和維生素 D）及身體活動，對兒童骨骼的發展也是關鍵。此時期兒童若缺乏營養，或因疲勞或疾病，將使得骨骼變得脆弱。

在兒童期，運動可以促使肌肉骨骼顯著的發展，同時促進神經系統對身體的作用，促使動作發展也逐漸變得成熟。身體活動對於促進兒童生長的意義，一方面來自於對肌肉與骨骼系統的生長益處，另一方面則是對動作發展的影響。5～8歲兒童的動作發展階段屬基礎動作期，包含穩定性、移動性及操作性等要素（圖3-2），當中以穩定性的技能發展最早，以操作性技能的發展範圍最廣。

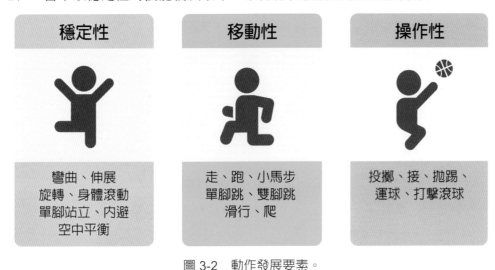

穩定性	移動性	操作性
彎曲、伸展 旋轉、身體滾動 單腳站立、內避 空中平衡	走、跑、小馬步 單腳跳、雙腳跳 滑行、爬	投擲、接、拋踢、 運球、打擊滾球

圖 3-2　動作發展要素。

研究實證顯示身體活動的進行有助於大腦分泌腦內嗎啡，對於學習效能的提升，有顯著的效果。兒童主要活動地點是家庭、公園與學校，由於未成年，自主能力有限，生活內容多聽由父母及老師的安排。因此，想要促進兒童的身體活動走向戶外，須結合家庭及學校的力量，透過父母與老師的協力合作，規劃合適的活動時間、有效利用可活動空間及營造動態的校園生活，方能累積足夠的身體活動量，有效提升兒童的健康。建議兒童從事的身體活動類型包含：有氧適能活動、肌力強化活動及柔軟度活動，增加戶外活動。

（一）身體活動量建議

依興趣及能力從事相關身體活動：

1. 活動頻率

建議每週從事 3～5 天費力身體活動，或每天實施中度身體活動。對於體能較好的人，建議除了每天進行中度身體活動外，可再加上 3～5 天費力身體活動，對提升心肺適能有更好的效果。

2. 活動強度

可選擇每天從事中度身體活動或每週 3～5 天的費力身體活動；同時實施中度及費力身體活動，提升心肺適能的效果更佳。

3. 活動時間

採累進計算，每次至少維持 10 分鐘以上，才可以累積。

4. 費力身體活動

每次 30 分鐘以上，每週累積至少 90 分鐘。例如：較激烈的各項球類活動、有氧舞蹈、中等速度以上游泳、跑步、騎腳踏車等。

5. 中度身體活動

每天 30 分鐘以上，每週累積至少 210 分鐘。例如：健康操、健走、騎腳踏車、游泳、扯鈴、壘球、桌球及棒球等。

6. 特殊考量

兒童以達成身體活動時間為目標；青少年以提升有氧適能為目標。

7. 活動總量

兒童每天應從事至少 60 分鐘的身體活動，超過 60 分鐘的身體活動量可以獲得額外的健康益處。

（二）有氧適能活動

1. 有氧適能活動的類型

兒童可以進行的中等費力活動，如：遠足、溜直排輪、溜滑板、騎自行車、走路上學等；費力活動部分則有：追逐遊戲、騎自行車爬坡、跳繩、打籃球、游泳等，但每次至少需持續 10 分鐘以上。

2. 身體活動量建議

每天的身體活動中應該包括中等費力及費力的有氧適能活動，而費力的部分應該達到每週至少三天。兒童白天時間多在學校環境活動，除體育課時間外，應利用上課前、課間及課後時間，到戶外進行身體活動，以累積每天至少 60 分鐘的中等費力以上活動量。

3. 兒童的特殊考量

配合兒童動作發展階段，可搭配多樣化的基本動作形式，如：走、跑、跳、攀爬等移動性技能外，可搭配一些如踢球、投擲等操作性技能的活動，以達成足夠的身體活動量為首要目標。

（三）肌力強化活動

1. 肌力強化活動的類型：

學校及公園內的兒童遊戲區有許多遊戲設施，如：攀登架、單槓、肋木架等。在這些器材上進行攀爬、懸垂、擺盪，都是利用體重進行肌力強化的很好活動。此類活動還有像爬樹、膝蓋著地的伏地挺身、仰臥起坐、體操遊戲，或利用器材如啞鈴、彈力帶/繩、拔河活動等，都是可以適用於兒童的肌力強化。

2. 身體活動量建議：

兒童的肌肉發展尚未完全，宜以低負荷提升肌耐力為主，避免過於強調肌力（表 3-1）。

表 3-1　肌力強化活動量（資料引自衛生福利部國民健康署）

活動頻率	每天 60 分鐘的身體活動中應包括每週至少 3 次的肌力強化活動。
活動強度	選擇以低負荷（可反覆 10~15 次）提升肌耐力為主的活動。
活動時間	包含在每日建議的 60 分鐘。
活動類型	針對大腿、胸部、腹部、臀部、手臂、肩膀、小腿等主要肌群，採多樣化的方式進行，可利用下列方式進行。 自體負重：利用遊戲設施攀爬、懸垂、擺盪、體操遊戲。 利用器材：啞鈴、彈力帶／繩。

（三）骨骼強化活動

1. 骨骼強化活動的類型：透過跳繩、跳格子、單腳跳、雙腳跳、跨跳、快跑及含有跳躍性的球類運動等具有衝擊性的運動，可以刺激兒童骨骼生長，強化骨密度。

2. 身體活動量建議：每天 60 分鐘的身體活動中應包括每週至少三次的骨骼強化活動。

3. 兒童的特殊考量：由於兒童控制身體的能力較差，故不建議進行過強的重量訓練，可採用較多的跑、跳及有氧舞蹈等較高衝擊性的運動來實施，達到強化骨骼的目的。

案例

羅小明：一個 12 歲的孩子

羅小明一向參與多種活動，例如，在體育課，他跳繩索、做體操和仰臥起坐。課間，為了可以參加登山活動，經常在操場上練習，鍛練體力。他還喜歡與朋友和家人踢足球。從學校回家後，融入家庭活動，與家人、朋友騎自行車。羅小明每天至少有 60 分鐘中等強度的運動量。他每一天的活動如下：

週一：走路上學和放學（20 分鐘），積極參與家庭活動（20 分鐘）、跳繩（10 分鐘）、做體操（10 分鐘）。

週二：走路上學和放學（20 分鐘）、在操場遊戲（25 分鐘）、攀上遊樂場設備（15 分鐘）。

週三：走路上學和放學（20 分鐘）、與朋友遊戲（25 分鐘）、跳繩（10 分鐘）、跑步（5 分鐘）、仰臥起坐（2 分鐘）。

週四：與家人活動（30 分鐘）、踢足球（30 分鐘）。

週五：走路上學和放學（20 分鐘）、與朋友遊戲（25 分鐘）、騎自行車（15 分鐘）。

週六：操場活動（30 分鐘）、攀上遊樂場設備（15 分鐘）、騎自行車（15 分鐘）。

週日：操場活動（10 分鐘）、踢足球（40 分鐘）、家庭活動（10 分鐘）。

依上述記錄，羅小明可符合身體活動之準則，每週至少 3 天進行劇烈有氧運動，骨強化活動，和肌肉加強活動：每週劇烈的有氧活動 6 次：跳繩（週一和週三），跑步（週三），踢足球（週四和星期日），打標籤（星期日）。每週骨加強活動 6 次：跳繩（週一和週三），跑步（週三），踢足球（週四和星期日），打標籤（星期日）；和每週肌肉加強活動 4 次：體操（週一），攀上遊樂場設備（週二至週六），仰臥起坐（週三）。

二、青少年之身體活動（13～17 歲）

青少年若從事較多的身體活動，可建立健康的骨骼與肌肉，降低體脂肪百分比、促進身體發展及提升體適能。此外，身體活動可以減少焦慮與憂鬱，促進心理健康，同時有益於大腦神經的發展，讓腦神經細胞獲得更多養分，有效提升大腦及心肺循環的功能，增強記憶與學習能力。

青少年的主要活動地點是家庭與學校，由於未成年，自主能力有限，生活內容多聽由父母及老師的安排。因此，想要促進青少年的身體活動，須結合家庭及學校的力，透過父母與老師的協力合作，規劃合適的休閒活動、爭取充足的活動空間及營造動態的校園生活，盼能有效促進青少年累積足夠的身體活動量，以有效提升青少年的健康體能。建議青少年（13～17 歲）從事的身體活動類型包含有氧適能活動、肌力強化活動、柔軟度活動及骨骼強化活動。

身體活動量建議：青少年每天應從事至少 60 分鐘的身體活動，超過 60 分鐘的身體活動量可以獲得額外的健康益處。

（一）有氧適能活動

1. 有氧適能活動的類型：青少年可以進行的有氧適能活動類型，如跑步、騎自行車、游泳等，但每次至少需維持 10 分鐘以上。

2. 身體活動量建議：每天的身體活動中應該包括中等費力及費力的有氧適能活動，而費力的部分應該達到每週至少三天。青少年白天時間多在學校環境活動，除體育課時間外，應利用每節下課時間，到戶外進行身體活動，以累積每天至少 60 分鐘的中等費力以上活動。

表 3-2　青少年有氧適能活動量（資料引自衛生福利部國民健康署）

活動頻率	建議每天實施 60 分鐘以上的中等費力身體活動。對於體能較好的人，建議除了每天進行中等費力身體活動外，可再增加費力身體活動，對於提升心肺適能有更好的效果。
活動強度	可選擇每天從事中等費力身體活動或每週至少 3 次的費力身體活動；也可以將中等費力與費力身體活動混合實施，提升心肺適能的效果更佳。
活動時間	有氧適能活動量採累進計算，至少持續 10 分鐘才能納入計算。 中等費力身體活動：每天 60 分鐘以上。 費力身體活動：每次 30 分鐘以上，每週累積至少 90 分鐘。
活動類型	依興趣及能力從事相關身體活動。 中等費力身體活動：健康操、快步走、騎自行車、游泳、扯鈴、壘球、桌球及棒球等。 費力身體活動：較激烈的各項球類活動、有氧舞蹈、中等速度以上游泳、跑步、騎自行車等。

（二）肌力強化活動

1. 肌力強化活動的類型

包括肌力與肌耐力訓練兩類，建議青少年從事肌耐力訓練，如：跑、跳、吊單槓或攀爬等動作，避免過重的肌力訓練。另外，也可運用如彈力帶及啞鈴等器材，而對抗自己體重的支撐動作也是很好的活動方式。

2. 身體活動量建議

建議每週從事 3 天以上的肌力強化活動，每次訓練 8 ~ 10 個肌群，每個動作反覆 10-15 次為原則，如果可以輕易完成，則可漸次提高反覆次數或是重量。

3. 青少年的特殊考量

由於青少年的發展時間跨越青春期，若青春期期間肌肉發展尚未完全，應以強化肌耐力為目標。根據美國有氧體適能協會提醒，此時期進行肌力強化活動時，須注意強度控制，並建議以「高反覆、低負荷」的方式進行，避免形成傷害。此外，應盡量將動作設計於遊戲當中，並以樂趣化的方式進行。

（三）柔軟度活動

1. 柔軟度活動的類型

有主動的靜態伸展、動態伸展，及被動的神經肌促進術等方式。建議以靜態伸展為主，避免因彈震等動作，造成肌肉拉傷。

2. 身體活動量建議

建議每天實施柔軟度活動，每個部位伸展 20 ~ 30 秒，重複做 1 ~ 2 次，強度達緊繃但還不到痛的感覺。

3. 青少年的特殊考量

青少年的柔軟度要比成人或老年人來得好，但由於生活型態改變，有可能使柔軟度變差，因此，建議青少年也要持續從事柔軟度活動。

（四）骨骼強化活動

骨骼強化活動是指任何可以幫助骨骼生長及強化骨質的身體活動，例如：跑、跳、有氧舞蹈等活動或重量訓練，建議每週 3 次以上。

有關不同身體活動強度評估方式各有其優點，在進行身體活動推廣時，可依照對象之身體狀況及健康條件選擇使用。各方法間其標準等化彙整如表 3-3 所示：

表 3-3　青少年骨骼強化活動量表（資料引自衛生福利部國民健康署）

強度	代謝當量 （METs）	最大心率百分比 （%HRmax）	心率儲量百分比 （%HRR）	自覺量表 （RPE）	說話測試 （Talk test）	能量消耗 （kcal/min）
非常輕鬆	1~1.9	< 35	< 20	< 10	活動時仍可唱歌	< 3.5
輕鬆	2~2.9	35~54	20~39	10~11		
中等費力	3~5.9	55~69	40~59	12~13	活動時仍可交談但無法唱歌	3.5~7
費力	6~10	70~89	60~84	14~16	活動時講話會很喘	
非常費力	> 10	> 90	> 85	17~19	活動時說話會很喘或呼吸困難	> 7
最大耐受		100	100	20		

急性運動傷害的處理原則

　　處理運動傷害，主要是針對急救及急性傷害進行處理。急救時若傷者沒有呼吸、沒有脈搏，則必須立即實施心肺復甦術，並且打電話求救。傷者如沒有呼吸、但還有脈搏，則需立即實施人工呼吸，亦要打電話求救。不過較常發生的運動傷害多為開放性創傷及肌肉骨骼系統的損傷，如挫傷、肌肉拉傷、關節扭傷、脫臼、骨折等急性運動傷害。以下針對肌肉骨骼損傷的處理原則進行說明：傷害的處理原則，由 PRICE（Protection , Rest, Icing, Compression, Elevation）五個字所組成，如下所示：

1. 保護 P PROTECTION

　　(1) 保護受傷的部位，防止進一步的傷害。

　　(2) 給予適當的固定（如上肢的吊帶），勿再讓傷處受到刺激。

2. 休息 R REST

　　(1) 讓傷處好好休息，減少身體代謝速率及出血量。

　　(2) 身體受傷後，要立刻好好休息，避免所有會造成不舒服或腫脹的活動。

3. 冰敷 I ICING

　　(1) 利用降低傷處組織溫度的方式來達到消腫、緩解疼痛及減輕發炎的效果。

　　(2) 冰敷方式：

　　a. 受傷後的二至三天內，至少每隔兩小時冰敷傷處約 20 分鐘。

　　b. 如果傷害較嚴重，則需增加冰敷的天數。

　　c. 如果傷處組織較淺，如手指、冰敷 0~15 分鐘即可。

　　d. 如果傷處組織較深，如臀部或大腿，冰敷時間要拉長到 25 分鐘。

　　e. 冰敷時的皮膚感覺約有四個階段：冷→痛→灼熱→麻木，當出現麻木階段即可移開冰敷袋。

4. 壓迫 C COMPRESSION

　　(1) 用適當剪裁的墊子及彈性繃帶來降低腫脹。

　　(2) 冰敷後，間斷或持續性地加壓傷處，減少傷害區域的腫脹情形。

　　(3) 包紮壓迫：

　　a. 原則上從傷處數吋之下開始向上包。

　　b. 以平均而稍加壓力的方式來包紮。

5. 抬高 E ELEVATICN

　　(1) 盡量抬高受上的部位，使其高於心臟，可以減少血液循環至傷處，以減少腫脹。此動作和壓迫一起實施。

　　(2) 最好能在傷後 24 小時內都抬高傷處。

　　(3) 懷疑傷處有骨折時，應先以夾板固定後再抬高，但須注意有些骨折不適合抬高處理。

　　(4) 有時在抬高的同時可以做些主動的活動（當然以不痛為原則），可以減少關節或肌肉的僵硬。

案例

　　一個 16 歲的青少年黃巧玲在許多地方參與多種身體活動。例如，在體育課，她打網球和做仰臥起坐。她還喜歡在 YMCA 打籃球，做瑜伽，和朋友跳舞。喜歡帶著她的狗散步和遠足。黃巧玲每天至少作中等強度的身體活動 60 分鐘或更長，她的每天活動如下：

週一：遛狗（10 分鐘）、在 YMCA 打籃球（50 分鐘）。

週二：遛狗（10 分鐘）、打網球（30 分鐘）、做仰臥起坐（5 分鐘）、與朋友輕快地散步（15 分鐘）。

週三：遛狗（10 分鐘）、在 YMCA 打籃球（50 分鐘）。

週四：遛狗（10 分鐘）、打網球（30 分鐘）、做仰臥起坐（5 分鐘）、陪孩子們在公園玩（15 分鐘）。

週五：戲劇公園活動（45 分鐘）、草坪活動（30 分鐘）。

週六：與朋友跳舞（60 分鐘）、瑜伽（30 分鐘）。

週日：遠足（60 分鐘）。

　　依上述紀錄，黃巧玲也能符合身體活動之準則，一週至少有 3 天做劇烈的有氧運動、骨強化活動，和肌肉強化活動。劇烈有氧運動 4 次：籃球（週一和週三），舞蹈（週六），遠足（週日）；骨強化活動 4 次：籃球（週一和週三），舞蹈（週六），遠足（週日）；肌肉加強活動 3 次：仰臥起坐（週二和週四），瑜伽（週六）。

三、成年人的身體活動（18 ~ 64 歲）

　　適量的身體活動可以降低罹患慢性疾病的風險，如第二型糖尿病、高血壓等。一般成年人如果能夠維持每週 150 分鐘的中等費力身體活動，就能夠從中獲得基本的健康益處。除了有氧適能以外，肌肉適能也必須同時強化，因為強健的肌肉適能使我們有效率地執行日常生活的活動，如步行、搭公車與爬樓梯等。此外，擁有好的柔軟度則能有效放鬆及舒緩現代人忙碌生活或長期坐式生活所引起之肌肉緊繃。以下將針對成年人的身體活動量，分別以有氧適能活動、肌力強化活動及柔軟度活動等三部分進行說明。

（一）有氧適能活動

1. 有氧適能活動的類型：成年人可以進行的有氧適能活動類型，如步行、慢跑、有氧舞蹈、元極舞、騎自行車、游泳等，但是每次至少需維持 10 分鐘以上。

2. 身體活動量建議：一般成年人僅需累積每週至少 150 分鐘中等費力身體活動，或是 75 分鐘的費力身體活動，就能達到最基本的健康效果。體能較好者可以提升到每週 300 分鐘的中等費力身體活動，或是 150 分鐘的費力身體活動（表3-4）。

表 3-4　成年人有氧適能活動量（資料引自衛生福利部國民健康署）

活動頻率	建議每週從事 5 天以上，能天天活動更好。
活動強度	保持呼吸有點加快，達到活動時仍可交談但無法唱歌的程度。
活動時間	有氧適能的身體活動量採累計方式，至少每 10 分鐘為一單位。 一般成年人：每週至少累積 150 分鐘的中等費力身體活動，或是至少 75 分鐘的費力身體活動。 體能較好的人：建議累積每週 300 分鐘的中等費力身體活動，或是 150 分鐘的費力身體活動。
活動類型	選擇一樣喜歡的大肌群為主的活動，舉凡游泳、健走、騎自行車、各種有氧舞蹈等都可以，每次至少維持 10 分鐘以上。
特殊考量	應從輕度開始進行，如果體能變好再漸進強度，例如，先從健走一段時間再開始進行慢跑，或是先以 20 分鐘走 2000 公尺，然後再漸進目標為 30 分鐘走完 3000 公尺。

（二）肌力強化活動

1. 肌力強化活動的類型

成年人在日常生活中可以進行的肌力強化活動包括：提兩瓶家庭號鮮奶，搬重物、爬樓梯等；在健身房則有更多選擇，比如利用啞鈴、槓鈴或是不同機械器材，來強化更多部位的肌肉。

2. 身體活動量建議

強化肌肉適能的方法必須符合超負荷、特殊性及漸進性等原則。

(1) 超負荷：以仰臥起坐為例，若平常已可輕易完成 6 次仰臥起坐，而目標是希望腹肌更結實，那麼就必須以更多次數或更費力的方式來實施，如將次數提高到 8 ~ 12 次，或改變姿勢，如將雙手置放於耳朵或伸直向上，增加肢體的施力程度。

(2) 特殊性：想要加強特定部位的肌肉適能，就必須透過該部位的訓練動作來達成。例如手舉啞鈴是使手臂變結實，而仰臥起坐則是腹肌的訓練動作。

(3) 漸進性：從事肌力強化活動，須顧及到漸進性，一方面確保安全，二方面是能有效強化肌肉適能。一般來說，規律地進行大約 8 ~ 10 週後，便要逐漸增加活動量，透過增加次數或是增加重量的方式都可以。

（三）柔軟度活動

1. 柔軟度活動的類型

成年人在日常生活中應隨時隨地進行伸展運動，來加強不同肌群的柔軟度，如肩膀、胸部、大腿、小腿等。柔軟度活動的執行方式可透過徒手、毛巾操，或藉由瑜珈及皮拉提斯等課程來達成。

2. 身體活動量建議

強化柔軟度必須考慮採靜態方式，及達到最大活動範圍為原則。也就是伸展肌群時，應在最大伸展範圍停留數秒，避免來回彈震肌群，導致肌纖維斷裂。例如打字時間過長時，可以採站立或坐姿將雙手舉起，手臂與胸線平行，盡量往後伸展至緊繃為止，持續這個動作約 15 秒。

案例一

克莉絲汀：不運動的中年婦女

計畫：訂一個星期的運動計畫（共 300 分鐘）做中等強度的有氧運動 1 天 1 小時共 5 天。

目標：讓 180 磅的體重，可以每星期減去 1 磅左右的體重。

起初開始時，每天早晚以每小時 2.5 英里速度開始步行 5 分鐘，並維持她原有的卡路里攝入量。對健身和肥胖的她來說，卻是適當的中等強度的活動。在良好的進展計畫兩個月後，克莉絲汀已經可以每天以中等強度舒服地花 30 ~ 40 分鐘時間從公車站牌走回家。並開始每週二次以彈性繩索，從事中等程度的肌肉加強活動。

終於達到她的目標：執行長達一個星期中等強度的有氧運動 300 分鐘，包括輕快的散步、從公車站走路回家。她已經在一年內減掉了 40 磅的體重，主要是她掌握了她的飲食和能夠做更多的身體活動量的機會。

四、老年人的身體活動（65 歲以上）

根據 2017 年內政統計通報，我國老年人口數首次超過幼年人口數，其中老年（65 歲以上）人口 313 萬 9,397 人（占 13.33%），首次較幼年（0～14 歲）人口 313 萬 3,699 人（占 13.31%）為多。根據國發會 2016 年發布人口推估 2016 年至 2061 年報告，因婦女生育率長期下降，臺灣人口零成長時間點預估發生在 2021 年至 2025 年。

人口老化是全球已開發或開發中國家所面臨的問題（圖 3-3），對健康及醫療照護、經濟、教育、社會發展及福利等，可能產生全面性的衝擊與影響。以現階段的醫療水準要延長壽命並不是問題，如何協助老年人維持身體機能使之健康老化，並享有生活品質才是關鍵。

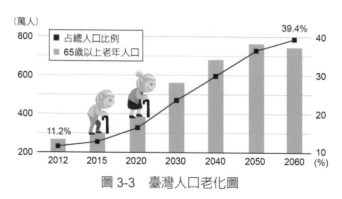

圖 3-3　臺灣人口老化圖

（一）有氧適能活動

1. 有氧適能活動的類型

步行或健走是非常適合老年人從事的身體活動，因為較無時間及空間的限制，且可依個人的體能狀況來調整強度或速度。

2. 身體活動量建議

老年人至少應維持每週約 150 分鐘以上的中等費力身體活動，或每週約 75 分鐘以上的費力身體活動，或是兩者混合進行。有氧適能活動持續時間每次至少 10 分鐘，且最好能夠平均地分布在一週當中，同時也建議每週 2～3 次的肌力強化運動。

3. 老年人的特殊考量

(1) 身體活動量足夠且體能佳的老年人：可比照一般成人，每週累積 150 ～ 300 分鐘以上的中等費力身體活動，活動項目可多樣化。

(2) 身體活動量不足但體能尚可的老年人：建議先以執行中等費力身體活動為主，每次至少 10 分鐘以上，每週累積達 100 分鐘以上。若以走路步數來說，可參考國民健康署持續推廣「每日一萬步，健康有保固」的健康概念。至於步行速度的部分，若以每分鐘 80 ～ 100 步以上的步行率為基準來進行健走，其強度將相當於其他中等費力身體活動。

(3) 身體活動量不足且體能差的老年人：除了醫學診斷上應注意的身體活動禁忌外，應以增加日常性活動及減少靜態時間為優先策略，也就是至少維持或增加每週 300 分鐘以上的輕度身體活動。此外，應先著重輕度的肌力強化活動，例如應先提升從坐姿到站姿所需的肌力，以及身體移動所需的平衡力，強健下肢肌力和平衡機能後，並配合平日室內及戶外的步行來提升基礎體能以防止跌倒，等體能提升後再開始有強度的健走或步行活動。

（二）肌力強化活動

1. 肌力強化活動的類型

適合老年人從事的肌力強化活動類型，依操作方式可分為：

(1) 自身體重負荷；(2) 非機械式之抗阻力方式；(3) 機械式阻力方式

2. 身體活動量建議

強化肌肉適能的方法必須符合超負荷、特殊性及漸進性等原則。以下肢肌群訓練為例說明：

(1) 超負荷：指負荷比平常所能承受的更高重量，假設目標是想要提升下肢肌群的肌力，而平常可輕易進行自身體重負荷的下蹲動作 10 次，那麼就必須以更多次數來施行，如 15 ～ 20 次，或是增加負重（如同時手握 1500cc 保特瓶礦泉水的下蹲動作）來增加訓練強度。

(2) 特殊性：是指必須透過「下肢肌群」訓練，才能達到提升「下肢肌力」的目標。因為僅僅是做上半身活動，對下肢肌力的提升是無關的。

(3) 漸進性：要能安全有效地強化肌肉適能，還要顧及到漸進性，也就是每次訓練的強度須從低至高、次數由少變多，中間要能有足夠的休息時間。

3. 老年人的特殊考量

(1) 身體活動量足夠且體能佳的老年人，可比照成年人的建議內容，從事肌力強化活動。

(2) 身體活動量不足但體能尚可的老年人，其身體活動模式以有氧適能活動為主，同時可搭配每週 2～3 次的肌力強化活動，強度以不疼痛的輕度或中等費力身體活動為原則。

(3) 身體活動量不足且體能差的老年人，應先著重下肢肌力的加強及腳趾對地面抓地力的訓練（例如由坐姿起立的動作），或是訓練身體移動所需的平衡力（例如沿著地板直線走路），以減少身體活動時發生跌倒的情形。換言之，強度以不疼痛的輕度身體活動為原則，每週 2～5 次，體能提升後再逐漸增加活動類型、強度及次數。

（三）柔軟度活動

1. 柔軟度活動的類型

可分為靜態伸展、動態伸展及他人輔助等三種方式，考慮老年人的退化現象，建議盡量以靜態伸展運動為主。

2. 身體活動量建議

改善老年人的柔軟度必須以靜態伸展方式為主，並以達到關節最大活動範圍為原則。伸展肌群時，應停留在能達到的最大範圍數秒鐘，避免來回彈震可能導致肌纖維斷裂的傷害。伸展過程中應保持正常呼吸，絕對避免憋氣操作。

（四）協調性訓練

協調性的重要性：協調性是指動作的技巧性，或是隨意操作身體的能力，亦即身體在進行各種活動時的流暢度。平衡訓練有助於提升動作的協調性，其中尤以伴隨距離移動的動態平衡為最貼近實際生活。對老年人隨年齡增加而逐漸退化的神經肌肉功能來說，動作的反覆練習是重塑穩定重心最佳的策略。

五、慢性疾病的身體活動

（一）焦慮與憂鬱（心理疾患 mental disorder）

根據臺灣學者於 2012 年發表在頂尖醫學期刊《刺胳針》《The Lancet》上的報告，1990 至 2010 年這 20 年來臺灣憂鬱焦慮患者比例倍增。在發展中國家大約有 5％的成人有憂鬱的問題。憂鬱是一種身體與心理缺乏動力的疲乏狀態，通常憂鬱患者也常伴隨有如心臟疾病等其他慢性疾病問題。憂鬱會影響個人的日常生活，並提高死亡的風險。同時會降低個人自尊與心理動機，也影響人際互動關係，將使得生活變得日益困難。

規律的運動有助於改善焦慮與憂鬱，因為運動可以改善情緒並提升自我自尊，運動也可以降低壓力感受、幫助睡眠及提升活力。焦慮是對於即將發生的事情感到嚴重的憂心。許多的研究都指出即便是短時間的運動也有助於降低焦慮，其效果與冥想和藥物類似。而更長時間的規律運動可以讓焦慮的情況改善更大，特別對於那些常常感到嚴重焦慮的人有效。

研究顯示規律的中等費力或費力程度身體活動，比起輕度的身體活動更能改善心理健康，也可以改善憂鬱的症狀，如同藥物治療一般。這與身體活動的型態關係不大，而與運動的持續時間比較有關，較長時間的身體活動會比短暫的來得有效。所以只要能夠從原本靜態的生活中改變為動態生活，就可以獲得很大的健康益處。試著把這樣規律的身體活動，融入到日常生活當中，選擇一樣你喜歡的身體活動，把它變成生活的一部分。有氧適能與肌力強化的身體活動對於焦慮與憂鬱都有很好的效果。

1. 有氧適能活動建議

比照成年人，每週進行至少 150 分鐘的中等費力有氧適能活動，或是 75 分鐘的費力有氧適能活動，或是合併兩者來進行。同時也建議每週二次的肌力強化運動。超過建議時間的身體活動量還可以獲得額外的健康益處。

2. 肌力強化運動

中等費力或費力強度的重量訓練可以改善身體的功能性，同時可以促進身體與心理的健康。

（二）肺阻塞（COPD）

慢性阻塞性肺病（Chronic obstructive pulmonary disease, COPD, 簡稱肺阻塞）是一種病程持續進展的慢性疾病，其致病機轉為抽菸、煙霧等慢性刺激物所導致的呼吸道、肺實質以及肺部血管的慢性發炎，病理發現包括呼吸道、肺實質、肺部血管的發炎反應。由於呼吸道發炎、組織結構改變、以及肺實質的破壞導致呼氣氣流受阻，病人臨床容易有咳嗽，咳痰、呼吸喘促等症狀。

肺阻塞患者因呼吸道氣流受阻，需要較長的吐氣時間，行走運動時會因呼吸速率增加，進而縮短吐氣時間，造成氣流阻滯，形成動態過度充氣，造成呼吸困難。肺阻塞可能會因為肺功能不佳，使得運動更為困難或受限於某些運動，然而，規律運動可以改善症狀，適度的運動也可以使得日常工作變得更加容易，且能減少罹患其他疾病的風險，幫助進行體重管理，減少焦慮及壓力，改善睡眠品質並且感到更有活力。選擇一種適合的身體活動，使之成為日常的一部分，對總體健康有顯著的正面影響。

1. 有氧適能活動

美國運動醫學會和疾病防治及管制局建議每週至少進行中等費力的有氧適能活動 150 分鐘，75 分鐘的費力有氧適能活動，或在成人中可以兩者結合，他們也建議一週兩次的肌力強度訓練。使用大肌群作節奏性的運動，嘗試緩步、騎自行車及游泳，選擇享受且規律的活動。注意事項：

(1) 藉由噘嘴及腹式呼吸來改善呼吸，這會使呼吸頻率減緩，如果需要，在運動期間使用氧氣療法，這會協助維持血液含氧量充足。

　　a. 噘嘴呼吸：用鼻子慢慢吸氣約 3 秒鐘做深吸氣。

　　b. 嘴巴吐氣，噘起嘴脣像是要吹口哨，吐氣約 6 秒，這樣才能夠幫助把小支氣管的二氧化碳吐乾淨。

(2) 避免在極端天氣下的上午做運動，除了 COPD 外，冷空氣會使氣道狹窄。

(3) 如果有很長的時間不活動，從短的區間（10 到 15 分鐘）開始。每兩到四週在每個區間增加 5 分鐘，逐漸達到一週中大部分的日子至少 30 分鐘的活動。

(4) 在運動前、中、後要多喝水。

2. 肌力強化運動

證據顯示中等費力的肌力強化運動也會改善身體功能性能力及促進健康，依據 FITT 原則規劃肌力強化運動。

表 3-5　成年人肌力強化運動量（資料引自衛生福利部國民健康署）

活動頻率	每週至少 2 次肌力強化運動，2 次之間至少休息一天。
活動強度	中等費力運動，如果你可以舉重到 10 到 15 次，可以到達中等費力，當你可以舉的重量只能 8 到 10 次，表示達到費力。請記得，你不是被訓練成為舉重員，目標是改善肌力和肌耐力，可以減輕日常活動的壓力。
活動時間	依照所做的運動次數而定。
活動類型	可利用重量訓練設備來運動所有的主要肌群，或是在家用裝水的寶特瓶、啞鈴、彈力帶 / 繩或負荷自身體重的方式，如伏地挺身、仰臥起坐等來做訓練。
注意事項	(1)當舉重時避免憋氣，這可能會造成血壓升高，增加昏倒或心率異常的風險。 (2)如果有關節問題或其他健康問題，只要在所有主要肌群做一組肌力訓練，從 10 到 15 的反覆次數開始，慢慢增加到每組 15 到 20 的反覆次數。

（三）心臟疾病（heart disease）

適度的身體活動可降低冠狀動脈心臟病患 20 ~ 35％的致死率與 28％的住院率。在心臟冠狀動脈疾病中，急性心肌梗塞是臨床表徵之一，此疾病一旦發生，足以影響短期或長期心臟疾病的發病率和致死率。心肌梗塞是由於硬化血管中的粥狀斑塊破裂，引發血小板聚集，形成血栓或動脈內壁出血，使得維持心臟氧氣與養分的冠狀動脈阻塞。50 ~ 60 歲是此疾病好發的年齡，但由於國人飲食習慣改變和工作壓力增加，目前引發此疾病的年齡有下降的趨勢。

要預防此類心臟病除了須去除或改善危險因子（如：戒菸、減重、減壓、控制高血脂、糖尿病、高血壓等），適當的身體活動已被證實是最有效且最經濟的方式，它可改善一些與心臟病有關的生理和生化因子，如降低體脂肪、血壓、三酸甘油脂、並協助控制總膽固醇及低密度脂蛋白膽固醇，以及增加攝氧量及高密度脂蛋白膽固醇等，並且可善心肌氧需求、凝血因子、心臟內皮細胞功能、發炎物質。此外，冠狀動脈心臟病患從事的心臟復健活動，可以改善生活品質，並且降低心血管疾病死亡率。

1. 身體活動類型

冠狀動脈心臟病患的身體活動計畫應針對個人需求，並尋求專業醫師建議，逐步建立適當的心臟復健活動。一般而言，對剛罹患急性心肌梗塞正在臥床的第一期病患而言，應採用間斷式的坐立或站立方式來避免體能急速流失。對第二、三期的門診病人而言，則應開始採用大肌肉群的身體活動（如：健走、騎自行車或爬樓梯）來維持並漸進式地改善體能。對臨床上已達穩定程度的心臟病患，則可從事輕度到中等費力的肌力強化活動，以改善心血管功能、身體組成、肌力、肌耐力與冠狀動脈危險因子。

2. 身體活動量建議

對冠狀動脈心臟病患而言，從事適當有氧運動和肌力訓練已被證實會有正面的效益。針對心肌梗塞患者，建議從事有氧適能活動時，可採用中等費力身體活動，每週活動 3 次以上，每次身體活動前需有 5 ~ 10 分鐘的熱身，之後持續身體活動 30 ~ 60 分鐘，如果時間不允許，可採用累積方式來達到每日身體活動的時間目標。

3. 特殊考量

由於心肌梗塞患者可能會有心肌壞死或左心室收縮力道變小，造成每次的心搏量降低。因此，當身體活動時發現血壓降低 10 ~ 15mmHg，建議應停止活動，再經由專業醫師進行評估。此外，曾罹患過心肌梗塞的人，其攝氧能力通常會比一般人低上 50 ~ 70%。因此身體活動時須把握強度不要過高的原則。如有心律不整、胸痛或呼吸困難、心跳率急速增加，或血壓急遽上升（收縮壓超過 200mmHg、舒張壓超過 105mmHg）等問題，也應立即停止身體活動。因心肌梗塞治療須控制適當的血壓與心跳，因此，應諮詢醫護人員治療藥物的副作用與選擇適當的復健活動類型，以降低身體活動時的風險。

心肌梗塞患者從事身體活動前，應進行同時涵蓋血液、心電圖和攝氧能力評估的輕度身體活動測試，了解身體活動時可能發生的症狀，如：是否有胸痛或暈眩？才能知道患者可從事何種強度的身體活動。如身體活動測試時，發現有心絞痛或不正常的心電圖反應，就可能代表仍有部分冠狀動脈狹窄或心肌功能障礙的問題，此時應先做醫療處理，不宜貿然開始身體活動。

六、孕婦及產後的身體活動

根據 2014 年臺灣的一篇文獻研究指出只有約 15％的媽媽在懷孕期間有規律的運動，其中有四分之一產前有規律運動，但一半以上因為懷孕就停止運動了。原則上，除非個案具有醫療上或生產上的特殊考量，有必要避免於懷孕期間從事身體活動，否則懷孕及產後婦女從事一般的休閒性活動是沒有問題的。

懷孕婦女因為生理心理狀態的改變，如：脂肪堆積、體重增加、重心改變等，如果能夠進行適度的身體活動，對一般健康的懷孕女性而言是安全且有好處的。身體活動可以有助於加速產程、避免難產，降低罹患妊娠糖尿病、妊娠毒血症及剖腹產等風險。而產後從事身體活動也可促進心肺健康。

懷孕及產後婦女可開始或繼續從事中等費力有氧適能活動，然而若要進行較費力一點的身體活動，就必須考量其風險。目前有關懷孕婦女從事費力身體活動，仍未有明確的結論，因此，暫時不建議婦女在懷孕期從事強度太高的身體活動。對於過去習慣從事費力身體活動或肌力訓練的婦女，原則上可以在懷孕期或產後繼續從事這類活動，不須因為懷孕或生產而大大地限制，只是要注意進行費力身體活動時，必須隨時監測腹中胎兒的成長狀況、本身的體重與營養攝取、身體活動時間的長短等，才能安全無虞地保持健康狀態。

1. 身體活動量建議

每週至少 150 分鐘的身體活動，且平均分布在一週當中的每一天，避免過長時間運動造成低血糖或低血氧產生的症狀。

2. 產後婦女

國外一般建議產後即可進行骨盆肌肉訓練及一些輕度運動，同樣應符合漸進原則，直到可以每週活動至少達 150 分鐘。不過基於國內坐月子的習慣及傳統觀念影響，臨床上會劇烈的活動可以等滿月後再進行。自然產的產婦若評估自己生理狀況沒問題，也可以提早到產後立即開始。若是剖腹產的產婦會建議還是等滿月後再做運動，以免影響傷口的復原。

凱格爾運動（骨盆底肌群運動）　— 適合孕程及產後

1. 呈站立姿，腳尖墊起，並收縮臀部的肌肉向上提肛，雙腿用力夾緊，保持 5 秒鐘再放鬆。重複動作 20 次以上。

2. 呈仰躺姿，雙腳彎曲，收縮臀部的肌肉向上提肛，緊閉尿道、陰道及肛門，感覺像尿急無法如廁而憋尿的感覺，先保持骨盆底肌肉收縮 5 秒鐘，然後慢慢放鬆，5 ~10 秒鐘後再重複收縮。運動全程照常呼吸，保持其他部位放鬆，可用手觸摸腹部，不應有緊縮現象。

3. 孕產婦的特殊考量

    (1) 保持規律的運動：美國疾病管制局建議懷孕婦女每週應至少運動 150 分鐘，每天約 30 分鐘。

    (2) 適合的運動衣著：在穿著上，應以寬鬆吸汗的衣褲為主，而鞋子則可挑選寬鬆的平底鞋，不但穿起來舒服，也沒有跌倒的疑慮。

    (3) 先做暖身運動：運動前應先做 5 ~ 10 分鐘的暖身操，讓身體肌肉慢慢調整至最佳狀態，運動結束後，也要做 5 分鐘的緩和運動。若沒有暖身的習慣，肌肉開始急遽運動或突然停止時，會造成血液大量湧入該部位，而可能影響到胎兒的健康。

    (4) 避免脫水與空腹：為了避免運動時發生脫水現象，最好在運動前喝上一杯水或果汁。懷孕婦女最好也別在空腹或覺得餓的時候做運動，因為此時血糖已經偏低，如果再進一步消耗血糖，也會影響自身與胎兒的健康。

    (5) 留意身體重心已改變：雖然胎兒在母體羊水的保護之下，通常不會受媽媽運動太大的影響，然而懷孕婦女若有姿勢變化、動作快速停止時，還是有可能讓胎兒感到不舒服。由於懷孕時肚子的隆起，身體的重心也已改變，容易因為不留神而跌倒，須特別注意。

    (6) 避免體溫過高：根據研究顯示，如果身體溫度持續超過攝氏 39 度以上，容易造成發育中的胎兒脊髓缺損，故懷孕婦女應避免一口氣做超過 30 分鐘的過度劇烈運動，尤其在炎熱潮溼的天氣中，為了避免體溫太高，應儘量選擇涼爽通風的環境運動。

4. 重點提醒：據 2015 年美國孕產科醫學會建議，特別是有以下疾病的孕婦，絕對禁止運動：

(1) 嚴重心血管疾病	(6) 前置胎盤或胎盤異常
(2) 重度氣喘或慢性肺疾病	(7) 此胎有早產風險或安胎經驗
(3) 子宮頸閉鎖不全	(8) 破水
(4) 多胞胎有早產風險	(9) 妊娠毒血症或妊娠高血壓
(5) 懷孕中後期持續性陰道出血	(10) 嚴重貧血（Hb<8.0g/dL）

5. 何時應中止身體活動

    懷孕運動時，有頭暈、頭痛、呼吸困難、心悸、子宮收縮、陰道出血、破水或身體感到疼痛、無力，就應該立即停止運動，嚴重時需緊急就醫，必須謹慎面對這些現象，才能確保自身與胎兒的安全。

第四節　健康體適能

　　體適能的本意（physical fitness）是指個人對環境，發揮有效率及有效能的適應能力。在屬性類別上，可分為與健康有關的體適能（health-related fitness），以及與運動競技有關的體適能（sport- related fitness）」。

　　表現相關的體適能又稱競技體適能，常見於運動員的養成系統中，其構成要素包括敏捷、速度、平衡、協調、反應時間及爆發力等。而健康相關的體適能又稱健康體適能或健康體能。健康體適能指人的器官組織如心臟、肺臟、血管、肌肉等都能發揮正常功能，而使身體具有勝任日常工作、享受休閒娛樂及應付突發狀況的能力。其構成要素包括有氧適能（心肺耐力）、肌肉適能（肌力與肌耐力）、柔軟度（骨骼與肌肉的活動範圍）及身體組成（體脂肪百分比）等（圖 3-4）。

　　由於現代生活忙碌的型態，有 6 成左右的國人身體活動量不足，體能狀況可經由測量得知，並且可利用規律活動或運動來改進。在科技進步的文明社會中，人類營養攝取越來越好，工作與生活壓力越來越高，但身體活動的機會越來越少，休閒時間相對減少，每個人將更加感受良好體適能和規律運動的重要性。

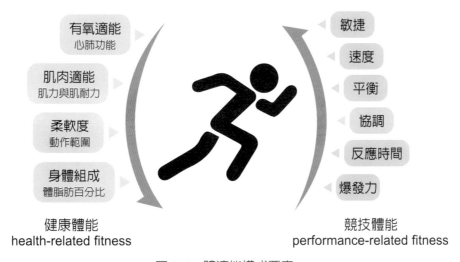

圖 3-4　體適能構成要素。

一、健康體適能運動程序

無論從事任何運動，在運動時一定要遵守的步驟如下：

1. 熱身運動：熱身運動至少 5 分鐘。

2. 主要運動：大約持續 20 分鐘左右。

3. 整理運動：較緩和的伸展活動，讓身體逐漸放鬆。目的是讓體溫慢慢冷卻，也讓心跳、呼吸等逐漸變慢，使身體回復到休息時的正常水準（圖 3-5、3-6）。

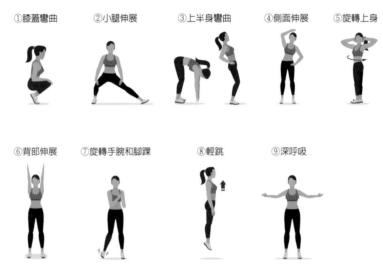

圖 3-5　輕度運動：緩慢而大的動作以放鬆肌肉和關節

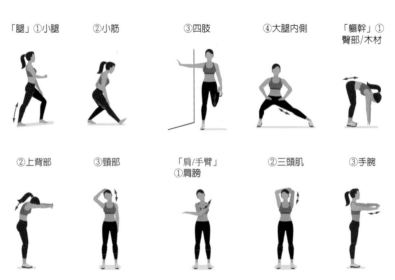

圖 3-6　伸展：緩慢伸展（約 20 秒）以放鬆肌肉和關節

二、健康體適能構成的四大要素

（一）有氧適能（心肺耐力）

　　有氧適能活動：又稱「心肺耐力運動」，是以大肌群為主，進行具節奏性、且能持續進行一段時間（至少 10 分鐘）的活動，進行此類活動時會讓心臟跳得比平常更快，主要用來增進心肺功能及消耗較多的熱量。例如：游泳、慢跑、騎腳踏車、跳繩等。

　　心肺適能訓練原則：

1. 型態：游泳、慢跑、騎腳踏車、水中快走及各種型態之有氧舞蹈等。
2. 強度：採用 0～10 的感覺尺度，5～6 為保持有點喘，但不會太喘的強度。
3. 時間：健康成年人應能夠每次從事 20～60 分鐘。
4. 頻率：每週 3～5 次。
5. 特別考量：必須循序漸進，建議從低強度開始進行，之後再視身體狀況進行中強度，例如：先從快走進行一段時間再開始進行慢跑。

（二）肌肉適能（肌力與肌耐力）

　　肌力強化活動：又稱阻力訓練和重量訓練，是指讓肌肉能在負載相同重量時，完成較多的反覆次數，或是能夠承受較多重量的能力。例如：仰臥胸椎 100 公斤。

　　肌耐力（骨骼強化）活動：指肌肉能負荷較輕、反覆次數較多的能力，能夠舉 4～5 公斤的啞鈴約 12～20 下才會覺得肌肉疲勞。讓骨骼在活動中承受適度的力量衝擊，可刺激骨骼生長或增加骨質密度，特別適合成長發展中兒童與青少年或面臨骨質疏鬆風險的族群。

　　肌肉適能訓練原則：

1. 型態：可採以下方法
2. 強度：每個肌群進行 8～12 下的反覆次數為一組，在第 12 下結束時肌群應當感到疲累，如此方能達到較佳效果。
3. 時間：每次訓練可強化 8～10 個肌群，從大肌群先進行，如臀部、大腿、胸等，然後進行較小肌群，如手臂、肩膀、小腿等。
4. 頻率：每個肌群可進行 1～3 組，每次訓練時間應該有 48 小時的休息，建議每

週最好能夠進行 2～3 次的肌肉適能訓練。

(1) 自身體重負荷：如俯地挺身或抬腿等。

(2) 採用非機械式之抗阻力型態：如彈力帶、彈力繩、啞鈴、槓鈴。

(3) 機械式之抗阻力型態：多數健身房才有的機械，如腿部推舉機、胸大肌推舉機及任何有固定器材之訓練機器。

（三）柔軟度（骨骼與肌肉的活動範圍）

柔軟度是指關節、骨骼及肌肉韌帶能夠伸展至最大的範圍能力，通常可藉由靜態或動態的伸展活動來增進整體活動域。

柔軟度能訓練原則：

1. 型態：採用主動式之靜態伸展，不由他人壓迫進行。

2. 強度：伸展至肌肉感覺緊繃的程度，但不會感覺痛。

3. 時間：每次停留至緊繃處約 10～30 秒。

4. 頻率：建議每天進行。

5. 特別考量：如果在心肺適能或肌肉適能訓練後才進行，則應以主要訓練過的肌群為首要伸展部位，例如：跑完步後應首先伸展臀部及腿部肌群。伸展時應保持呼吸，避免憋氣。

（四）身體組成（體脂肪百分比）

是指體內脂肪與非脂肪組織的相對比例。當人體的脂肪比例越高，代表肥胖的威脅越大，同時罹患心臟病、高血壓、糖尿病、高血脂症及關節疾病的機率亦越高。「身體組成」就是身體內所含的脂肪、蛋白質、水分等主要成分占體重的比率，一般而言，身體的總水量約占體重 60%，蛋白質約占 15%，骨骼約占 5.5%，脂肪約占 15～25%。身體組成中的脂肪包括「必須脂肪」和「儲存脂肪」兩大部分。「必須脂肪」，又稱為體脂肪，男性為 3%～5%，女性為 8%～12%，多儲存在肝臟、肌肉、神經細胞、心臟、腎臟等組織，與這些組織的正常生理功能息息相關，若太低，會產生功能失調和營養不良等症狀；而「儲存脂肪」則大部分儲存在皮下形成皮下脂肪，年輕男、女的理想儲存脂肪分別為 15～20% 與 25～30%。

三、體適能與健康的關係

　　大家都說運動有益身體健康，到底體適能與健康之間的關係有多密切呢？綜合上述，運動的好處包括有：

1. 提升心肺耐力、肌力和肌耐力及柔軟度：規律的運動對於心肺功能的提升有相當的助益，還增強或維持肌肉質量、肌肉收縮的力量，增加人體的柔軟度、靈活性和協調性，進而減少扭傷、跌倒、背痛等問題的發生機率。

2. 提高人體的新陳代謝速率而達到體重控制的功能，增進健康體能：我們每天從事規律活動，讓身體燃燒卡洛里，可以幫助減少體內脂肪的累積，如果同時又有適當的營養熱量攝取，就可以有效控制管理體重。

3. 可以促進心理的健康，避免焦慮、失眠、憂鬱和改善心理認知功能：根據過去的研究發現運動對憂鬱症和失智症也有一定的緩解效果，可能的原因是運動後腦內嗎啡、血清素、多巴胺的分泌量和腦內血流和氧氣量均有增加現象，而這些物質都對細胞的生長、穩定性、功能性有所幫助。

4. 減少罹患疾病的危險因子，能對代謝症候群、心臟病、高血壓和第二型糖尿病有所幫助：每日維持規律的運動均可以加強訓練心肌的收縮能力，增加高密度脂蛋白的濃度，減少低密度脂蛋白的濃度，有助於對高血壓者降低血壓、預防心臟疾病、中風等疾病發生。

5. 增進身體的免疫力：適度的體能訓練，有利於人體免疫系統發展、也有抗發炎及改善過敏體質的作用，甚至還能降低某些癌症的罹患率。

6. 有足夠的體力繼續讓我們的身體從事每日生活、工作、讀書所需的活動能力。

7. 降低罹病率與死亡率，例如：心臟疾病、高血壓、腦中風、癌症、糖尿病、骨質疏鬆症等。

四、運動的原則

　　運動好處多，為使運動達到最佳效果，你可能聽過各式各樣的運動原則，如下：

1. 「運動 333」原則，由衛生福利部國民健康署提出，是指每週至少運動三次，每次至少運動 30 分鐘，且每次運動後的心跳速率需達到每分鐘 130 次以上。

2. 「運動 111」原則，以每次運動 10 分鐘，心跳速率達每分鐘 110 次的微喘程度，配合早、中、晚各一次來施行。許多人因為忙碌或場地不便，不易實行運

動 333，因此美國運動醫學會提出運動其實可以採「分期付款」，以逐步累積的方式，分段來進行。

3. 「運動 357」原則，由美國運動醫學會提出，是指運動每次應達 30 分鐘且每週 5 次，運動時心跳數應達身體能負荷的最大心跳次數的 7 成，以達較足夠的每週運動次數和強度。

4. 「運動 531」原則，即每週至少運動 5 次，每次 30 分鐘，心跳速率達每分鐘 110 次為原則。

維持健康體能所需的運動強度及活動建議，可參考表 3-6、表 3-7。

表 3-6　促進健康體能建議表（資料引自衛生福利部國民健康署）

體能要素	運動種類	頻率	時間
心肺耐力	跑步、快走、游泳、單車、舞蹈、跳繩、球類運動、傳統健身運動等有氧運動	每週至少三次	每次至少 20 分鐘
肌力與肌耐力	重量訓練、仰臥起坐、引體向上、伏地挺身	每週至少二次	每次至少一至三回合
柔軟度	伸展操、傳統健身運動、體操等	每週至少三次	每次肌肉伸展 20 至 30 秒
身體組成	有氧運動及重量訓練	每週至少三次	每次至少 20 分鐘，每次至少一至三回合

表 3-7　日常體能活動強度分級表（資料引自衛生福利部國民健康署）

METs	活動情形	活動類型
1	坐式活動	閱讀、吃飯、桌上的工作、看電視、高速公路開車
2	非常輕鬆	辦公室內的工作、市區駕駛、日常生活起居活動、生產線站立工作、公園散步
3	有點費力、但呼吸正常	散步、逛街、打保齡球、桌球、外丹功、站式氣功、掃地、整理花園、拖地
4	中等程度費力，且呼吸加速	走路、健行、太極拳、徒手洗車
4.5	中等程度運動	棒球、體操、排球
5	非常費力	慢跑、快走（每小時 8 公里）、打高爾夫球（自己揹球具）、騎腳踏車（每小時 16 公里以上）、粗重園藝工作、揹行李步行
6	非常非常費力	快速中、長距離跑步，競賽性運動
7+		短距離衝刺、快跑、跑上坡、激烈球類運動

重 點 整理

1. F.I.T.T. 原則，包括：活動頻率（frequency）、活動強度（intensity）、活動時間（time）及活動類型（type）等要素。

2. 身體活動強度（intensity）的分類：依據消耗的代謝當量，大抵可以分為：身體不活動（靜態，Sedentary）≒ 1 MET、輕度身體活動（low-intensity）1.1～2.9 METs、中等費力身體活動（moderate-intensity）3.0～5.9 METs、及費力身體活動（high-intensity）> 6 METs 四種等級。

3. 身體活動類型（type）的分類：有氧適能活動、肌力強化活動、骨骼強化活動、柔軟度活動、平衡促進活動（內容參閱 P.69）。

4. 5～8 歲兒童的動作發展階段屬基礎動作期，包含：穩定性、移動性及操作性等要素。其要素內容（參閱 P.73）。

5. 13～17 歲青少年身體活動量之建議，包括：活動頻率、強度、時間及類型（參閱 P.77～79）。

6. 18-64 歲成年人有氧適能活動量之建議，包括：活動頻率、強度、時間及類型（參閱 P.81～83）。

7. 18～64 歲成年人有氧適能活動量之建議，包括：活動頻率、強度、時間及類型（參閱 P.84～87）。

8. 慢性疾病（如焦慮及憂鬱症、肺阻塞等）之身體活動建議（參閱 P.88～91）。

9. 懷孕及產後婦女之身體活動，可開始或繼續從事中等費力有氧適能活動，然而若要進行較費力一點的身體活動，就必須考量其風險。國外一般建議產後即可進行骨盆肌肉訓練及一些輕度運動，同樣應符合漸進原則，直到可以每週活動至少達 150 分鐘。

10. 健康體適能構成的四大要素：(1) 有氧適能（心肺耐力）、(2) 肌肉適能（肌力與肌耐力）、(3) 柔軟度（骨骼與肌肉的活動範圍）、(4) 身體組成（體脂肪百分比）。

11. 「運動 333」原則，由衛生福利部國民健康署提出，是指每週至少運動三次，每次至少運動 30 分鐘，且每次運動後的心跳速率需達到每分鐘 130 次以上。

章末 習題

1. 請敘述 F.I.T.T. 原則，如活動頻率（frequency）、活動強度（intensity）、活動時間（time）及活動類型（type）等要素，請簡單說明之。（請參閱第一節）

2. 請敘述身體活動強度（intensity）的分類有哪些？（請參閱第一節）

3. 請敘述身體活動類型（type）的分類有哪些？（請參閱第一節）

4. 請說出兒童身體活動的類型（5～12 歲）。（請參閱第二節）

5. 請說出青少年身體活動之類型（13～17 歲）。（請參閱第二節）

6. 請說出成年人身體活動之類型（18～64 歲）。（請參閱第二節）

7. 請說出老年人身體活動之類型（65 歲以上）。（請參閱第二節）

8. 請說出慢性疾病（如焦慮及憂鬱症、肺阻塞等）之身體活動有哪些？（請參閱第二節）

9. 請說出孕婦及產後之身體活動有哪些？（請參閱第二節）

10. 請說出健康體適能構成的四大要素。（請參閱第三節）

11. 請說出運動對身體的好處，及你願意採行的運動原則有哪些？簡單說明一下執行原則及為什麼選擇它？（請參閱第三節）

12. 請描述自己是否有規律的運動習慣？並請以「運動 333」的原則來分析自己的運動狀況是否有達到標準？（請參閱第三節）

chapter

4

健康與營養

1. 認識食物種類與營養素。
2. 能說明六大類營養素的主要功能及飲食來源。
3. 能依一日所需之總熱量和營養素含量,設計一天份均衡營食的菜單。
4. 能簡述選購各類食物時應注意之事項。
6. 了解國人膳食營養素參考攝取量及國民飲食指標。
7. 認識國民飲食十二項指標。
8. 認識素食者飲食指標。
9. 能簡述不同年齡/性別生活活動強度的熱量需求。
10. 了解懷孕期應添加哪些營養。
11. 能簡述哺乳期及嬰兒期的營養需求。
12. 能簡述兒童與青少年的營養需求。
13. 能簡述中老年期的營養需求。
14. 了解在計畫老年人飲食時應注意事項。

　　生物體不斷地利用食物中所含的主要化學物質（營養素），以供給身體所需進行新陳代謝、調整生理機能與生長發育，其整個過程稱為營養（nutrition）。營養對於健康的維持與重建是最基本且重要的。

　　由於國人的飲食習慣逐漸西化，飲食方面較偏向高脂、高鹽、高醣、低纖維，因而發生慢性病的機率偏高，如：心臟血管疾病、高血脂、糖尿病、高血壓及痛風等，皆是因為營養問題所造成的現象。近幾十年來人民生活水準提高，對於個人的健康逐漸重視，而近年來各種食安問題，如：萊克多巴胺（2020）、中國非洲豬瘟疫情（2019）、元山蛋品液蛋事件（2018）、戴奧辛雞蛋事件（2017）等，這些食安風暴提升國人對於食安問題的意識，更進一步講求吃得營養、吃得健康及吃的安全，因此，國人對於營養相關知識的提升是非常重要的。

　　目前國人平均壽命延長，若是希望每個生命階段及年齡層都能維持健康的狀態，應建立良好的飲食習慣、攝取均衡的營養、維持健康體位及適當的運動；另外，當務之急是需要政府積極宣導國人在營養及食品安全方面之相關知識，以提升國人對於食安及營養方面的正確觀念和態度。

第一節　食物種類與營養素

　　營養素（nutrient）是指食物所含的化學物質當中，具有提供熱量、建造修補身體組織、調節身體相關代謝生理機能的物質。依據研究顯示，人體所需的營養素有五十餘種，絕大部份必須由食物供應，僅少部分由人體自行合成，以維持身體正常的生理機能。營養素與生物體之生長、繁殖、維持及調節體內各種生理機能息息相關，因此，我們必須清楚瞭解各種營養素的化學物質、生理功能，在人體中消化、吸收、代謝及排泄的知識，以及各種營養素之間交互作用之關係。

食物中包含許多可以供給人體所需之各種營養素，以維持身體健康與生長所需，故瞭解各種食物的化學特性、營養素成份及含量，以及如何選購、烹調及適當的儲存，對於人體的健康是很重要的。衛生福利部在每日飲食指南中建議：每日應攝取六大類食物，包括全穀根莖類（1.5～4 碗）、乳品類（1.5～2 杯）、豆魚蛋肉類（3～8 份）、蔬菜類（3～5 碟）、水果類（2～4 份）、油脂（3～7 茶匙）與堅果種子類（1 份）（圖 4-1），另外強調補充水分及運動之重要性。

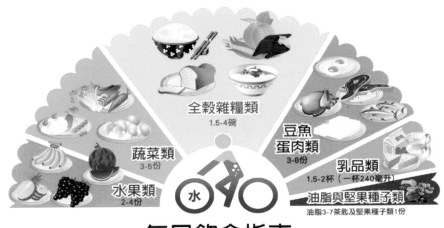

圖 4-1　每日應攝取六大類食物
（衛生福利部國民健康署　每日飲食指南使用手冊，2018）

食物提供各種營養素，是人體維生的物質。營養學將食物分為動物性與植物性兩種。前者如：肉、魚、貝、奶、蛋、肝類等，後者如：穀類、豆類、蔬菜類、堅果類、水果類等。動物性食物提供蛋白質、油脂、維生素、礦物質等，植物性食物提供醣類、油脂、維生素、礦物質、膳食纖維、植化素等各種不同的營養素。本節則以食物為主題，討論食物的營養價值與人體健康的關係。

行政院衛生署指出，人類需要的營養素種類繁多，且每種所需要的多寡也不盡相同，而每種食物中所含營養素的種類及份量又都完全不同，如何由食物中獲得這些營養呢？首先我們將食物依其類別分為六大類（表 4-1）：

表 4-1　食物的分類與來源

分類	食物的來源
全穀根莖類	1. 全穀類：如米、大麥、小麥、燕麥、玉米。 2. 根莖類：如地瓜、馬鈴薯、芋頭、山藥。 3. 澱粉含量豐富的豆類和果實：如綠豆、紅豆、蠶豆、栗子、蓮子、菱角、南瓜。
乳品類	所有哺乳類動物的乳汁及其製品，市面上以牛乳製品最多。
豆魚蛋肉類	1. 黃豆及黃豆製品：如豆漿、豆腐、豆乾等。 2. 魚類：如魚、蝦、貝類、螃蟹、烏賊、花枝等。 3. 肉類：如家禽和家畜的肉、內臟及其製品。 4. 蛋：家禽的蛋等製品。
蔬菜類	1. 葉菜類：如地瓜葉、高麗菜、白菜。 2. 花菜類：如白菜花、韭菜花、金針花。 3. 根菜類：如蘿蔔、胡蘿蔔、地瓜。 4. 果菜類：如茄子、絲瓜、小黃瓜、大黃瓜。 5. 豆菜類：四季豆、毛豆、綠豆芽、豌豆苗。
水果類	如香蕉、木瓜、葡萄、芭樂、蘋果、柳橙、柑橘、奇異果、櫻桃等。
油脂與堅果種子類	1. 動植物油：如豬油、牛油、橄欖油、黃豆油、花生油、芝麻油、葵花油等。 2. 脂肪含量高的堅果與種子：如瓜子、葵瓜子、腰果、杏仁、芝麻、核桃。

一、全穀根莖類

　　全穀雜糧類食物富含澱粉，所以主要功能為提供熱量。由於目前國人生活多趨向靜態，熱量需求不高。必需由富含熱量食物中同時吃入人體必需之維生素、礦物質、膳食纖維等微量營養素，才能達到「營養均衡」的目標。

（一）全穀類

　　包括糙米、全大麥、全小麥、燕麥、玉米、糙薏仁等，相較於精製穀類含有豐富的維生素 B 群、維生素 E、礦物質（鈣、鐵、鋅）及膳食纖維等，然而這些有益於健康的營養素和成分常於精製加工過程大量流失。穀類的種子或穀粒可分為穀殼、米糠層（湖粉層）、胚乳、胚芽四部份，以稻穀為例，稻穀碾除稻殼即為糙米，糙米再經碾磨去掉米糠層，即為胚芽米（含胚乳、胚芽）。若是碾磨時將米糠層及胚芽一起碾掉，只剩下胚乳部份，即為精製白米。精製白米中只含大量澱粉，其他營養素含量非常少。而未精製全穀雜糧類則為我們提供熱量以及豐富的維生素 B 群、維生素 E、礦物質及膳食纖維等。

全穀雜糧類食物除了大家熟知的各種穀類外，還包括富含澱粉的雜糧類，如食用其根莖的薯類、食用其種子的豆類和食用其果實的富含澱粉食物。這類食物傳統上稱爲「主12食」，於飲食中食用量最多。例如：糙米飯、紫米飯、胚芽米飯、全麥麵包、全麥麵、全麥饅頭及其他全麥製品、燕麥、全蕎麥、玉米、糙薏仁、小米、紅藜（藜麥）、南瓜、花豆、皇帝豆等澱粉含量豐富的豆類。建議三餐應以「維持原態」的全穀雜糧爲主食，或至少應有 1/3 爲未精製全穀雜糧。

（二）根莖類

是指富含澱粉的植物塊根或塊莖，如：地瓜、馬鈴薯、芋頭、山藥、蓮藕等。

（三）澱粉含量豐富的豆類和果實

如：綠豆、紅豆、蠶豆、栗子、蓮子、菱角、南瓜等植物果實及種子。

（四）營養素

主要提供醣類及部份蛋白質。若選擇全穀類，則含維生素 B 群及豐富纖維素。

二、乳品類

乳品類食物主要提供鈣質，且含有優質蛋白質、乳糖、脂肪、多種維生素、礦物質，適合人體需要，且易消化、吸收及利用。由於乳脂肪爲動物性脂肪，爲避免脂肪攝取量過多，造成心血管疾病，因此建議二歲以上兒童及成人選擇使用低脂乳品類。

國人飲食中鈣質攝取量大多不足，而每日攝取 1～2 杯乳品是最容易滿足鈣質需求的方法。不吃乳品（如全素者）必須特別注意每天都要選擇其他高鈣食物，如高鈣豆製品、深色葉菜類、芝麻或鈣強化食品等，以得到充足的鈣質。

乳類食品爲哺乳動物的乳汁及其製品，市面上最多是牛乳製品，其次爲羊乳製品。乳品類食品包括鮮乳、低脂乳、脫脂乳、保久乳、奶粉、優酪乳、優格、各式乳酪（起司）等。優酪乳是牛乳或羊乳中加入乳酸菌經醱酵製成，乳酸菌將乳糖轉換爲乳酸，乳酸的酸性使原本乳中的蛋白質凝固，成爲凝態。但也同時造成酸味，故產品中常加入較多的糖，增加口感，也因此熱量較鮮乳高。選擇各種乳品時，應注意避免同時攝取過多的糖份。

乳糖是天然存在於乳汁中的雙醣，吃入後需經小腸的乳糖酵素分解成單糖才能被吸收。許多人在嬰幼兒期「斷奶」之後，因不常喝奶，小腸的乳糖酵素逐漸減少，造成喝奶後因乳糖不能被分解，使得大腸中細菌大量分解乳糖而產氣，造成脹氣或放屁，或因大量乳糖在大腸中使滲透壓升高而造成腹瀉。此即為「乳糖耐受性不良」的症狀。

乳製品的非脂肪乳固形物是指乳製品中除了水分及脂肪之外的蛋白質、醣類、維生素、礦物質等。由其含量可以判斷出其含有多少生乳，含量為 8% 以上表示生乳含量為 100%，含量為 4% 以上表示生乳含量為 50%，換言之，非脂肪乳固形物的含量越高，營養價值較高，反之則較低。

三、豆魚蛋肉類

豆魚蛋肉類食物是蛋白質的重要來源，在選擇這類食物時，儘量選擇植物性，脂肪含量較低，並且避免食用油炸或過度加工的食品。

（一）豆類及其製品

「豆」類主要是指提供豐富植物性蛋白質的黃豆及黃豆製品，如：豆腐、豆乾、豆皮、素牛肉、素雞肉、素雞等；其營養價值與肉類相近，可作為肉類代替品，為素食者主要的飲食蛋白質來源。

黃豆含蛋白質雖優，但較缺乏甲硫胺酸（人體的必需胺基酸之一），所以，應與其他含蛋白質植物性食物混合食用，方能提高其生物價值，例如豆類和穀類、豆類和堅果種子類等一起搭配食用，以達到互補的效果，滿足蛋白質營養需求。非素食者藉豆類食物得到蛋白質，可避免吃太多肉類而同時吃入過多脂肪，尤其是飽和脂肪，減少身體的負擔。黃豆類含脂肪高，可提煉黃豆油，含有豐富的不飽和脂肪酸，不飽和脂肪酸可降低血中膽固醇的功能。另外含有豐富礦物質（如：鈣、鐵、磷）及維生素 E、B_1、B_2 與菸鹼酸。

傳統豆腐是以含鈣之凝固劑加入於豆漿而製成，這類豆製品乃成為飲食中鈣質的豐富來源。每 7 公克蛋白質含鈣質含量大於 75 毫克之豆製品稱為高鈣豆製品，包括豆干塊、傳統豆腐、小三角油豆腐、臭豆腐、五香豆干、素肉羹、凍豆腐、豆棗、豆干絲乳等。若以高鈣豆製品取代原本攝取豆製品的種類，並提高豆製品於豆魚蛋肉類攝取總量之比例（由 1/5 提高至 1/3），一份豆魚蛋肉類的鈣含量可

從 30.3 毫克提升至 57.4 毫克。應注意目前市面上許多「嫩豆腐」類產品，並非採用含鈣之凝固劑所製造，宜注意其成分標示。另外，由分離黃豆蛋白所製造之「素肉」類產品，亦不屬於「高鈣豆製品」。

（二）魚、肉、蛋類

1. 魚類

包括各種魚、蝦、貝類、甲殼類、頭足類等俗稱「海鮮」的水產動物性食物。肉類則包括家禽、家畜的瘦肉、內臟及其製品。主要提供蛋白質、礦物質及維生素，由於含有豐富的蛋白質及脂肪，在胃中停留時間長，讓人有飽足感不易飢餓。

「魚類」食物含有豐富的動物性蛋白質，但脂肪含量較家禽畜肉類低，且其脂肪酸之組成較肉類更為健康。一般而言，紅色肉質的魚在腹部肌肉所含的脂肪量較高，白色肉質魚肉的脂肪量較低，而蝦類、貝類、頭足類（如：烏賊、章魚）的脂肪量都較低。可以連骨頭一起食用的魚類同時為良好的鈣質來源，如小魚乾或帶骨的魚罐頭等。

2. 肉類

包括家禽和家畜的肉、內臟及其製品，是飲食中重要的蛋白質來源。肉類含有豐富的礦物質如磷、硫、鉀、鋅、鎂、氯及適量的鈉，但含鈣較少。肉類也含有豐富的維生素 B 群；瘦肉含有豐富的 B_1、B_2、菸鹼酸；肝、心、腎等內臟類含有豐富的維生素 A、B_1、B_2。

肉類食物中含有較多的脂肪，對心血管的健康較不利，故應適量選用較瘦的肉。一般而言，家禽肉之脂肪含量少於家畜肉。而家畜肉中又以牛羊等反芻類動物之脂肪酸組成較不利於健康。另外，顏色越紅的肉類所含的鐵質較顏色淺者多（如牛、羊、豬肉所含的鐵比魚肉多），肝、腎等都是良好鐵質的來源，需要補充鐵質者可適量選擇。加工肉類對健康較為不利，宜少吃。

3. 蛋類

主要指各種家禽的蛋，其中又以雞蛋最為普遍。它含有豐富的蛋白質，而且是所有食物蛋白質中品質最佳的。除了蛋白質，蛋黃中也含有脂肪、膽固醇、

豐富的維生素 A、維生素 B₁、B₂ 和鐵、磷等礦物質，蛋可說是便宜又營養的食物。建議一般健康人（無高血脂、家族性心臟血管疾病、脂肪肝及肝指數 GOT 及 GPT 偏高或肥胖者或醫囑特別吩咐者）可以每天吃一個蛋。但是一個蛋黃含有約 250 毫克的膽固醇（蛋白部分不含膽固醇），血液膽固醇過高、曾罹患動脈血管梗塞、肥胖或是脂肪肝患者等，建議還是要注意蛋的攝取，一天應少於一顆蛋黃的攝取量。

豆魚蛋肉類食物中經常含有隱藏的脂肪：

1. 有皮的：如雞皮、豬皮、鴨皮、魚皮。

2. 有白色脂肪的：如五花肉、梅花肉、培根、魚肚、豬小腸、豬大腸。

3. 均勻分散的油脂：如「霜降」肉或「大理石紋」牛羊排、熱狗、牛腩、火腿。

4. 加工絞肉製品：如香腸、熱狗、貢丸、包子肉餡、火鍋餃類。

5. 用食用油處理過或油炸過的：如肉鬆、肉脯、三角油豆腐、炸雞、炸豬排、炸蝦等。

四、蔬菜類

蔬菜的蛋白質和脂肪含量很少，新鮮蔬菜的水分含量很高，約占 90% 以上，但維生素、礦物質、膳食纖維及植化素含量卻很豐富。通常深綠色、深黃色的蔬菜含維生素 A、C 及礦物質（鐵、鈣）的量比淺色蔬菜多。蔬菜的礦物質多為鹼性礦物質，例如鉀、鈣等，可用來中和主食和肉類在體內所產生的酸性，維持體內之酸鹼平衡。

蔬菜中含多量的膳食纖維，不為人體所消化，在腸道中維持適當體積，可促進腸道蠕動。亦可促進膽酸、膽鹽的排泄，間接促進膽固醇的代謝，可降低血膽固醇，預防動脈硬化的形成。

蔬菜亦含有許多對健康有益的植化素，例如：花青素、含硫化合物、胡蘿蔔素、茄紅素、類黃酮、多醣體等，具有抗發炎、抗癌、抗老化等效果。根據研究指出，每天吃到足夠量的蔬菜與水果，對身體健康具有保護作用，千萬不可忽略。

臺灣的蔬菜種類很多，根據食用的部份可區分為：葉菜類、花菜類、根菜類、果菜類、豆菜類、菇類、海菜類等。

1. 葉菜類我們食用莖葉部份，例如：菠菜、高麗菜、大白菜。

2. 花菜類食用部分，例如：綠花椰菜、白花椰菜、韭菜花、金針花等。

3. 根菜類食用部分，例如：蘿蔔、胡蘿蔔、大頭菜。

4. 果菜類是植物的果實，例如：青椒、茄子、冬瓜、絲瓜、苦瓜、小黃瓜等。

5. 豆菜類是豆科植物的新鮮果實或芽，例如：四季豆、豌豆莢、綠豆芽等。

6. 菇類如：香菇、洋菇、杏鮑菇、金針菇、雪白菇、鴻禧菇等。

7. 海菜類如：紫菜、海帶等。海菜類同時也是富含碘的食物。

　　蔬菜類食物種類繁多，每日三餐的蔬菜宜多變化，並選擇當季在地新鮮蔬菜為佳。

　　高鈣深色蔬菜包括地瓜葉、小白菜、青江菜、菠菜、芥蘭菜、莧菜、空心菜、油菜、紅鳳菜、山芹菜、龍葵（黑甜菜）、紅莧菜、山茼蒿（昭和草）、千寶菜（冬菜）、荷葉白菜、川七、豆瓣菜等深色葉菜，比一般的蔬菜含有較多的鈣質（每份 100 公克深色蔬菜之鈣含量大於 75 毫克）。不能攝取乳品類的人，或鈣質需求較大的青少年，應該多選擇這些高鈣深色蔬菜，以確保攝取夠多的鈣質。

五、水果類

　　水果主要提供維生素，尤其是維生素 C。提供的礦物質較少，只有桃、李、葡萄、桑葚、草莓、黑棗、葡萄乾、黑棗乾含有較多的鐵質；橙、草莓中含有適量鈣質。水果外皮含有豐富的膳食纖維，所以口感比較粗糙。由於膳食纖維具有預防便祕、腸癌、腦血管疾病等功能，所以，可以連皮吃的水果，如蘋果、水梨、蕃茄、桃子、李子等水果時，應盡量洗乾淨連果皮一起吃。

　　水果類的水分含量很高，蛋白質和脂肪的含量很低，主要的熱量來源為醣類，通常是生食。深色水果（橙紅色或橙色、紅色）含有各種類胡蘿蔔素、花青素等有益健康的植化素。水果類食物主要是植物的果實，於採收後於室溫貯存，逐漸發生「後熟」現象，質地逐漸軟化、並產生特殊的香味且甜度高。不希望吃入過多糖類者，可選擇食用「未後熟」或「後熟程度較低」的水果。臺灣地處亞熱帶，盛產各類水果，例如：芒果、木瓜、鳳梨、芭樂、番茄、葡萄、香蕉、橘子、西瓜等；最好選擇當季在地水果。建議量：每人每天 2 至 4 份，最好有一個是枸櫞類的水果。水果與蔬菜皆提供維生素及礦物質，但其所含的維生素及礦物質的種類並不相同，所以不可互相取代或省略其中一項。

六、油脂與堅果種子類

　　油脂與堅果種子類食物含有豐富脂肪，除提供部分熱量和必需脂肪酸以外，有些還提供脂溶性維生素 E。動物脂肪含有較多的飽和脂肪和膽固醇，較不利於心血管的健康。故日常飲食應選擇富含不飽和脂肪酸的植物油為油脂來源。如：含單元不飽和脂肪酸較多的橄欖油、苦茶油、芥花油、油菜籽油、高油酸葵花油、花生油等。

　　由於一般食用油皆經過精煉製成，微量營養素偏低。而原態堅果種子類食物，不但富含脂肪，且含有豐富之各類營養素。建議每日飲食中的油脂與堅果種子類，應包含至少一份為來自原態的堅果種子類食物。注意選擇堅果種子類食物時，其份量係以堅果種子來「取代」精製過的食用油，而非在使用食用油之外再「多加」攝取堅果種子，以免吃入過多脂肪。

　　油脂類食物包括一般食用油，例如將植物種子壓榨或萃取製成的花生油、黃豆油、葵花油、芝麻油、橄欖油、苦茶油、芥花油、油菜籽油、高油酸葵花油等。一般富含不飽和脂肪的植物油在室溫下為液體，是較為健康的選擇。少數富含飽和脂肪的植物油（如：椰子油、棕櫚油），或是經過氫化處理的氫化油（如：人造奶油、人工奶油、人造植物奶油等），飽和程度提高，在室溫下呈現固態。氫化油與含氫化油脂的加工食品，如：餅乾、薯條、甜甜圈、洋芋片等油炸或烘焙食品，都可能含有反式脂肪酸。來自動物脂肪組織的動物油，例如：豬油、牛油等，飽和脂肪含量較高，在室溫下也為固體。飽和脂肪與反式脂肪皆對心血管健康較為不利。

　　另外，利用植物油或動物油做成的抹醬或醬料，如：奶油（鮮奶油）、美乃滋、沙拉醬、乳瑪琳、花生醬、芝麻醬、沙茶醬等也均屬油脂類食物，應計入每日飲食油脂類之攝取份數。堅果種子類食物為脂肪含量較高的植物果實和種子，例如：花生、瓜子、葵瓜子、芝麻、腰果、杏仁、核桃、夏威夷豆等。這些食物以原來的型態吃入，可同時攝取到各種各樣有利健康的必需營養素與植化素，比起經過精煉的食用油，為營養更豐富的飲食油脂來源。其中黑芝麻更是一種富含鈣質的食物，不吃乳製品的人，可以選用。比較特別的是常被當成水果販賣的酪梨，因富含脂肪，亦屬油脂與堅果種子類。

　　建議量：每人每天 3 至 7 茶匙油脂及堅果種子類 1 份，每茶匙約 5 公克，在

飲食中由牛奶、肉類及魚類中已攝取了相當量的動物性油脂，所以炒菜用油最好選擇植物性油。堅果種子類蘊藏豐富的營養價值，每天適量攝取可獲得豐富的維生素、礦物質。參考每日飲食指南建議，依照個人年齡和活動強度，找出合適的熱量需求，均衡攝取六大類食物，並且在各類食物中多樣化的選擇，此即為均衡的飲食。

第二節　均衡飲食

國民健康署指出均衡飲食為維持健康的基礎，「均衡飲食」為每日由飲食中獲得身體所需且足量的各種營養素，且吃入與消耗的熱量達到平衡。

一、均衡飲食的定義

均衡飲食必須考慮攝取食物「種類」與「量」。衛生福利部將食物依所含的主要營養素分為六大類，包括：全穀根莖類、乳品類、豆魚蛋肉類、蔬菜類、水果類、油脂與堅果種子類等，各類食物所提供的營養素不盡相同，每一大類食物也無法互相取代。

身體所需的營養素來自各類食物，「均衡飲食」是依照個人的年齡、身高、體重和活動強度，找出合適的熱量需求，均衡攝取六大類食物，在各類食物中多樣化的選擇，且選擇未加工食物，以補充個人每日所需的熱量及營養。

二、國人膳食營養素參考攝取量

為維持和增進國人健康及預防營養素缺乏，衛生福利部食品藥物管理署於民國 101 年依照國人之身高、體重、性別、年齡層訂定「國人膳食營養素參考攝取量（Dietary Reference Intakes, DRIs）」以及「國人膳食營養素上限攝取量（Tolerable Upper Intake Level, UL）」，作為營養素攝取的參考。敘述如下：

國人膳食營養素參考攝取量（DRIs）乃以健康人為對象，為維持和增進國人健康以及預防營養素缺乏而訂定。其中包括平均需要量（Estimated Average Requirement, EAR）、建議攝取量（Recommended Dietary Allowance, RDA）、足夠攝取量（Adequate Intake, AI）、上限攝取量（Tolerable Upper Intake Level, UL）等（表 4-2）。

我國 DRIs 與美國、日本、中國大陸比較，不同的理由是：各國 DRIs 訂定之重要參考資料依據包括國人體位、熱量攝取或熱量建議量及實際營養素攝取量等，因此可能各國某一營養素 DRI 訂定原則相同但最後結果數值不同。

1. 平均需要量（Estimated Average Requirement, EAR）

以預防營養素缺乏症之觀點，評估特定年齡層或性別的健康人群的需要量，而滿足健康人群中 50% 的人的一日攝取量推算值稱之為平均需要量。

2. 建議攝取量（Recommended Dietary Allowance, RDA）

滿足特定年齡層及性別的健康人群中 97 % ~ 98 % 的人一日所需要的攝取量稱之為建議攝取量。

3. 足夠攝取量（Adequate Intake, AI）

當研究數據不足，無法訂出 RDA，因而無法求出建議攝取量時，則以能滿足健康人群中每一個人為原則，以實驗或觀察（流行病學的）數據估算出的攝取量稱之為足夠攝取量。

4. 上限攝取量（Tolerable Upper Intake Level, UL）

指營養素或食物成分的每日最大攝取量，此量即使長期攝取，對健康族群中絕大多數人都不致引發危害風險，對最敏感者的危害風險也極低；逾越此上限則不良效應的機率增大。

表 4-2 國人膳食營養素參考攝取量（DRIs）名詞說明與對照表

中文名稱	英文名稱	說明
平均需要量	Estimated Average Requirement （EAR）	估計平均需要量值為滿足健康人群中半數的人所需要的營養素量
足夠攝取量	Adequate Intakes （AI）	當數據不足無法定出 RDA 值時，以健康者實際攝取量的數據衍算出來之營養素量
平均需要量	Estimated Average Requirement （EAR）	估計平均需要量值為滿足健康人群中半數的人所需要的營養素量
上限攝取量	Tolerable Upper Intake Levels （UL）	對於絕大多數人不會引發危害風險的營養素攝取最高限量
國人膳食營養素參考攝取量	Dietary Reference Intakes（DRIs）	包含 RDA、AI、EAR 及 UL

三、飲食指標

（一）國民飲食指標

　　依據衛生福利部公布「國民飲食指標」建議：日常飲食依據飲食指南建議的六大類食物份量攝取，所攝取的營養素種類才能齊全。三餐以全穀類為主食提供身體適當的熱量，可以幫助維持血糖，保護肌肉與內臟器官的組織蛋白質。多選用高纖維食物，促進腸道的生理健康，還可幫助血糖與血脂的控制。少油、少鹽、少糖，並多喝開水。

　　2011 年 7 月份修正的「國民飲食指標」包括 12 項原則，說明如下：

1. 飲食應依『每日飲食指南』的食物分類與建議份量，適當選擇搭配。特別注意應吃到足夠量的蔬菜、水果、全穀、豆類、堅果種子類及乳製品。為使營養均衡，應依『每日飲食指南』的食物分類與建議份量，選擇食物搭配飲食，攝取足量的蔬菜、水果、乳品類、全穀類、豆類與豆製品以及堅果種子類，可減少罹患多種慢性疾病的危險。每日攝取的蔬菜水果中應至少 1/3 以上是深色（包括深綠和黃橙紅色等）。

2. 了解自己的健康體重和熱量需求，適量飲食，以維持體重在正常範圍內。長期吃入過多熱量，會使體內脂肪囤積，增加各種慢性疾病的危險。可利用中研營養資訊網計算個人的健康體重、熱量需求與每日飲食六大類食物建議份數。

3. 維持多活動的生活習慣，每週累積至少 150 分鐘中等費力身體活動，或是 75 分鐘的費力身體活動。維持健康必須每日應有充分之身體活動，維持健康體位，並可藉此增加熱量消耗，達成熱量平衡及良好的體重管理。培養多活動生活習慣，活動量調整可先以少量為開始，再逐漸增加到建議活動量。

4. 以母乳哺餵嬰兒至少 6 個月，其後並給予充分的副食品。以全母乳哺餵嬰兒至少六個月，對嬰兒一生健康具有保護作用，是給予嬰兒無可取代的最佳禮物。嬰兒六個月後仍鼓勵持續哺餵母乳，同時需添加副食品，並訓練嬰兒咀嚼、吞嚥、接受多樣性食物，包括蔬菜水果，並且養成口味清淡的飲食習慣。媽媽哺餵母乳時，應特別注意自身飲食營養與水分的充份攝取。

5. 三餐應以全穀雜糧為主食。三餐以全穀為主食，至少應有 1/3 為全穀類（如糙米、全麥製品）或其他雜糧含有豐富的維生素、礦物質及膳食纖維，更提供各式各樣的植化素成分，對人體健康具有保護作用。

6. 多蔬食少紅肉，多粗食少精製。飲食優先選擇原態的植物性食物，如新鮮蔬菜、水果、全穀、豆類、堅果種子等，以充分攝取微量營養素、膳食纖維與植化素。盡量避免攝食以大量白糖、澱粉、油脂等精製原料所加工製成的食品，因其大多空有熱量，而無其他營養價值。健康飲食習慣的建立，可先由一些小的改變開始做起，以漸進方式達成飲食目標。

7. 飲食多樣化，選擇當季在地好食材。六大類食物中的每類食物宜力求變化，增加食物多樣性，可增加獲得各種不同營養素及植化素的機會。盡量選擇當季食材，營養價值高，較為便宜，品質也好。在地食材不但較為新鮮，且符合節能減碳的原則。

8. 購買食物或點餐時注意份量，避免吃太多或浪費食物。購買與製備餐飲，應注意份量適中，盡量避免加大份量而造成熱量攝取過多或食物廢棄浪費。

9. 盡量少吃油炸和其他高脂、高糖食物，避免含糖飲料。盡量避免高熱量密度食物，如油炸與其他高脂、高糖的食物。甜食、糕餅、含糖飲料等也應該少吃，以避免吃入過多熱量。每日飲食中，添加糖攝取量不宜超過總熱量的 10%。

10. 口味清淡、不宜吃太鹹、少吃醃漬品、沾醬酌量。飲食口味盡量清淡。重口味、過鹹、過度使用醬料及其他含鈉調味料、鹽漬食物，皆易吃入過多的鈉，而造成高血壓，也容易使鈣質流失。注意加工食品標示的鈉含量，每日鈉攝取量應限制在 2400 毫克以下。

11. 若飲酒，男性不宜超過 2 杯 / 日（每杯酒精 10 公克），女性不宜超過 1 杯 / 日。但孕期絕不可飲酒。長期過量飲酒容易造成營養不均衡、傷害肝臟，甚至造成癌症。酒類每杯的份量是指：啤酒約 160 毫升，紅、白葡萄酒約 66 毫升，威士忌、白蘭地及高粱酒等烈酒約 20 毫升。

12. 選擇來源標示清楚，且衛生安全的食物。食物應注意清潔衛生，且加以適當貯存與烹調。避免吃入發霉、腐敗、變質與汙染的食物。購買食物時應注意食物來源、食品標示及有效期限。

（二）素食飲食指標

　　為確保素食者能夠攝取足夠的營養素，衛生福利部 2011 年製作「素食飲食指標」，內容包含 8 項原則，提供素食者飲食建議。「素食」是多樣性飲食類型中

的一種，素食飲食指標之訂定提供素食民眾飲食攝取的建議，使達到營養素攝取充足、均衡且食物多樣化，預防營養素不足或過量的發生。素食飲食指標 8 項原則，說明如下：

1. **依據指南選擇素食，食物種類多樣化**

   每日飲食應依據「素食飲食指南」之食物分類與建議份量，選擇食物搭配飲食，以達營養均衡。每大類食物中宜力求變化，增加食物的多樣性，以增加獲取各類營養素及植化素的機會。

2. **全穀雜糧為主食至少三分之一，豆類搭配食用更佳**

   全穀雜糧類食物提供碳水化合物及部分蛋白質，其中未精製全穀雜糧類可提供維生素 B 群、纖維素及微量礦物質，豆類食物，尤其指黃豆及其加工製品（例如：傳統豆腐、小方豆干）可提供豐富蛋白質。豆類食物和全穀類的蛋白質組成不同，兩者一起食用可以達到「互補作用」，故建議每天應要有全穀根莖類食物和豆類食品的搭配組合，且建議選擇含量三分一以上。

3. **烹調用油常變化，堅果種子不可少**

   葵花油、大豆沙拉油、橄欖油在高溫中容易氧化，建議不要用來油炸食物，椰子油和棕櫚油其含飽和脂肪酸比例較高，會提高血液中的膽固醇，不建議食用太多。建議在考慮烹調方法後經常變換烹調用油。

   堅果種子類食物，如芝麻、杏仁果、核桃、腰果、開心果、花生、夏威夷豆、松子仁、各類瓜子等。其含有植物性蛋白質、脂肪、維生素 A、維生素 E 及礦物質，建議每日應攝取一份堅果種子類食物，同時多樣化選擇以均衡營養攝取。

4. **深色蔬菜營養高，菇、藻、紫菜應俱全**

   深色蔬菜營養高，富含多種維生素、礦物質，而蔬菜中的菇類（如：香菇、杏包菇、喜來菇、珊瑚菇等）、藻類（如：麒麟菜、海帶、裙帶菜、紫菜等）提供了維生素 B_{12}，其中又以紫菜的維生素 B_{12} 含量較多，因此建議素食飲食中蔬菜類攝取應包含至少一份深色蔬菜，一份菇類與一份藻類食物。

5. 水果正餐同食用，當季在地份量足

新鮮蔬菜或水果爲維生素 C 之食物來源。維生素 C 與鐵吸收率呈正相關。故建議三餐用餐，不論餐前、餐中、餐後同時攝食水果，可改善鐵質吸收率。

6. 口味清淡保健康，飲食減少油、鹽、糖

日常飲食在烹調時應減少使用調味料，多用蒸、煮、烤、微波代替油炸的方式。少吃醃漬、調味濃重、精緻加工、含糖高及油脂熱量密度高的食品，減少油、鹽、糖的攝取，在飲食中應做到少油、少鹽、少糖。

7. 粗食原味少精緻，加工食品慎選食

素食的加工食品，是以大豆分離蛋白、麵筋、蒟蒻、或香菇梗等原料，經過加工做成類似肉類造型或口感的仿肉食品，製作過程中經常會添加食品添加物以增加風味或口感。建議素食飲食應多選擇新鮮食材，少吃過度加工食品。

8. 健康運動 30 分鐘，適度日晒 20 分鐘

維持充分的體能活動是保持健康所不可缺的，藉由適量的熱量攝取，配合體能運動增加新陳代謝速率，是健康的體重管理方法，建議維持健康多活動，每日至少 30 分鐘。

臺灣地區全年陽光充足，每天日晒 20 分鐘就足以在體內能產生充足的活化型態維生素 D 來幫助鈣質吸收，建議素食者應適度進行戶外體能活動消耗熱量，避免維生素 D 缺乏的問題發生。

四、飲食指南

（一）我國的「每日飲食指南」

我國的「每日飲食指南」以預防營養素缺乏爲目標，同時列入降低心血臟血管代謝疾病及癌症風險的飲食原則。建議合宜營養素占總熱量比例：蛋白質 10～20%、脂質 10～20%、醣類 50～60%，營養素攝取須達 70% DRI 以上。在熱量需求方面，依男女、年齡、活動量不同有不同的建議（請參考表 4-3～4-6）。活動量愈高者其熱量需求愈高；在同樣的活動量下，年齡越大者，其熱量會逐漸減少；因此，每日有規律的運動，讓吃進去的熱量不會變成堆積的脂肪。

表 4-3　不同年齡／性別生活活動強度的熱量需求

| 性別 | 年齡 | 熱量需求（大卡） | | | | 身高（公分） | 體重（公斤） |
| | | 活動強度 | | | | | |
		低	稍低	適度	高		
男	19～30	1850	2150	2400	2700	171	64
	31～50	1800	2100	2400	2650	170	64
	51～70	1700	1950	2250	2500	165	60
	70+	1650	1900	2150		163	58
女	19～30	1500	1700	1950	2150	159	55
	31～50	1450	1650	1900	2100	157	54
	51～70	1400	1600	1800	2000	153	52
	71+	1300	1500	1700		150	50

表 4-4　生活活動強度分類

生活活動強度			
低（BMR 之倍數 1.3）	稍低（BMR 之倍數 1.5）	適度（BMR 之倍數 1.7）	高（BMR 之倍數 1.9）
活動名稱／時間（小時）	活動名稱／時間（小時）	活動名稱／時間（小時）	活動名稱／時間（小時）
安靜 12	安靜 10	安靜 9	安靜 9
站立 11	站立 9	站立 8	站立 8
步行 1	步行 5	步行 6	步行 5
快走 0	快走 0	快走 1	快走 1
肌肉運動 0	肌肉運動 0	肌肉運動 0	肌肉運動 1

低	安靜：靜態活動、睡覺、靜臥或悠閒的坐著（例如：坐著看書、看電視等）
稍低	站立：站立活動、身體活動程度較低、熱量較少，例如：站著說話、烹飪、開、打電腦。
適度	步行：身體活動程度為正常速度、熱量消耗較少，例如：在公車或捷運上站著、用洗衣機洗衣服、用吸塵器打掃、散步、購物等強度。
高	快走：身體活動程度較正常速度快、熱量消耗較多，例如：上下樓梯、打球、騎腳踏車、有氧運動等。 肌肉運動：身體活動程度較快或激烈，例如：游泳、登山、打網球、運動訓練等運動。

表 4-5　新版飲食指南推薦 1200 ～ 2700 大卡飲食之各類飲食份量

熱量 食物類別	1200 大卡	1500 大卡	1800 大卡	2000 大卡	2200 大卡	2500 大卡	2700 大卡
全穀根莖類（碗）	1.5	2.5	3	3	3.5	4	4
未精製（碗）	1	1	1	1	1.5	1.5	1.5
其他（碗）	0.5	1.5	2	2	2	2.5	2.5
豆魚蛋肉類（份）	3	4	5	6	6	7	8
奶類或乳製品（杯）	1.5	1.5	1.5	1.5	1.5	1.5	2
蔬菜類（碟）	3	3	3	4	4	5	5
水果類（份）	2	2	2	3	3.5	4	4
油脂與堅果種子類（份）	4	4	5	6	6	7	8
油脂類（茶匙）	3	3	4	5	5	6	7
堅果種子（份）	1	1	1	1	1	1	1

註：未精製：主食品，如糙米飯、全麥食品、燕麥、玉米、地瓜等。
註：其他：指白米飯、白麵條、白麵包饅頭等。

表 4-6　健康體重之身高體重對照表

身高 （公分）	健康體重 BMI=22 （公斤）	正常體重範圍 18.5 ≦ BMI<24 （公斤）	身高 （公分）	健康體重 BMI=22 （公斤）	正常體重範圍（公斤） 18.5 ≦ BMI<24
145	46.3	38.9 ~ 50.4	169	62.8	52.8 ~ 68.4
146	46.9	39.4 ~ 51.1	170	63.6	53.5 ~ 69.3
147	47.5	40.4 ~ 51.8	171	64.3	54.1 ~ 70.1
148	48.2	40.5 ~ 52.5	172	65.1	54.7 ~ 70.9
149	48.8	41.1 ~ 53.2	173	65.8	55.4 ~ 71.7
150	49.5	41.6 ~ 53.9	174	66.6	56.0 ~ 72.6
151	50.2	42.2 ~ 54.6	175	67.4	56.7 ~ 73.4
152	50.8	42.7 ~ 55.3	176	68.1	57.4 ~ 74.2
153	51.5	43.3 ~ 56.1	177	68.9	58.0 ~ 75.1
154	52.2	43.9 ~ 56.8	178	69.7	58.6 ~ 75.9
155	52.9	44.4 ~ 57.6	179	70.5	59.3 ~ 76.8
156	53.5	45.0 ~ 58.3	180	71.3	59.9 ~ 77.7
157	54.2	45.6 ~ 59.1	181	72.1	60.6 ~ 78.5
158	54.9	46.2 ~ 59.8	182	72.9	61.3 ~ 79.4
159	55.6	46.8 ~ 60.6	183	73.7	62.0 ~ 80.3
160	56.3	47.4 ~ 61.3	184	74.5	62.6 ~ 81.2
161	57.0	48.0 ~ 62.1	185	75.3	63.3 ~ 82.0
162	57.7	48.6 ~ 62.9	186	76.1	64.0 ~ 82.9
163	58.5	49.2 ~ 63.7	187	76.9	64.7 ~ 83.8
164	59.2	49.8 ~ 64.5	188	77.8	65.4 ~ 84.7
165	59.9	50.4 ~ 65.2	189	78.6	66.1 ~ 85.6
166	60.6	51.0 ~ 66.0	190	79.4	66.8 ~ 86.5
167	61.4	51.6 ~ 66.8			
168	62.1	52.2 ~ 67.6			

* 身體質量指數（Body Mass Index, BMI）= 體重（公斤）/ 身高（公尺）2

案例

　　某女性個案 26 歲，身高 160 公分，體重 50 公斤。該女性為上班職業婦女（會計人員），平日較少有運動習慣，查出該女性一天應該攝取多少食物份數。敘述如下：

1. 找到自己（或個案）的健康體重：該女性，身高 160 公分，體重 50 公斤。從表 4-4 查出她的正常體重範圍為 47.4~61.3。該女性 50 公斤，屬正常體重。

2. 查看自己（或個案）每天生活活動強度：該女性為上班職業婦女（會計人員），且平常較少有運動習慣，從表 4-5 查出其生活活動強度為「稍低」。

3. 查看自己（或個案）的熱量需求：該女性屬「稍低」強度生活活動者，從表 4-2 查出一天需要的熱量為 1650 大卡。

4. 依熱量需求，查出自己（或個案）六大類食物建議份量：利用表 4-3 中的 1500 大卡，再加 150 大卡即為 1650 大卡，所以只要增加全穀雜糧類兩份（即半碗），熱量為 140 大卡，即可達到熱量需求量，則該女性一天的食物份量應為：全穀雜糧類 3 碗、豆魚蛋肉類 4 份、乳品類 1.5 杯、蔬菜類 3 蝶、水果類 2 份、油脂類 3 份、堅果種子類 1 份。

（二）美國「2015-2020 飲食指南」

　　美國最新發布的「2015-2020 飲食指南」強調飲食應少吃糖、鹽（鈉）、飽和脂肪及反式脂肪，並多吃蔬菜、水果及全穀，提到可以喝適量的咖啡，另外還取消對膽固醇的限量建議，最後強調人與人之間應相互鼓勵、支持，以共同建立與維持健康的飲食模式和生活型態，讓健康飲食生活化。新版飲食指南的重點如下：

1. 健康飲食將有助於預防慢性疾病，例如：肥胖、心臟疾病、高血壓和第 2 型糖尿病。

2. 健康飲食應限制添加糖的攝取不超過每日總熱量的 10%。

3. 健康飲食應限制飽和脂肪的攝取不超過每日總熱量的 10%，少吃奶油、肥肉及速食食物等飽和脂肪含量較高的食物，並建議以不飽和脂肪含量高的植物油及堅果類作為油脂的主要來源。

4. 健康飲食應限制成人及 14 歲以上的兒童每天鈉攝取量不超過 2300 毫克，而小於 14 歲的兒童則應攝取更少。

5. 建議多吃蔬菜、水果及全穀類取代零食甜點及精製白米，可增加營養素及膳食纖維的攝取，並鼓勵以飽和脂肪含量較低的魚類及豆類作為蛋白質食物的主要來源，以減少脂肪與總熱量的攝取。

6. 新版飲食指南不再訂定膽固醇的每日攝取限量，但由於膽固醇含量高的食物通常也含有較多的飽和脂肪，因此呼籲民眾仍應盡量減少高膽固醇食物的攝取。

7. 新版飲食指南指出每天可以喝適量的咖啡，但不建議添加糖及奶精，更不建議原本沒喝咖啡的人因而開始喝咖啡，另外還特別叮嚀咖啡和酒調和的飲品恐會造成酒精中毒等危害，切記不可一起喝，同時建議酒不能多喝。

8. 除了培養健康的飲食模式，還需建立規律的身體活動習慣，美國發布的身體活動指南指出，成人每週應進行至少150分鐘中等強度的身體活動以及兩天以上的肌肉力量強化活動，而6到17歲的兒童每天應至少進行60分鐘的身體活動，包括有氧運動、肌肉力量強化及骨骼強化活動等。

9. 健康的飲食模式與生活型態還需藉由人與人之間相互鼓勵與支持的力量來共同實踐，且運用簡單、方便、實惠的方式支持健康選擇，讓健康飲食生活化，例如：

   (1) 在家中準備餐點時可以多加些蔬菜及於飯後散步增加身體活動。

   (2) 在學校可以透過營養教育計畫及學校菜園等方式增加健康食物的選擇及身體活動。

   (3) 在工作場所鼓勵於休息時間提供步行及肢體活動，並提供健康計畫及營養諮詢。

   (4) 在社區可增加社區菜園、農夫市場及食物銀行等，除了可創造適當的步行空間外，還有助於健康食物可以合理的價格販售。

   (5) 販售食物的商店應賣給消費者健康的食物，以及傳遞健康的飲食技巧。

第三節　生命期營養

　　生命開始於懷孕期，常言道：一人吃兩人補，懷孕期媽媽應如何補才恰當？孕婦在懷孕期間如果營養過量、體重過重或胎兒過大，皆會提高生產的危險性；反之，如果孕婦營養不足易導致胎兒發育不良，阻礙胎兒腦組織之發育，甚至造成流產、早產等。

　　一個人從出生至死亡，皆會經歷不同的生命週期，各個生命期皆有不同的生理及成長特性、營養需求、健康問題，雖然人體所需的營養素種類相同，但需要

量會隨著年齡、身體活動量而不同。因此，如何針對各生命期提供適當的營養，實為一門學問。本節係以衛生福利部 2020 年最新公布之「國人膳食營養素參考建議攝取量」為依據，由各生命期的生理發展特性談起，深入探討其三大營養素、維生素及礦物質的營養需求、常見營養問題與特殊疾病，且針對該生命期提出適當的飲食建議，透過「每日飲食指南」、「國民飲食指標」、「素食飲食指南」的介紹，不僅習得不同時期的飲食建議，並利用上述概念，詳細說明如何設計一份符合個體需求的飲食計畫，了解生命期營養的學習重點。內容涵蓋所有生命期，包括懷孕期、哺乳期、嬰兒期、幼兒期、兒童期、青春期、成年期及老年期。

一、懷孕期、哺乳期、嬰兒期營養需求

懷孕期的營養充足亦是哺乳期成功的基礎，因此母親的身心健康及飲食非常重要。飲食如何攝取才能符合孕哺時期母嬰的需求，是許多準爸媽及哺乳期爸媽最關心的事。懷孕及哺乳是女性一段特別的生命歷程，**寶寶的生長發育完全依賴母體**，是媽媽寶寶最親密的時刻，但也對準媽媽、爸爸的生活造成影響。

（一）懷孕期的營養需求

懷孕期包括兩方面的同化作用：1. 胎兒快速成長 2. 孕婦組織成長與發育，例如胎盤及乳腺等。胎兒的營養完全依賴母親；孕婦營養除了供應胎兒營養外，還須供給孕婦本身的營養需求，作為將來生產及哺乳做準備。

1. 懷孕前營養的影響

懷孕前營養不良與嬰兒出生率降低有關。例如出生嬰兒體重較輕、死產、早產機率高、個子小等；出生後存活率低、疾病抵抗力弱、吸吮能力較不佳。懷孕前體重太重與孕期體重增加太多，與媽媽或小孩未來肥胖均有關係。因此，決定懷孕時，體重過重或肥胖者最好能適當減體重，體重不足者要將體重補回來，並保持正常孕期體重。

懷孕期間，孕婦體重應依懷孕前體重做適當調整，以增加 10 ~ 14 公斤為宜，且須注意體重增加的速度，懷孕期間不適於減重，孕期體重增加指引如下表 4-7 ~ 4-8：

表4-7　孕期體重增加指引（Guidelines for prenatal weight gain）

懷孕前的身體質量指數 （BMI）	建議增重量 公斤（磅）	第二和三期每週增加重量 公斤／週（磅／週）
＜ 18.5	12.5～18 (28～40)	0.5～0.6 （1～1.3）
18.5-24.9	11.5-16 (25～35)	0.4-0.5 (0.8～1)
25.0-29.9	7-11.5 (15～25)	0.2～0.3 (0.5～0.7)
≥ 30.0	5-9 (11～20)	0.2-0.3 (0.4～0.6)
身體質量指數 BMI= 體重（公斤）／身高 2（公尺 2） 資料來源：美國婦產科學會（ACOG）		

表4-8　孕期體重增加指引（Guidelines for prenatal weight gain）

懷孕前的身體質量指數 （BMI）	建議增重量 公斤（磅）	第二和三期每週增加重量 公斤／週（磅／週）
雙胞胎	體重 15.9～20.4 （34～45）	0.7
三胞胎	總重 22.7 （50）	
身體質量指數 BMI ＝體重（公斤）／身高 2（公尺 2） 資料來源：American Dietetic Association		

2. 懷孕期營養的影響

孕婦體重過輕，容易生產低出生體重嬰兒，出生第一年容易死亡，未來健康狀況受到影響。孕期營養不足，嬰兒將來罹患慢性疾病或肥胖的機率高。嬰兒營養不良的低出生體重總死亡率較高。肥胖孕婦的嬰兒，即使早產也比正常嬰兒大。胎兒或嬰兒罹患神經管缺陷的機率比較大、出生嬰兒容易有心臟異常等現象。肥胖孕婦在生產時藥物引產、開刀生產、孕期糖尿病、高血壓、感染等風險都比較高。

3. 懷孕期的營養需求

根據 2008 年「臺灣地區孕婦之飲食攝取及營養現況調查」結果顯示，第一期孕婦（孕期≦ 12 週）每天平均攝取熱量 1532 大卡，蛋白質 58 克（占總

熱量之百分比為 14.9%），脂肪 51 克（29.6%），醣類 213 克（55.5%）；
第二期孕婦（孕期 13 ~ 24 週）每天平均攝取熱量 1650 大卡，蛋白質 65 克
（15.4%），脂肪 56 克（30.6%），醣類 226 克（54.0%）；第三期孕婦（孕
期 ≧ 25 週）每天平均攝取熱量 1725 大卡，蛋白質 67 克（15.3%），脂肪 60
克（31.1%），醣類 234 克（53.6%）。與衛福部建議合宜的三大營養素比例
（蛋白質 10 ~ 20%、脂質 20 ~ 30%、醣類 50 ~ 60%）比起來，脂肪比例略高。
本文針對孕婦妊娠期所需熱量、醣、脂肪、維生素、礦物質及蛋白質分述如下：

(1) 熱量

 a. 孕婦的基礎代謝率較懷孕前增高 15 ~ 23%，熱量需要量呈正比增加。
  故孕婦每天的熱量攝取應比懷孕前增加 200 ~ 400 大卡。

 b. 懷孕第一期孕婦常有噁心、嘔吐現象，且此期胎兒的生長發育不快，故
  熱量可維持正常的供應，每日攝取熱量建議增加 150 大卡。

 c. 懷孕第二期胎兒的生長發育日趨加速，此期能量的需要主要是母親本身
  的需要，每日攝取熱量建議增加 350 大卡。

 d. 懷孕第三期因體重增加迅速，所需的熱量更多。但因此時的活動量較
  少，可抵消部分熱量的消耗。此期的能量主要是供給胎兒和胎盤的需
  要，熱量需要量同第二期。

 e. 懷孕前的身高、體重、年齡、活動量和健康狀況都會影響熱量的需要，
  中度活動量的孕婦或體重不足的孕婦可以每公斤體重需要 40 大卡來計
  算。

  簡易孕期熱量每日需要公式：理想體重 ×40 大卡＋ 300 大卡

  孕婦體重在正常範圍時，第一妊娠期不需特別增加熱量攝取，在第二及
  三妊娠期每日應額外增加 300 卡，不需要大量增加食物，但必須提高食
  物的品質。還孕婦女每日所需熱量的計算方法如下：

  每日所需熱量＝健康體重 ×40 大卡 + 妊娠期需增加的熱量

  健康體重（IBW）＝身高 2（M2）×22

(2) 醣、脂肪

 a. 醣（碳水化合物）：飲食中足夠醣類是必需的。每天攝取至少 100g（6
  ~ 7 份主食）碳水化合物，並且攝取豐富纖維食物，如：全穀類、蔬菜、

水果等預防便祕。醣類食物也可以幫助孕婦度過懷孕期的嘔吐現象。

● 孕婦對碳水化合物的需求量增加，尤其是妊娠二、三期。碳水化合物的攝取會促進體重的增加及胎兒、胎盤和母親其他組織的生長。

● 牛奶、蔬菜、水果、全穀類和麵包等，均含有豐富的碳水化合物。

b. 脂肪：懷孕期仍應該吃含 ω–3 與 ω–6 脂肪酸（Omega-3、6 fatty acids）又稱 n–3 脂肪酸，是一類不飽和脂肪酸，其中最重要的 3 種為：ALA（存在於植物中的油）、EPA 和 DHA（這二種發現存在於海洋動植物油中）。ω–3 與 ω–6 脂肪酸均為必須從食物中獲取的必需營養素。含有較多 ω–3 脂肪酸的油脂包括：魚油、海藻油、雞蛋黃油、魷魚油、磷蝦油、沙棘果油、亞麻籽油、南美印加果油、大麻籽油等。

● 脂肪是身體能量的重要來源，懷孕期間脂肪可安全地被吸收。在妊娠中期貯存在胎兒身上的 2% 脂肪，至末期可增至 12%。 2. 脂肪食物中只有亞麻油酸（Linoleic acid）無法在體內由其他的來源製成，主要存於植物，因此懷孕期間須加補充。3. 植物性脂肪如葵花籽油、玉米油、花生油等均含有亞麻油酸。

● 含動物性脂肪的食品如肉、魚、奶油、豬油等，若過份攝取動物性脂肪，由於其膽固醇含量極高，易引起高血壓及心血管疾病，故懷孕期應多攝取植物性脂肪。

(3) 維生素、礦物質之攝取量

不同孕期的孕婦，一日營養素攝取量平均值，隨著孕期的增加而上升。各期孕婦維生素 E、鈣、鐵等有攝取不足之情形，其中維生素 E 及鈣質攝取量僅達參考攝取量之一半（如表 4-9）。維生素 E 每日參考攝取量為 14 mg，孕婦平均攝取量為 7.4 mg，僅達參考攝取量之 52%；第一期孕婦維生素 E 攝取量為 6.4 mg/day，第二期 7.3 mg/day，第三期 7.6 mg/day。鈣質每日參考攝取量為 1000 mg，孕婦平均攝取量為 522 mg/day；第一期為 433 mg/day，第二期為 512 mg/day，第三期有 552 mg/day。鐵參考攝取量為第一、二期每日 15 mg，第三期增加為每日 45 mg；孕婦第三期鐵平均攝取量為 14 mg/day，僅達參考攝取量之 31%。纖維質平均攝取量為 4.9 g/day（3，4）。鈉的平均攝取量高達 5000 mg/day。

表 4-9　不同孕期孕婦各營養素攝取量

	第一期 （孕期 ≦ 12 週）			第二期 （孕期 13-24 週）			第三期 （孕期 ≧ 25 週）		
	第七版營養素參考攝取量	平均攝取量	占營養素參考攝取量百分比(%)*	第七版營養素參考攝取量	平均攝取量	占營養素參考攝取量百分比(%)*	第七版營養素參考攝取量	平均攝取量	占營養素參考攝取量百分比(%)*
維生素 A (I.U.)	-	4525	-	-	5010	-	-	6013	-
維生素 E (TE)(mg)	14	6.4	46	14	7.3	52	14	7.6	54
維生素 C (mg)	110	153	139	110	160	145	110	190	173
維生素 B_1 (mg)	0.9	1.0	111	1.1	1.2	109	1.1	1.3	118
維生素 B_2 (mg)	1.0	1.2	120	1.2	1.3	108	1.2	1.4	117
菸鹼素 (mg)	14	11	79	16	12	75	16	13	81
鈣 (mg)	1000	433	43	1000	512	51	1000	552	55
磷 (mg)	800	846	106	800	942	118	800	1002	125
鐵 (mg)	15	12	80	15	14	93	45	14	31
鈉 (mg)	-	4500	-	-	5000	-	-	5100	-
膳食纖維 (g)	-	4.3	-	-	4.7	-	-	5.1	-

a. 維生素：維生素是維持生命和生長所需之有機物，通常無法由身體合成，而是存在特定的食物中。雖然懷孕期大部份維生素的需要量會因新陳代謝率的上升而增加，但仍應避免大量補充維生素，攝取時應達到參考攝取量而不超過上限攝取量。研究證實，大量補充維生素 A、D、C、及 B_6，會對胎兒產生負面影響，且過度攝取某一種維生素，可能干擾身體利用其他維生素，例如：過量的維生素 C 會阻斷身體使用維生素 B_{12}。

● 維生素 A：是細胞發育的主要因子，可維持上皮組織的完整、牙齒形成和正常骨骼生長，但攝取過多會導致畸形（胎頭、顎裂、耳、骨骼、腎臟）、黃疸及中樞神經系統損傷。孕婦在懷孕第一期及第二期不需額外增加攝取量，第三期則建議每日增加 100ug（微克）。富含維生素A的食物，如深綠色及黃色蔬菜、肝臟、牛油、蛋黃、水果等。

● 維生素 B 群：是人體代謝活動重要的輔攜因子，例如：產生熱能、合成組織蛋白質、維持神經肌肉功能等。維生素 B_1、B_2、菸鹼素的需要量會隨孕婦熱量需求的增加而提高，在懷孕第二、第三期之需求量分別是正常需求量再增加 0.2 毫克、0.2 毫克、2.0 毫克。在整個孕期維生素 B_6 增加 0.4 毫克，B_{12} 增加 0.2 微克，葉酸增加 200 微克，尤其多胞胎的孕婦需要更大的量。尤其是在懷孕第三期（≧ 25 週）葉酸的缺乏率約 4%（在懷孕期間孕婦若缺乏葉酸則可能引發自發性流產及胎兒神經管缺陷；孕婦本人則易發生疲倦、情緒低落、暈眩、貧血等症狀）。自懷孕初期一天即應增加攝取 200 ug（=0.2 mg）的葉酸，可以多吃富含葉酸的全穀類食品、綠葉蔬菜、肝、瘦肉、黃豆製品；維生素 B1 的缺乏率達 37%（缺乏維生素 B_1 會導致下肢水腫、麻木、神經炎、心臟擴大、消化系統障礙等）、維生素 B_2 的缺乏率達 14%（缺乏維生素 B_2 會導致口角炎、舌炎、脂溢性皮膚炎、眼睛畏光等）。

● 維生素 C：負責結締組織及血管系統的生成並形成膠質，並可增加鐵的吸收。缺乏時會使膠原分解、肌肉無力、微血管出血、牙齦出血等；攝取過量會干擾維生素 B_{12} 的吸收及代謝。每日的攝取量應增加 10mg。食物的主要來源有枸櫞類水果及綠色蔬菜類等。

● 維生素 D：是胎兒骨骼組織發育所需，尤其鈣和磷，維生素 D 可幫助這些礦物質的吸收和利用，每日攝取量應增加 5ug（微克）。平日較少攝取牛奶或乳製品者、以及維生素 D 缺陷症、較少照射陽光者，都應規律補充維生素 D。食用富含維生素 D 的食物，如魚類、雞蛋、乳品、菇蕈類（黑木耳、香菇）等，或晒太陽可促進維生素 D 活化。

2008 年「臺灣地區孕婦之飲食攝取及營養現況調查」結果顯示，孕婦血液營養狀況有葉酸、維生素 B_1、B_2、鐵等缺乏情形，其缺乏情形隨孕期增加而加大，尤其是在懷孕第三期（$\geqq$ 25 週）葉酸的缺乏率約 4%、維生素 B_1 的缺乏率達 37%、維生素 B_2 的缺乏率達 14%、鐵的缺乏率高達 50%。缺乏鐵、鈣、鎂、鋅，或有缺鐵性貧血則可能導致嬰兒早產及低出生體重；缺乏維生素 E 會導致新生兒缺乏維生素 E，而造成溶血性貧血；缺乏鈣會影響孕婦血壓，導致子宮早期收縮而引起早產；缺乏膳食纖維會影響排便等。不同孕期營養素之缺乏率如表 4-10：

表 4-10 不同孕期營養素之缺乏率

孕期 營養素	第一期 （孕期 $\leqq$ 12 週）	第二期 （孕期 13～24 週）	第三期 （孕期 $\geqq$ 25 週）
葉酸	0.9 %	1.2 %	3.6 %
維生素 B_1	23.2 %	20.2 %	37.3 %
維生素 B_2	8.1 %	6.7 %	14.0 %
鐵	8.8 %	11.3 %	49.8 %

孕婦的飲食都會影響到自己和寶寶，除留意營養是否均衡外，還需要注意：

● 多吃綠葉蔬菜，可獲取寶寶神經發育有關的葉酸。

● 選用加碘鹽及適量攝取含碘食物，如：海帶、紫菜等海藻類食物，有利於胎兒腦部發育。

● 適度日晒，且多食用富含維生素 D 的食物，如：魚類、雞蛋、乳品、菇蕈類（黑木耳、香菇）等。

● 吃新鮮、衛生、當季在地的食物，不僅營養又省荷包。

● 全素食者需要補充富含維生素 B_{12} 的食物，如：紫菜、紅毛苔、強化維生素 B_{12} 的營養酵母等食物或服用維生素 B_{12} 補充劑。

● 避免食用含咖啡因食物，如：咖啡、茶及可樂等。

● 絕對不可飲酒和抽菸，準爸爸也不要讓媽媽與寶寶抽二手菸喔！

● 不隨便服藥，看病時記得告訴醫生「我懷孕了！」

有關母乳哺餵的方法可參考衛生福利部國民健康署孕產婦關懷網站（http：//mammy.hpa.gov.tw）。

b. 礦物質

● 鈣與磷：鈣與胎兒骨骼及牙齒礦物質化，細胞產生能量與酸鹼緩衝作用有關，也是肌肉活動及促進血液凝固的重要物質。懷孕婦女每日應攝取鈣 1000mg（青春期孕婦 1200mg），磷攝取與孕前鈣相同即可，每日 800 mg。每日攝取 1～3 杯低脂牛奶，可供給孕婦所需的鈣、磷及所需的蛋白質，另外可提供 A、D、B_2 及其他乳製品，多攝取豆腐、海鮮、骨髓、綠色蔬菜等也可補充鈣質。

● 鐵：是製造紅血球的必要元素（紅血球生成需要鐵、維生素 B_6、B_{12}、葉酸及胺基酸），也是懷孕期間最容易缺乏的礦物質。懷孕時為了提供胎兒、胎盤、母體增加的血量，鐵的需求量增加。鐵參考攝取量為第一、二妊娠期每日 15 mg，第三妊娠期增加為每日 45 mg。食物經腸胃道消化後，鐵的吸收率約 20～40 %，所以應選擇含鐵的食物，例如：肝臟、海藻、魚、蛋黃、紅肉、全穀類、深綠色蔬菜等。維生素 C 可提高鐵的吸收率。茶、咖啡、含草酸食物、牛奶、蛋、全穀類、制酸劑、礦物質 (銅、鋅、鈣) 會影響鐵的吸收，應與鐵劑間隔至少 1～2 小時食用。

● 碘：碘是形成甲狀腺不可或缺的成份，孕婦在懷孕期間必須攝取足量的碘，以應甲狀腺功能增加的需求。若孕婦有嚴重的碘不足，則嬰兒可能會罹患呆小症（Cretinism）。懷孕第三期因胎兒迅速成長發育，且母體代謝加速，故須增加其攝取量，每週至少食用海產食物一次。孕婦一日碘建議攝取量為 200ug（微克）。富含碘的食物有海產、海藻類、貝類、綠色蔬菜、蛋、乳品類、穀類、加碘的鹽等。

● 鈉：是維持代謝及體液平衡的重要離子。孕婦可不必限制鈉的攝取，但口味要吃清淡些。孕婦若有高血壓、子癲前症或水腫時，一日鈉的攝取量為 2～3 克，且避免食用含鈉量高的食物，如：香腸、火腿、醃製物等。

(4) 蛋白質

a. 懷孕期間由於需要足夠的胺基酸來供給胎兒的生長、子宮及乳房的發育和母體血量的增加，蛋白質的需要量也因而增加。

b.懷孕前的婦女每天約攝取 60 公克的蛋白質，而懷孕第二、三期則增加 20 公克；孕婦及乳母每日蛋白質需要量約爲婦女的 1.5 倍。

c.須注意飲食中最好有一半爲動物性蛋白質，如肉類、魚、蛋、牛奶等。植物性蛋白質方面可增加黃豆製品，如豆腐、豆漿、豆干或其他豆類。

d.各種食物所含蛋白質的量約略如下：牛奶一瓶（200 公克）約含 5.8 公克蛋白質，雞蛋一個（50 公克）約含 6.4 公克，牛肉 70 公克約含 13.5 公克，豬肉 70 克約含 9.4 公克，一個孕婦一天所需的攝取量即可約略算出。

e.胎兒體內累積的蛋白質，從懷孕第四個月開始明顯增加。胎兒係經由胎盤自母體取得胺基酸，因此胎兒血中胺基酸的濃度高於母體，母體若不能攝取足量的蛋白質，則容易造成低蛋白血症（Hypoalbuminemia），甚至引起子癇前症。

重要營養素的食物來源可參考表 4-11：

表 4-11　營養素的重要食物來源

營養素名稱	食物來源
蛋白質	肉類、魚類、豆類、蛋類、奶類
鎂	全穀類、堅果、綠色蔬菜
碘	含碘食鹽、海帶
鋅	蛋、核桃、海鮮類、全穀類
鈣	牛奶、乳酪、小魚乾
鐵	肝臟、海藻、魚、蛋黃、紅肉、全穀類、深綠色蔬菜
維生素 A	全脂牛奶、乳酪、魚油、深黃色蔬菜和水果
維生素 D	添加維生素 D 的牛奶、蛋黃、皮膚經陽光照射產生維生素 D
維生素 E	蛋黃、花生、植物油、蔬菜、乾果、全穀類
維生素 B_1	糙米、全穀類、堅果、豆類、豬肉
維生素 B_2	酵母、全穀類、綠色蔬菜、牛奶、蛋
維生素 B_6	全穀類、魚、肉類、水果、乾果、蔬菜
維生素 B_{12}	肉、魚類、牛奶、蛋、味噌、健素、酵母粉
維生素 C	各種水果，如：芭樂、柑橘類，番茄、蔬菜
葉酸	深綠色蔬菜、瘦肉、黃豆製品
菸鹼素	肉類、魚類、全穀類、核果、豆類
膳食纖維	全穀類、蔬菜、水果、乾豆類、核果類、種子類

（二）哺乳期的營養需求

哺乳中的母親應多補充鈣、磷、鋅及維生素，哺乳過程中鈣及維他命 A、B₂、B₆、B₁₂ 的需要量都較懷孕時更多，很多產婦因補充不足，留下日後貧血及骨質疏鬆的後遺症，而維他命 A 的來源與孕期相同，最好是來自食物中的 β 胡蘿蔔素。哺乳期的營養除了維持孕婦本身之需要外，還需提供足以製造乳汁所需的熱量及營養素，衛生福利不建議孕婦一日營養攝取量，分述如下：

1. 熱量

乳母的熱量需求，依母乳分泌的質與量來決定。每 100 毫升的母乳大約含 66 ~ 77 大卡，而從母體熱量轉變為母乳的效益約為 80%，因此乳母分泌 100 毫升乳汁，需要 80 ~ 95 大卡的熱量。因懷孕時體內儲存有 2 ~ 4 公斤的體脂肪，將這些體脂肪算成熱量，以每日可提供 200 ~ 300 大卡來計算，哺乳期間每日仍需額外從食物中補充 500 大卡的熱量。

2. 蛋白質

乳母分泌乳汁，每 100 毫升含有 1.2 公克的蛋白質。如果每天平均泌乳量為 850 毫升，含有 10 公克蛋白質。飲食中的蛋白質轉化乳汁的蛋白質效果約為 50%。哺乳期蛋白質一日建議攝取量應增加 25 公克，產乳量較多者要增加攝取量。食物中含豐富蛋白質如：牛奶、蛋、畜禽肉、魚、黃豆等，具有較高的轉化能力。

3. 礦物質

(1) 鈣：每日鈣的需求量為 1000 毫克（約等於 3 杯牛奶之含鈣量），與懷孕期和正常的需求量相等。可同時增加維生素 D 來幫助鈣質吸收。對乳母的作用：鈣能促進嬰兒骨骼和牙齒的形成，母乳餵養能夠滿足嬰兒對鈣質的需要，但母體內的鈣質就容易流失，引起母體缺鈣。如果母體鈣的攝入量不足，將會通過動用骨骼中的鈣以維持乳汁中鈣水平的穩定，其結果是乳母可因缺鈣而患骨質軟化症，表現為腰腿酸痛，抽搐等症狀。

(2) 磷：磷的食物來源非常豐富，乳母一日需要量為 800 毫克，與正常需要量相等。一般飲食中能提供豐富的蛋白質與鈣質，就不至於缺乏磷質。

(3) 鐵：乳汁含鐵較少，即使乳母攝入豐富的鐵質，供給嬰兒的比例也不高。建議產後 2 個月內，每日仍需額外攝取 30 毫克的鐵質，以補給孕母生產時失血及泌乳時的損失。

缺鐵容易引起貧血，而哺乳期女性在生產時已大量失血，還需保證母乳中鐵的含量，所以更應補充鐵質。

(4) 碘、氟、鈉：母奶可將碘與氟供給嬰兒，當母親攝取足夠時，嬰兒即可從母奶中獲得，以預防甲狀腺腫與齲齒，乳母碘的攝取量應額外增加 110 微克。母親攝取的鈉約 20 分鐘可迅速傳送至乳汁，直接影響乳汁的含鈉量，因此，鈉的攝取量勿過量。

4. 維生素：

(1) 維生素 A：在乳汁中含量最多，哺乳期攝取量應增加 400ug。能促進嬰兒骨組織的生長發育，缺乏時可引起小兒夜盲症，富含於動物的肝臟、蛋黃、胡蘿蔔等。

(2) 維生素 B_1 和維生素 B_3：它們是人體細胞運行必不可少的營養元素，會影響到嬰兒的生長發育。

(3) 維生素 C：能促進嬰兒的骨骼發育，缺乏時嬰兒會出現全身出血症狀，宜多吃一些新鮮的水果和蔬菜，不僅能夠補充足夠的維生素 C，還可以防止哺乳期女性便祕。建議哺乳期應增加維生素 B_1 0.3mg、維生素 B_2 0.4mg、維生素 B_6 0.4mg、維生素 B_{12} 0.4mg、葉酸 100mg、維生素 C 40mg。

5. 液體

哺乳期攝取適量的體液是必須的。口渴時可補充液體，但過量液體並不會增加乳汁的分泌，為增加乳汁分泌重要的是攝取足量的熱量，如多喝果汁、牛奶等，同時有助於液體即熱量的攝取。

6. 休息和放輕鬆

哺乳期必須有足夠的休息，並保持愉快的心情，放輕鬆及做適當運動是非常重要的。

（三）嬰兒期的營養需求

1. 熱量、蛋白質

嬰兒每公斤體重的 BMR（Basal Metabolic Rate，基礎代謝率）是成人的三倍。建議 6 個月以下熱量需要量為 100 大卡 / 公斤，滿 7～12 個月 90 大卡 / 公斤。6 個月以後寶寶能量的需要量會降低，因此，不必過度要求寶寶吃的和以前一樣多。

嬰兒 6 個月以下最好哺餵母乳，但少數媽媽可能有泌乳量不足，導致嬰兒體重增加變差，則可補充適量的配方奶。嬰兒在 4～5 個月時，可考慮餵食容易消化的食物。不論採用母乳、配方奶、或混合哺餵，嬰兒到 6～12 個月時應該添加副食品。6 個月以下嬰兒只要餵食足夠的奶量，熱量與蛋白質的攝取量會足夠。6 個月以後宜漸減奶量，可逐漸添加副食品。

2. 脂肪、醣

嬰兒飲食中脂肪熱量約占總熱量的 40～50%，脂肪提供必需脂肪酸、亞麻油酸攝取量約為總熱量的 1～2%。而母乳可提供總熱量 6～9% 的亞麻油酸。嬰兒配方奶添加植物油也可提供足夠的亞麻油酸；全脂奶也有充足的亞麻油酸；可預防嬰兒必需脂肪酸缺乏症的發生。

足月嬰兒具有完善的乳糖攜系統，可以消化乳糖，一般嬰兒可以利用母乳或配方乳中的乳糖。澱粉攜活性在 4～6 個月大後逐漸增加，澱粉類副食品一在 4～6 個月大以後添加。

3. 礦物質、維生素

嬰兒在 6 個月以下時其肝臟內有足夠鐵質，因此不需額外添加鐵質。且 6 個月以下嬰兒很少有鐵缺乏症，除了嬰兒本身肝臟內有足夠鐵質外，母乳也是來源之一，雖然母乳含鐵量少，但容易吸收。嬰兒 6 個月以後必須補充鐵質，主要原因為：(1) 嬰兒身體成長快；(2) 鐵在嬰兒的身體儲存約 4～5 月時幾乎已用完。

嬰兒鐵缺乏症通常發生在 6 個月至 3 歲之間。嬰兒副食品添加第一時間主要是鐵加強穀類；其他如肉類或莢豆類，搭配維生素 C 豐富的食物（如：水果、

蔬菜等），可增加鐵的吸收。果汁含豐富的維生素 C，嬰兒喝的果汁要稀釋，
一天最多 120～180cc，因喝太多容易腹瀉。

4. 水份

嬰兒水份的需要量較成人多，每日水份攝取量為每公斤體重 130～150 毫升。
不論是母乳或配方哺餵，水份都會足夠，即使在熱或乾的天氣。所以母乳或
配方哺餵的嬰兒都不需補充水分，喝太多怕引起水中毒；如果嬰兒有腹瀉現
象，可以補充電解質的水份。

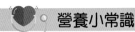

營養小常識

1. 媽媽生病（如：感冒、腹瀉），可以繼續餵母乳嗎？

可以繼續哺餵母乳。當您遇到外界的各種細菌或病毒時，體內會針對這些病菌產生特異
性的分泌型免疫球蛋白 A 到奶水中。同時，媽媽體內的白血球在接觸此病菌後，會活化
吞噬細胞及淋巴球等到乳房的上皮組織中，分泌抗體到奶水中。這些分泌型免疫球蛋白
A 及抗體在寶寶腸道中因為一種分泌成份（secretory component）的保護不會被胃酸破壞，
而可以避免這些病菌進入人體。

即使媽媽受到感染或生病時，持續哺餵母乳反而更能保護嬰幼兒。哺餵母乳不僅是提供
寶寶必要的營養，更是最好的預防針及藥物。母乳雖然不是萬靈丹，但是哺餵母乳的嬰
幼兒的確較少生病，生病了也較不嚴重。在添加適當的固體食物之下，持續的哺餵母乳
除了提供嬰幼兒必需之營養外，更可以增加嬰幼兒對所在環境中病菌的抵抗力。

2. 下列情況仍可持續哺餵母乳

(1) A 型肝炎、B 型肝炎、C 型肝炎：若媽媽本身 S 抗原為陽性（+），e 抗原亦為陽性（+），
屬高傳染性，寶寶出生後 24 小時內必須要施打免疫球蛋白。之後出生後三至五天、
一個月及六個月各注射一劑 B 型肝炎疫苗。從出生後即可哺餵母乳。

(2) 急性傳染性疾病：呼吸道，腸胃道之感染，常在症狀出現前即傳染給寶寶，持續哺餵
母乳反而可以將母體內抗體傳給寶寶，減輕其可能之症狀（接觸寶寶前須洗手）。

(3) 傳染性結核病：媽媽接受抗結核菌藥物治療兩週以上即可繼續哺餵母乳。

(4) 泡疹病毒：除非乳房上有病兆，否則仍可持續哺餵母乳。

(5) 水痘：只要媽媽沒有傳染性（水泡皆結痂）後，即可持續哺餵母乳。

(6) 抽煙：抽煙可能使奶水分泌減少，處在二手煙環境下的寶寶哺餵母乳比吃配方奶的寶
寶健康。建議媽媽不要在寶寶面前抽煙，在餵奶前不要抽煙。

(7) 酒精：美國藥物協會建議媽媽的飲酒量不要超過每天每公斤體重 0.5 公克。

二、幼兒期、學齡期的營養需求

　　幼兒所需熱量與營養素依性別、年齡和活動量而有所差異。幼兒期的定義：滿周歲至十二歲的時期，稱爲兒童期。此時期又可分爲幼兒期（滿周歲至六歲之間，又稱學齡前期）及學齡期（指六歲至十二歲）。

（一）幼兒期營養的需求

1. 熱量：體型與熱量的關係比年齡與熱量的關係來得重要。由於活動量的差異，同年齡幼兒熱量的需求量相差兩倍並不足爲奇。根據國人的營養建議量，四歲以前幼兒的每日熱量並無性別上之差異，每日約 1300 仟卡；四歲之後，男女之間體型差異逐漸明顯，且活動量亦不同，因此，四至七歲男孩的每日熱量需求約爲 1700 仟卡，女孩爲 1550 仟卡。但此值個別差異性非常大。

2. 蛋白質：蛋白質對幼兒期非常重要，是提供良好製造組織之原料。就身體對蛋白質吸收及利用率而言，以動物性蛋白質及大豆蛋白質較好，也就是所謂的「優質」蛋白質。我國每日蛋白質建議量：一至四歲，男、女童皆爲 30 公克，四歲之後爲 35 公克，以不超過 60 公克爲原則。

3. 礦物質：礦物質中和幼兒關係最密切的是鐵質和鈣質。鐵是造血主要原料之一，所以足夠之鐵質攝取對造血相當重要。幼兒期骨骼發育最爲明顯，也是牙齒發育時期；骨骼和牙齒的主要成分是鈣質，所以足量的鈣質攝取對幼兒牙齒及骨骼發育有正面影響。

（二）學齡期的營養需求

1. 熱量：依據衛生福利部建議一日熱量之攝取量，7～9 歲男童 1800～2100Kcal，女童 1650～1900Kcal。10～12 歲男童 2050～2350Kcal，女童 1950～2250Kcal。一般來說，兒童早期熱量需要會逐漸增加。此外，依據體型、身高與體重的成長速率，活動量與體脂肪儲存的情況予以增減，尤其對體脂肪的增加要特別小心，以免造成日後的肥胖。

2. 蛋白質：兒童期蛋白質的攝取量應足以供給生長發育。目前蛋白質的建議量有愈來愈少的趨勢，但我國對於蛋白質的建議量比美國來的高，是因爲我們攝取的蛋白質品質較差，因此攝取量需較多。依據衛生福利部建議一日蛋白質之攝取量，7～9 歲爲 40g，10～12 歲爲 50～55g。每日應有 1.5 杯低質乳品類，豆

魚蛋肉類製品等都是蛋白質豐富的來源。

3. 礦物質與維生素：此階段需要更多鈣、磷、鐵和碘的供給。維生素 A、D、B$_1$、B$_2$ 與 C 也要特別補充。

4. 醣類：醣類是兒童期重要熱量來源，尤其活動量大的兒童。每日醣類建議攝取量應占總熱量的 50 ～ 60%，所以 7 ～ 12 歲的兒童，每日應有 250 ～ 300 公克的醣類攝取，以滿足熱能需求。

5. 脂肪：衛生福利部建議每日脂肪的攝取量應占總熱量的 20 ～ 30%，但應不超過標準體重所需熱量之 30%，脂肪攝取過多會增加日後罹患心血管疾病的機率。因此，建議從小就要限制脂肪過多的攝取。

三、青春期、成年期、老年期的營養需求

（一）青春期的營養需求

　　青春期沒有明顯的界限顯示開始或結束。若以年齡來分界，女孩的青春發育較男孩早約 2 ～ 3 年。一般而言，女孩發育最快的期間約在 12 歲，男孩為 13 歲，但因個人的差異，則有提前或延後的情形。青春期的生長速度在人的一生中僅次於嬰兒期，因此需要足夠的熱量及營養素供給成長與活動所需。除了身高、體重的急驟增加外，最明顯的是生殖系統的成熟與第二性徵的出現。

1. 熱量：由於快速的成長與大量的活動，青少年需要攝取足夠的熱量，其熱量需要依性別、身高、體重及個別活動量而不同。13 ～ 15 歲男孩 2400 ～ 2800Kcal，女孩 2050 ～ 2350Kcal，16 ～ 18 歲男孩 2150 ～ 3350Kcal，女孩 1650 ～ 2550Kcal。此階段必須要有足夠的熱量供給，但應隨著生長速率變慢而降低，否則容易在青春期出現肥胖現象。

2. 蛋白質：是構成與修補肌肉、血液、骨骼及身體各部組織的基本物質，並能形成抗體，增加身體抵抗力。青少年正值發育時期，應攝取足夠的蛋白質以供生長所需。13 ～ 15 歲男孩 70g，女孩 60g，16 ～ 18 歲男孩 75g，女孩 55g。每日應喝 1.5 ～ 2 杯的牛奶，豆魚蛋肉類製品等都是蛋白質豐富的來源。

3. 礦物質與維生素：此階段需要更多鈣、磷、鐵和碘的供給。維生素 A、D、B$_1$、B$_2$、葉酸與 C 也要特別補充。鈣質是製造骨骼及牙齒的原料，青少年正值成長時期，應多攝取牛奶、小魚干、豆腐等含豐富鈣質及蛋白質的食物。青春

期的女孩每月月經來潮會有固定的血液流失，需多攝取肝臟、蛋、肉類及深綠色蔬菜等含鐵質的食物。

4. 脂肪：衛生福利部未明確建議攝取量，但應不超過標準體重所需熱量的 30% 以上。脂肪過多會造成肥胖，脂肪攝取過多會增加日後罹患心血管疾病的機率。因此，建議從青春期就要限制脂肪過多的攝取。

5. 醣類：醣類是青少年主要熱量來源，尤其喜好運動、需較高熱量者。衛生福利部建議醣類攝取量應占總熱量的 50 ～ 60%，因此青少年每天應攝取 280 ～ 360 公克的醣類。

（二）成年期的營養需求

　　人一邁入中老年期，生理機能上有顯著的改變，故營養素需要量亦隨之改變。針對中老年期之特殊生理、病理及心理情況而適當調整其飲食型態。40 ～ 65 歲是為中年人，大於 65 歲的人即為老人。年滿 65 歲以後的歲月就是老年期。

　　成人的基本熱能與營養需求，是依其體重、性別、身高及生活活動強度與工作量來調整。

1. 熱量：熱量需要量應視個人性別、身高、體重及個別活動量而不同。依衛生福利部建議一日熱量攝取量，19 ～ 30 歲男性 1850 ～ 2700Kcal，女性 1450 ～ 2100Kcal，31 ～ 50 歲的成年男性 1800 ～ 2650Kcal，女性 1450 ～ 2100Kcal。滿 25 歲以後基礎代謝率會逐漸下降，熱能的需求也會逐漸遞減，以維持體重在健康體重之 ±10% 範圍內。

2. 蛋白質：蛋白質的攝取量應占總熱量的 10 ～ 20%。依衛生福利部建議一日蛋白質攝取量，19 ～ 50 歲男性 60g，女性 50g，即每公斤體重需要量約為 0.8 ～ 1g。生物價值高的蛋白質應占總蛋白質的 1/3　1/2。每日選擇食用魚類、豆類、豆製品等。

3. 礦物質與維生素：依衛生福利部建議攝取量，採取規律且均衡之飲食，應能獲得足夠的礦物質與維生素。僅鈣和鐵需要增加，主要是鈣質的增加為確保 35 歲左右能達骨骼含鈣質量的最高峰。育齡女性需要更多的鐵質以彌補自月經所流失的量。建議需多攝取肝臟、蛋、肉類及深綠色蔬菜等含鐵質的食物。

4. 脂肪：每日脂肪攝取量應占總熱量的 20 ～ 30%。肥胖應控制在 25% 以下。飽

和脂肪酸及膽固醇含量高的食物是罹患心血管疾病的主要因素，因此，建議選擇含不飽和脂肪酸的植物油，膽固醇應控制在 300mg 以下。

5. 醣類：醣類是主要熱量來源。衛生福利部建議每日醣類攝取量應占總熱量的 50-60%，應選擇含膳食纖維多醣類，減少食用純糖和甜食。精製糖類每天應攝取以不超過總熱量的 10% 為原則。

（三）老年期的營養需求

臺灣 65 歲以上銀髮族已接近全人口的 14%，為高齡化社會，於民國 108 年躋身高齡國家，並快速在 116 年左右成為超高齡國家。目前國人的平均壽命男性為 77 歲，女性超過 83 歲。雖然 60～65 歲是法定的退休年齡，臺灣因醫藥發達，高齡或退休人士的健康狀況以健康與亞健康者占八成以上。如能對飲食營養運動、健康與生活型態有妥善的規劃與經營，要實現「人生七十才開始」的健康活躍高齡生活之理想並不困難。

65 歲以上銀髮族因為生理器官功能日漸退化，進食及吸收能力也會下降，因此影響其飲食營養狀況。

1. **口腔方面**
   (1) 牙齒數目減少、鬆脫或假牙不合，食物殘渣容易卡在假牙上；或進食時假牙摩擦使得牙床疼痛，導致無法咬碎食物而不願意進食。
   (2) 唾液腺無法分泌足夠的唾液來潤滑消化食物。
   (3) 味蕾數目減少，味覺及嗅覺神經的反應變慢，降低了味覺及嗅覺的感受力，使得口味變重或食慾下降。

2. **腸胃道方面**
   腸胃道內的酵素、消化液分泌減少，腸胃蠕動變慢，吸收功能變差，造成腸胃不適，容易有消化不良、脹氣、便祕等問題。

3. **骨骼方面**
   隨著年齡的增加，骨質密度降低，可能增加骨折的機會；骨質逐漸流失，造成骨質疏鬆症。

4. 其他

(1) 在進餐時感到孤單而沒有胃口。

(2) 因服用藥物引起味覺的問題或喪失食慾。

老年期的營養需求：

1. 熱量

隨著年齡增長活動量減少，基礎代謝率降低，以及體脂肪增多及肌肉組織減少等，熱量之需求減少。正常人自 25 歲以後，每增加 10 歲其總熱量應減少在年輕時的 5%。依衛生福利部建議一日熱量攝取量，51 歲以上男性 1700～2500Kcal，女性 1400～2000Kcal，65 歲以上男性 1650～2150Kcal，女性 1300～1700Kcal。

舉例 1 公斤 → 25～30 大卡

70 公斤 × 25 大卡 ＝ 1750 大卡 70 公斤 × 30 大卡 ＝ 2100 大卡

2. 蛋白質

蛋白質的攝取量應占總熱量的 10～20%，或每公斤體重攝取 0.8～1g。依衛生福利部建議一日蛋白質攝取量，51 歲以上男性爲 55～60g，女性 50g。攝取過多容易增加肝臟及腎臟的負擔，攝取不足會造成負氮平衡。老年人若無心臟血管疾病或膽固醇過高，可選擇營養價值高又容易烹飪及消化的食物，如：魚類、雞肉、豆類、豆製品等。

3. 礦物質與維生素

老年人容易缺乏鈣質、鐵質及維生素，所以應多攝取水果、低質牛奶、大豆製品、深綠色蔬菜及蛋白質豐富食物。根據衛生福利部之統計，65 歲以上女性四個人就有一人罹患骨質疏鬆症，男性骨質流失的情形較爲緩慢，其罹患骨質疏鬆症的機率約有 12%。鈣的建議攝取量每天 1000mg、磷爲 800mg；有高血壓應減少鈉的攝取；貧血時應增加鐵的攝取；如有服用利尿劑必須增加鉀離子的攝取。

維生素的攝取依照成人標準即可。老年人眞正的問題是食物攝取不足，而不是維生素的需要增加，因此，應提供適合個人需求的食物，如多樣化、混合性等。

4. 脂肪

　　每日脂肪攝取量應占總熱量的 20 ~ 30%。如有心血管疾病應降低攝取量。老年人應避免攝取過多的脂肪，多採用植物油（人體必需脂肪酸的主要來源），少用動物油（容易造成動脈硬化及高血壓，宜少食用）。老年人對於脂肪的消化與吸收較緩慢，但也不能過度限制。建議食物膽固醇的含量應控制在 300mg 以下。

5. 醣類

　　老年人常有葡萄糖不耐的現象，所以飲食上應減少純糖的攝取。避免葡萄糖不耐現象長久演變成糖尿病。每日醣類攝取量應占總熱量的 50 ~ 60%，一般人每天至少要攝取 50 ~ 100 公克的醣類，應選擇含膳食纖維多醣類，減少純糖或甜食。

6. 水份

　　一般人體內缺乏水份會感到口渴而想喝水，但老年人不一定會有這種反應，再則因膀胱功能控制欠佳，而自行限制喝水量，易造成水份不足。除罹患心臟或腎臟病者外，應多鼓勵老年人喝水，每日至少攝取約 5 ~ 8 杯的液體（至少2000cc）。

整理

1. 衛生福利部在每日飲食指南中建議：每日應攝取六大類食物，包括全穀根莖類、乳品類、豆魚蛋肉類、蔬菜類、水果類、油脂與堅果種子類，另外強調補充水分及運動之重要性。六大類飲食來源（請參閱 P.106）。

2. 國人膳食營養素參考攝取量（DRIs）乃以健康人為對象，為維持和增進國人健康以及預防營養素缺乏而訂定。其中包括平均需要量（EAR）、建議攝取量（RDA）、足夠攝取量（AI）、上限攝取量（UL）等。國民飲食十二項指標（請參閱 P.115）。

3. 素食者飲食 8 項指標原則：(1) 依據指南選擇素食，食物種類多樣化；(2) 全穀雜糧為主食至少三分之一，豆類搭配食用更佳；(3) 烹調用油常變化，堅果種子不可少；(4) 深色蔬菜營養高，菇、藻、紫菜應俱全；(5) 水果正餐同食用，當季在地份量足；(6) 口味清淡保健康，飲食減少油、鹽、糖；(7) 粗食原味少精緻，加工食品慎選食；(8) 健康運動 30 分鐘，適度日晒 20 分鐘。

4. 懷孕期的營養需求：包括熱量、醣、脂肪、維生素、礦物質及蛋白質（請參閱 P.125～132）。

5. 哺乳期的母親應多補充鈣、磷、鋅及維生素，哺乳過程中鈣及維他命 A、B2、B6、B12 的需要量都較懷孕時更多，很多產婦因補充不足，留下日後貧血及骨質疏鬆的後遺症，而維他命 A 的來源與孕期相同，最好是來自食物中的 β 胡蘿蔔素（請參閱 P.133～134）。

6. 嬰兒期的營養需求包括：熱量、蛋白質、醣、脂肪、維生素、礦物質及水分（請參閱 P.135～136）。幼兒期及學齡期的營養需求（請參閱 P.137～138）。

7. 青春期、成年期、老年期的營養需求（參閱 P. 138～142）。

章末 習題

1. 了解均衡營養對健康的重要性？（請參閱第一節）

2. 說明六大類營養素的主要功能及飲食來源。（請參閱第一節）

3. 說明每日飲食指南中六大類食物及其食物來源？（請參閱第一節）

4. 依你一日所需之總熱量和營養素含量，設計一天份均衡營食的菜單。（請參閱第二節）

5. 簡述選購各類食物時各應注意事項？（請參閱第二節）

6. 何謂膳食營養素參考攝取量及國民飲食指標？（請參閱第二節）

7. 試述國民飲食十二項指標。（請參閱第二節）

8. 簡述素食者飲食指標。（請參閱第二節）

9. 簡述不同年齡 / 性別生活活動強度的熱量需求。（請參閱第二節）

10. 試述懷孕期應添加哪些營養？（請參閱第三節）

11. 簡述哺乳期及嬰兒期的營養需求。（請參閱第三節）

12. 簡述兒童與青少年的營養需求。（請參閱第三節）

13. 試述中老年期的營養需求。（請參閱第三節）

chapter

5

健康與傳染病防治

1. 能了解傳染病的致病模式與防治的重要性。
2. 能說出構成傳染病的三大要素。
3. 能了解不同傳染途徑的定義和其分別常見的傳染病。
4. 能了解各種傳染方式可運用的預防策略。
5. 能了解腸病毒、登革熱、愛滋病、新型冠狀病毒（COVID-19）的傳染途徑、症狀和預防策略。

　　由於交通便捷、國際交流頻繁等因素，新興傳染病不斷出現且形成跨國及區域性的傳播，全球化速度明顯增快。近幾年世界各國新興傳染病層出不窮，2003 年出現嚴重急性呼吸道症候群（severe acute respiratory syndrome, SARS），2012 年爆發中東冠狀病毒呼吸道症候群（Middle East Respiratory Syndrome Coronavirus，MERS-CoV），2013 年中國大陸 H7N9 流感、2014 至 2016 年西非伊波拉病毒感染、2015 年南韓中東冠狀病毒呼吸道症候群（MERS-CoV）疫情及 WHO 於 2016 年 2 月 1 日宣布茲卡病毒感染症為國際公共衛生緊急關注事件，剛果民主共和國伊波拉病毒感染 2018/5/11 ~ 2019/3/2 累計 829 例（561 人死亡）等，2019 年 12 月中國武漢地區發生肺炎疫情，致病原初步判定為新型冠狀病毒（COVID-19），造成國際間之恐慌與關注。上述這些疾病皆屬於傳染病，若防疫工作沒確實，傳染病隨時有可能在你我身上出現。

第一節　傳染病的三大要素

　　傳染病是指一些具傳播性的疾病。傳染病是由病原體入侵人體繁殖或產生的毒素，破壞身體細胞及其功能所致，嚴重時會導致死亡。傳染病的產生必須要有三大要素——病原體、宿主和環境——同時存在時才會發生。此三大要素組合形成了傳染病流行病學中拿來解釋病因的「流行病學鐵三角模式」，也稱為「傳染鏈」（如圖 5-1、5-2）。在這個模式當中，疾病的發生是倚賴環境把病原傳染給宿主後，病原和易感受宿主間產生交互作用的結果，若我們破壞掉三角模式中的其中一個要素，則傳染病就不會發生。

以下，本文將傳染病三個要素——病原體、宿主及環境——分述如下：

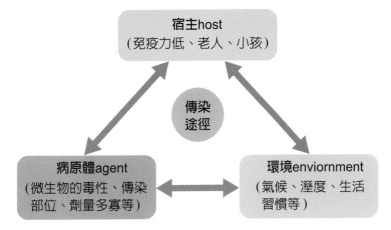

圖 5-1　傳染病三個要素

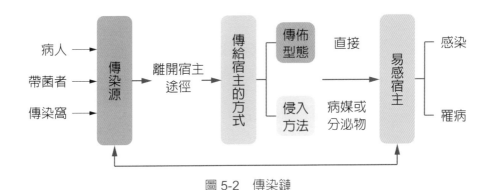

圖 5-2　傳染鏈

一、病原體（agent）

　　傳染病的病原體即為致病的微生物，例如：病毒、細菌、黴菌、寄生蟲等，這些微生物是否會造成傳染病的流行，主要看它本身的感染力、致病力和毒力：

1. 感染力：即為病原能感染宿主、留在宿主體內繁殖的能力。不過，能夠感染宿主並不表示會讓宿主發病，宿主感染了病原之後是否會發病，還須考慮宿主本身的免疫力。

2. 致病力：是指病原在感染宿主之後，讓受感染的宿主發病的能力，這與病原在宿主體內繁殖速度和破壞細胞的程度有關，也和宿主本身的免疫力有關。

3. 毒力：指病原感染宿主、讓宿主發病後，宿主罹患疾病的嚴重程度稱之。疾病的嚴重程度尚可分為嚴重病癥、嚴重後遺症及死亡。

二、宿主（host）

宿主就是病原感染的個體，宿主受到病原感染後是否會罹病，最主要的是看宿主本身是否具有免疫力能抵抗病原入侵體內。例如：幼兒、長者及長期病患者，他們的抵抗力較弱，因而容易受到感染。對於感染一次就能產生長期免疫力的疾病，如：白喉、百日咳、破傷風、小兒麻痺、麻疹、德國麻疹、腮腺炎等傳染病，就能夠藉由施打疫苗將處理過的病原（死菌或減毒）注射至體內，促使身體產生免疫反應以獲得對該疾病的抵抗力。

三、環境（environment）

環境可以給予病原體由感染源傳遞到易感受宿主的途徑，從感染源經由「傳染途徑」傳遞到易感受宿主的循環過程，稱為「傳染鏈」。依據病原的傳染，將傳染途徑分為直接傳染與間接傳染二類（表 5-1），分述如下：

表 5-1　傳染途經的分類與定義

傳染途徑	分類	定義	常見傳染病
接觸傳染	直接接觸	指被感染者經由直接和宿主接觸而遭受感染，常見有直接接觸到含病原體的血液、體液、唾液等。	1. 經性行為而感染淋病、梅毒、愛滋病（AIDS）。 2. 經唾液傳染 A 型肝炎。 3. 經傷口直接接觸病動物的唾液，如狂犬病。 4. 經血液感染到 B、C、D 型肝炎。
	飛沫傳染	經由打噴嚏、咳嗽、吐痰、講話時，將致病原直接噴入宿主眼睛或口鼻等。	例：流行性感冒、水痘、肺結核、嚴重急性呼吸道症候群（SARS）、退伍軍人症、COVID-19 等。
	垂直感染	經由母體胎盤中的血液進入胎兒體內。	如：愛滋病、梅毒、B 型肝炎。
空氣傳染		病原體漂浮在空氣中的微粒或塵埃上，由口鼻進入宿主體內。	如：肺結核、水痘、流行性感冒。
媒介物傳染		經由被病原體汙染的水、食物、針筒等侵入宿主體內。	透過此類方式傳染的疾病有腸病毒、傷寒、副傷寒、痢疾、霍亂、急性病毒性 A、E 型肝炎等。
病媒傳染		經由動物、昆蟲（蚊子、蟑螂、跳蚤等）傳播病原體。	如：登革熱、日本腦炎、狂犬病、恙蟲病、漢他病毒感染。

（一）直接傳染

直接傳染是指病原經由皮膚、黏膜、體液（如唾液、分泌物、血液等）、排泄物等的直接進入宿主體內造成感染。例如細菌、病毒等致病原直接進入宿主體內造成感染，不是憑藉其他媒介物。依照入侵途徑又可分成直接接觸、飛沫傳染、垂直感染三種方式：

1. 直接接觸：致病原經由直接的皮膚、生殖器、黏膜接觸進入宿主體內，或透過性行為或經由血液直接感染病原，例如：AIDS、梅毒、淋病等性病。

2. 飛沫傳染：咳嗽、打噴嚏時，將致病原直接噴入宿主眼睛或口鼻，例如：流行性感冒、肺結核病、麻疹、德國麻疹、水痘等。

3. 垂直感染：致病原經由胎盤血液進入胎兒體內，如：愛滋病、B型肝炎、梅毒等。

（二）間接傳染

間接傳染是指病原必須透過一個媒介才能傳染給宿主，使之感染，主要又分為空氣傳染、媒介傳染和病媒傳染三類：

1. 空氣傳染：是指病原體附著在空氣中的灰塵或懸浮微粒上，經由宿主的呼吸進入宿主呼吸道而造成感染。有一些微生物可以長時間在空氣中懸浮及生存，通常引起上或下呼吸道感染病。一般通過空氣傳播的疾病包括：細菌性腦膜炎、水痘、普通感冒、流感、腮腺炎、鏈球菌性咽炎、肺結核、麻疹、風疹、百日咳、非典型肺炎和麻風病。

2. 媒介物傳染：經由被病原體汙染的水、食物、針筒等侵入宿主體內。透過此類方式傳染的疾病有：腸病毒、傷寒、副傷寒、痢疾、霍亂、急性病毒性 A、E 型肝炎等。

3. 病媒傳染：經由動物、昆蟲（蚊子、蟑螂、跳蚤等）傳播病原體。昆蟲是常見的病媒，病原不會直接人傳染給人，而須經由蝨子、跳蚤、蚊子、蒼蠅等動物的傳遞，稱為蟲媒傳染，例如：登革熱、日本腦炎、瘧疾等必須經由帶有病原的病媒蚊叮咬人後才會感染，鼠疫則是被感染了鼠疫桿菌的跳蚤叮咬而傳染。

除了預防接種等方式提升宿主的免疫力之外，預防傳染病的方式就是阻斷傳染途徑（如表 5-2）。

表 5-2　切斷傳染病傳播途徑的方法

	傳染型態	侵入方法	傳染源	傳染病	切斷傳染途徑
呼吸道傳染	飛沫傳染（打噴嚏或咳嗽）	經由眼結膜及口鼻黏膜	淚液、唾液、鼻涕或痰	流行性感冒、百日咳、麻疹、腮腺炎、肺結核、猩紅熱、帶狀疱疹、水痘、退伍軍人症、嚴重急性呼吸道症候群COVID-19 等。	洗手、戴口罩、避免以手揉眼睛、打噴嚏或咳嗽時以手掩住口鼻、避免出入公共場所及密閉空間。
	空氣傳染	吸入空氣中含有病原體的塵或霧			
腸胃道傳染	媒介物傳染	經由汙染的東西，如：水、食物、糞便、餐具、手帕等傳入體內。	飲水	霍亂、傷寒、副傷寒、A 型肝炎、小兒麻痺等。	注意飲水及食物衛生、勤洗手、必要時戴手套、排泄物應消毒（以 1~5% Lysol 完全浸泡 1 小時以上，再倒入下水道）。
			食物	霍亂、傷寒、副傷寒、食物中毒、寄生蟲病等。	
其他途徑傳染	直接接觸	和病人直接接觸後被傳染	皮膚、黏膜、生殖器、膿痂皮	愛滋病、梅毒、淋病等。	戴保險套，重視安全性行為。
			傷口、皮膚上的傳染性分泌物	燒傷感染、氣性壞疽、破傷風等。	洗手、戴手套、汙染之敷料應密封後焚毀。
	病媒傳染	鼠類、昆蟲類（虱、蚤、蚊）將病原體傳入人體	機械性病媒：蟲媒本身不感染，攜帶病媒給宿主。	傷寒、副傷寒、小兒麻痺、霍亂等。	改善環境衛生，加強汙水及垃圾處理，消滅病媒。
			生物性病媒：病原體在感染動物體內繁殖後藉由病媒叮咬傳播給宿主。	瘧疾、日本腦炎、斑疹傷寒、登革熱、出血熱。	

第二節　傳染病的分類與規範

　　《傳染病防治法》是為了杜絕傳染病的發生、傳染及蔓延而制定的法律，其中規定了傳染病的分類、政府機關的權責、防治體系的建置、校園常見的傳染病防治要項，簡述如下：

依據傳染病的致死率、發生率及傳播速度等危害風險程度高低，108 年 6 月 19 日公布修正的《傳染病防治法》將「法定傳染病」分為下列 5 類（如表 5-3）：

（一）第一類傳染病

1. 種類

包括：天花、鼠疫、嚴重急性呼吸道症候群（SARS）、狂犬病共 4 種疾病。

2. 規範

當醫師診治病人或醫師、法醫師檢驗、解剖屍體發現此類傳染病或疑似傳染病病人時，應立即採行必要之感染控制措施，並於 24 小時內報告當地主管機關；罹患此類傳染病之病人應於指定隔離治療機構施行隔離治療，若不幸往生，應於 24 小時內完成入殮並火化。

（二）第二類傳染病

1. 種類

包括：登革熱、屈公病、瘧疾、茲卡病毒感染症、西尼羅熱、流行性斑疹傷寒、腸道出血性大腸桿菌感染症、傷寒、副傷寒、桿菌性痢疾、阿米巴痢疾、霍亂、疾病病毒性 A 型肝炎、小兒麻痺症／急性無力肢體麻痺、炭疽病、多重抗藥性結核病、麻疹、德國麻疹、白喉、流行性腦脊髓膜炎、漢他病毒症候群共 21 種疾病。

2. 規範

當醫師診治病人或醫師、法醫師檢驗、解剖屍體發現此類傳染病或疑似傳染病病人時，應立即採行必要之感染控制措施，並於 24 小時內報告當地主管機關；罹患此類傳染病之病人，必要時得於指定隔離治療機構施行隔離治療。

（三）第三類傳染病

1. 種類

包括：疾病病毒性 B 型肝炎、疾病病毒性 C 型肝炎、梅毒、先天性梅毒、疾病病毒性 D 型肝炎、結核病、先天性德國麻疹症候群、疾病病毒性 E 型肝炎、

百日咳、破傷風、新生兒破傷風、腸病毒感染併發重症、侵襲性 b 型嗜血桿菌感染症、日本腦炎、流行性腮腺炎、淋病、人類免疫缺乏病毒（HIV）感染、漢生病、退伍軍人病、急性病毒性肝炎未定型共 20 種疾病。

2. 規範

當醫師診治病人或醫師、法醫師檢驗、解剖屍體發現此類傳染病或疑似傳染病病人時，除立即採行必要之感染控制措施，還須於 1 週內完成向當地主管機關報告，且必要時，中央主管機關可調整完成報告的時限；罹患此類傳染病之病人，必要時得於指定隔離治療機構施行隔離治療。

（四）第四類傳染病

1. 種類

此類傳染病為前述三項以外，經中央主管機關認有監視疫情發生或施行防治必要之已知傳染病或症候群，包括：李斯特菌症、水痘併發症、恙蟲病、地方性斑疹傷寒、萊姆病、肉毒桿菌中毒、庫賈氏病、弓形蟲感染症、布氏桿菌病、流感併發重症、侵襲性肺炎鏈球菌感染症、Q 熱、類鼻疽、鉤端螺旋體病、兔熱病、崙疹 B 病毒感染症共 16 種疾病。

2. 規範

當醫師診治病人或醫師、法醫師檢驗、解剖屍體發現此類傳染病或疑似傳染病病人時，應立即採行必要之感染控制措施，並依中央主管機關公告之期限及規定方式報告當地主管機關；罹患此類傳染病之病人依中央主管機關公告之防治措施處置。

（五）第五類傳染病

1. 種類

包括新型 A 型流感、中東呼吸症候群冠狀病毒感染症（MERS-CoV）、黃熱病、伊波拉病毒感染、拉薩熱、馬堡病毒出血熱、裂谷熱共 7 種疾病。

2. 規範

當醫師診治病人或醫師、法醫師檢驗、解剖屍體發現此類傳染病或疑似傳染

病病人時，應立即採行必要之感染控制措施，並依中央主管機關公告之期限及規定方式報告當地主管機關；罹患此類傳染病之病人依中央主管機關公告之防治措施處置，若不幸往生，應於中央主管機關公告之期限內完成入殮並火化。此類傳染病爲前述四項以外，經中央主管機關認定其傳染流行可能對國民健康造成影響，有依《傳染病防治法》建立防治對策或準備計畫必要之新興傳染病或症候群。

表 5-3　我國法定傳染病之種類

類　別	傳染病名稱	病例通報時限
第一類傳染病	天花、鼠疫、嚴重急性呼吸道症候群（SARS）、狂犬病共 4 種疾病。	應於 24 小時內報告衛生單位
第二類傳染病	登革熱、屈公病、瘧疾、茲卡病毒感染症、西尼羅熱、流行性斑疹傷寒、腸道出血性大腸桿菌感染症、傷寒、副傷寒、桿菌性痢疾、阿米巴痢疾、霍亂、疾病病毒性 A 型肝炎、小兒麻痺症／急性無力肢體麻痺、炭疽病、多重抗藥性結核病、麻疹、德國麻疹、白喉、流行性腦脊髓膜炎、漢他病毒症候群共 21 種疾病。	應於 24 小時內報告衛生單位
第三類傳染病	疾病病毒性 B 型肝炎、疾病病毒性 C 型肝炎、梅毒、先天性梅毒、疾病病毒性 D 型肝炎、結核病、先天性德國麻疹症候群、疾病病毒性 E 型肝炎、百日咳、破傷風、新生兒破傷風、腸病毒感染併發重症、侵襲性 b 型嗜血桿菌感染症、日本腦炎、流行性腮腺炎、淋病、人類免疫缺乏病毒（HIV）感染、漢生病、退伍軍人病、急性病毒性肝炎未定型共 20 種疾病。	應於一週內完成，必要時中央主管機關得調整之
第四類傳染病	李斯特菌症、水痘併發症、羔蟲病、地方性斑疹傷寒、萊姆病、肉毒桿菌中毒、庫賈氏病、弓形蟲感染症、布氏桿菌病、流感併發重症、侵襲性肺炎鏈球菌感染症、Q 熱、類鼻疽、鉤端螺旋體病、兔熱病、輪疹 B 病毒感染症共 16 種疾病。	依中央主管機關公告之期限及規定方式爲之
第五類傳染病	新型 A 型流感、中東呼吸症候群冠狀病毒感染症（MERS-CoV）、黃熱病、伊波拉病毒感染、拉薩熱、馬堡病毒出血熱、裂谷熱、新型冠狀病毒（COVID-19）共 8 種疾病。	依中央主管機關公告之期限及規定方式爲之

第三節　防治體系的建置

疾病管制署於 2003 年爲因應高傳染性與高致死率之新興傳染病「嚴重急性呼吸道症候群（Severe Acute Respiratory Syndrome, SARS）」病患隔離收治需求而規劃建置防治體系。之後依 2009 年全球 H1N1 新型流感大流行疫情及 2013 年中

國大陸 H7N9 禽流感疫情實際應變經驗，及 2019 年新型冠狀病毒（COVID-19）之大流行檢討調整運作方式，使其更能符合新興傳染病防疫需求。建立了「傳染病防治醫療網」，將全國劃分為臺北區、北區、中區、南區、東區及高屏區共 6 區，並指定醫療機構設傳染病隔離病房。

另外，衛生福利部在考量國內、外流行疫情嚴重程度，認為有統籌各種資源、設備及整合相關機關（構）人員之必要時，得報請行政院同意成立「中央流行疫情指揮中心」，後視流行疫情及處置狀況，由疫情中心指揮官報請行政院解散之。

一、校園常見的傳染病防治要項

學校應由切斷傳染途徑、消滅傳染源及保護易感染性宿主三個方向著手校園傳染病防治工作。

（一）切斷傳染途徑

1. 實施衛生教育

教導學生正確的傳染病防治知識，做好自我健康管理，有助於切斷傳染途徑。學校傳染病管制的目的，不僅是為了防止受傳染，同時學習如何不傳染別人，因此在學校實施衛生教育是傳染病管制最重要的方法。

(1) 利用各種教學機會，傳授預防及管制傳染病的知識，最新疫情資訊可查詢疾病管制局網址 http：//www.cdc.gov.tw/

(2) 訓練學生保持校內的環境衛生，有助於減少疾病的傳染。

(3) 學校各項預防傳染病的措施，應使學生充分明瞭，例如在舉行預防接種之前，應先說明預防接種的意義和目的，並應鼓勵學生自動接受樂於合作。

(4) 學校對於罹患傳染病的學生，應照規定嚴格管制，教職員亦不例外。學生全勤雖可取，但帶病上課違反公共衛生，不應受到鼓勵，因此全勤的觀念有待商榷。

(5) 學校與家長之密切合作，使家長充分明瞭各項預防傳染病的措施。

(6) 培養正確的健康習慣，做好自我健康管理：

a. 時常洗手：接觸分泌物、如廁後、用餐前、使用電腦前後等，執行正確洗手五步驟。

b.打噴嚏、咳嗽需掩口鼻、不隨地吐痰等行為。

c.避免前往人群聚集處，減少不必要的探病，進入醫院戴口罩，返家立即洗澡更衣。

d.如有發燒、咳嗽、腹瀉等身體不適症狀，勿前往公共場所，應戴口罩，儘速就醫。

2. 改善環境衛生

改善環境衛生也有助於切斷傳染途徑，建立一道保護學生健康的圍牆，尤其是腸道傳染病，如：傷寒、霍亂、痢疾、腸病毒、輪狀病毒等。學校在環境衛生工作上應注意下列各點，有完成改善者則加以記錄，包含時間、完成者、檢核者等項目，且最好有照片存證：

(1) 安全的給水系統，定期清洗水塔。

(2) 充足的洗手設備。

(3) 排水和垃圾的妥善處理。

(4) 符合衛生條件的廁所。

(5) 保持良好的採光和通風。

(6) 廚房衛生、飲食衛生。

（二）消滅傳染源

學校是一個開放性的環境，校園裡難免有動植物、昆蟲或溝渠、容器等容易滋生病媒，必須加強環境整潔維護管理。

1. 常見校園病媒種類、所傳播疾病及防治方法

(1) 鼠類

a.鼠類傳播疾病的方式：

老鼠是一些致病病毒、細菌、立克次氏體等的貯存宿主。病原體可經由鼠咬、鼠尿或鼠糞而傳播疾病，亦可藉由其體外寄生蟲，鼠蚤、鼠蜱或鼠蟎，間接引起疾病。傳播的疾病包括：鼠咬熱、鉤端螺旋病、漢他病毒出血熱。藉由鼠蚤、鼠蜱或鼠蟎引起的疾病包括：鼠疫、地方性斑疹、傷寒、恙蟲病及萊姆病。

b. 鼠類預防方法：

封住建築物周圍之老鼠洞及所有空隙，門窗必須裝有金屬紗網或鐵柵，其孔徑不可超過一公分。食具與廚具應於使用完畢以後儘快清洗，並保持廚房的清潔。若已發現老鼠蹤跡，可利用粘鼠板、捕鼠籠或滅鼠藥，放置於老鼠常出沒的地方滅鼠，同時應該注意必須消滅老鼠身上的蚤類與蟎類。

(2) 蚊蟲

a. 蚊蟲傳播疾病的方式：

蚊蟲傳播的疾病包括登革熱、日本腦炎、瘧疾等。在臺灣傳播登革熱的病媒蚊主要為埃及斑蚊及白線斑蚊。登革熱病媒蚊主要孳生於積水容器，包括：水桶、花瓶、花盆底盤、陶甕、人工水槽、廢輪胎等。傳播日本腦炎的病媒蚊以三斑家蚊為主，環紋家蚊及白頭家蚊為輔。日本腦炎病媒蚊主要孳生於水稻田、灌溉溝渠、溪流等。傳播瘧疾的病媒蚊為矮小瘧蚊，主要孳生於緩流之小溪，在臺灣之分布侷限於臺南縣、高雄縣、屏東縣、臺東縣及花蓮縣等五縣市。傳播血絲蟲病的病媒蚊為熱帶家蚊，熱帶家蚊可以孳生於幾乎是任何水域，包括水溝、池塘等。

b. 蚊蟲預防方法：

清除環境所有積水容器，如花瓶、水缸、貯水池等盛水容器每週至少要換水、刷洗一次（刷洗時必須用力刷洗內壁，以清除病媒蚊之蟲卵）、不用的容器必須倒置，以保持乾燥。保持水溝暢通、避免被雌蚊叮咬、穿淡色長衣長袖、噴防蚊液、使用蚊香驅蚊、設置紗窗、紗門，並經常檢查補修。

(3) 跳蚤

a. 跳蚤傳播疾病的方式：

跳蚤所傳播的疾病包括腺鼠疫及地方性斑疹傷寒。鼠疫桿菌亦可經由帶菌蚤的糞便或處理被感染動物的組織接觸膿液，感染傷口進入人體，而經由跳蚤的糞便感染傷口為地方性斑疹傷寒主要感染途徑。在臺灣傳播鼠疫的病媒為印度鼠蚤，而傳播地方性斑疹傷寒的病媒為印度鼠蚤及貓蚤。

　　　b. 跳蚤預防方法：避免跳蚤孳生，野貓、野狗、野鼠勿入校園。

(4)　蟎類

　　　a. 蟎可引起恙蟲病及疥瘡兩種傳染病。

　　　b. 蟎類預防方法：消除孳生地，應剷除雜草、滅鼠及藥物滅蟎。

2. 消滅傳染源的方法

　　防止直接傳染，減少疾病蔓延，必須建立兩道防線：

(1)　第一道防線：家長的察覺，在家中發現子女有異狀時，應即請假不到校，並就醫診治，以減少傳染的機會。

(2)　第二道防線：教師的觀察，教師利用上課時間發現學生有可疑病徵時，應立即送健康中心且通知家長帶回診治。發現疑似傳染病學生或教職員，應暫停入校，因傳染病痊癒後，體內可能仍帶有病原體，病癒返校時需經醫師證明已無傳染性，方准復課或上班。疑似罹患傳染病學生或教職員一經確定診斷，除將患者隔離外，對於接觸者應加監視，必要時亦可暫停入校，直到過了傳染病最長潛伏期為止。

（三）保護易感染性宿主

1. 實施預防接種：學校必須在衛生主管機關規定下實施學校師生之預防接種，如非來自於衛生主管機關之預防接種事宜皆屬於個別需要，應輔導其至醫療院所詳細諮詢後再接種（圖 5-3、表 5-4）。

2. 進行缺課調查：傳染病流行期，對於所有請病假或不明原因缺課的學生，都應加以調查，必要時可進行家庭訪視。如發現學生在家患急性傳染病時，應指導其隔離及預防方法。

3. 進行病例報告：學校發現教職員工或學生染患法定傳染病，應即分別報告教育主管機關及當地衛生機關。為防止傳染病之蔓延，教育主管機關得准予停課。

我國現行兒童預防接種時程

108.05 版

疫苗＼接種年齡	24hr內儘速	1 month	2 months	4 months	5 months	6 months	12 months	15 months	18 months	21 months	24 months	27 months	滿5歲至入國小前	國小學童
B型肝炎疫苗 (Hepatitis B vaccine)	第一劑	第二劑				第三劑								
卡介苗 (BCG vaccine)[1]					一劑									
白喉破傷風非細胞性百日咳、b型嗜血桿菌及不活化小兒麻痺五合一疫苗 (DTaP-Hib-IPV)			第一劑	第二劑		第三劑			第四劑					
13價結合型肺炎鏈球菌疫苗 (PCV13)			第一劑	第二劑			第三劑							
水痘疫苗 (Varicella vaccine)							一劑							
麻疹腮腺炎德國麻疹混合疫苗 (MMR vaccine)							第一劑						第二劑	
活性減毒嵌合型日本腦炎疫苗 (Japanese encephalitis live chimeric vaccine)[2]								第一劑				第二劑	一劑*	
流感疫苗 (Influenza vaccine)[3]							初次接種二劑，之後每年一劑							
A型肝炎疫苗 (Hepatitis A vaccine)[4]							第一劑		第二劑					
白喉破傷風非細胞性百日咳及不活化小兒麻痺混合疫苗 (DTaP-IPV)													一劑	

圖 5-3　我國現行兒童預防接種時程（衛生福利部疾病管制署）。

表 5-4　成人預防接種建議時程表（108/5）

疫苗種類＼年齡	19-26	27-49	50-64	≧ 65
破傷風、白喉、百日咳相關疫苗（Tdap/Td）1	每 10 年接種一劑 Td，其中一劑以 Tdap 取代 Td			
麻疹、腮腺炎、德國麻疹混合疫苗 2	2 劑			
季節性流感疫苗 3	每年接種 1 劑			
B 型肝炎疫苗 4	3 劑			
A 型肝炎疫苗 5	2 劑			
肺炎鏈球菌 13 價結合型疫苗 6	1 劑			1 劑
肺炎鏈球菌 23 價多醣體疫苗 6	1 劑或 2 劑			1 劑
日本腦炎疫苗 7	1 或 3 劑			
人類乳突病毒疫苗 8	3 劑（女）			
帶狀疱疹疫苗 9		1 劑		

建議接種
如有感染疾病之風險，可依建議接種。
無特別的接種建議。

第四節　常見傳染病

一、腸病毒

> # 案例
>
> 　　一位三歲男孩因出現發燒、喉嚨痛及口腔潰爛等症狀，哭鬧了整晚，媽媽一早到醫院就診，醫師診斷為疱疹性咽峽炎，其後，因高燒、雙手疼痛及四肢無力等重症前兆病徵再度就醫治療，因併發中樞神經感染、四肢無力、肢體麻痺，診斷為腸病毒併發重症。
> （腸病毒 71 型併發重症個案）

（一）腸病毒概述

　　腸病毒係濾過性病毒之一種，腸病毒並不是單一病毒的名字，而是一群病毒的總稱，可分為克沙奇病毒 A 群、B 群、小兒麻痺病毒、伊科病毒及其他腸病毒等。依據基因序列分析結果又分為人類腸病毒 A、B、C、D 型，其中最常見的腸病毒 71 型被歸類於人類腸病毒 A 型（如上述案例）。臺灣每年都有腸病毒感染個案，以 4 到 9 月的夏季到初秋為主要流行期，多發生在 10 歲以下的孩童，感染若發生併發症時死亡率很高。雖然成人也可能會被感染，但較為少見，人群密集處，易發生流行。

（二）腸病毒之臨床症狀

　　潛伏期約為二至五天，大多數感染者，並無臨床症狀或臨床症狀極為輕微，而大部分病例過了幾天之後即會自然痊癒。典型症狀為發燒、手足口病（是指口腔黏膜及舌頭、軟顎、牙齦和嘴脣，四肢則是手掌及腳掌、手指及腳趾會出疹、出現小水泡）、咽峽炎（是指咽峽部出現小水泡或潰瘍），再伴隨輕微的咳嗽、流鼻涕之類的感冒症狀；病程為七至十天。極少數個案，嚴重時則會出現，包括：無菌性腦膜炎、腦炎、心肌炎〔突發性呼吸困難、蒼白、發紺、嘔吐、心跳過速（心跳每分鐘 120 次以上），且快速演變成心衰竭、休克、甚至死亡〕、肢體麻痺、急性出血性結膜炎等，侵犯多種器官，死亡率很高。

（三）腸病毒傳染途徑

腸病毒的傳染性極強，主要經由腸胃道（糞、口、水或食物汙染）或呼吸道（飛沫、咳嗽或打噴嚏）傳染，亦可經由接觸病人的分泌物而受到感染。

（四）腸病毒之潛伏期

發病前幾天在喉嚨及糞便都可以檢驗出有病毒存在，這時就開始有傳染他人的能力，表示已具傳染力，通常在發病後 1 週內傳染力最強；而患者可經由腸道持續釋出病毒，時間可達 8 到 12 週之久。

（五）腸病毒預防方法

腸病毒的傳染力極強，但可透過簡單的衛生保健動作，就可有效降低感染的機會。腸病毒的預防方法如下：

1. 勤洗手，並牢記打擊腸病毒「溼搓沖捧擦」五招式（表 5-5）。
2. 注意均衡飲食、營養及運動，並多喝水。
3. 維持環境清潔及通風。
4. 儘量避免出入過度擁擠之公共場所。
5. 避免與疑似病患接觸，如有發燒、口腔長水泡、皮膚發疹等症狀應儘速就醫。
6. 三歲以下小朋友容易受到感染，特別小心防範。
7. 兒童玩具（尤其是帶毛玩具）經常清洗、消毒。
8. 新生兒可多餵食母乳，以提高抵抗力。

表 5-5　正確洗手五招式

正確洗手五招式	
溼	在水龍頭下把手淋溼。
搓	擦上肥皂和水搓揉起泡約二十秒，手指及指甲也需洗淨。
沖	將雙手沖洗乾淨。
捧	捧水將水龍頭沖洗乾淨，關閉水龍頭。
擦	用擦手紙將手擦乾。

（六）腸病毒治療方法

目前並沒有特效藥，絕大多數患者會自行痊癒，臨床多採支持療法。但如果出現嗜睡、意識不清、活動力降低、手腳無力、肌躍型抽搐（類似受到驚嚇的突發全身肌肉收縮）、持續嘔吐、頸部僵硬、昏迷、肢體麻痺、呼吸急促、心跳加快或心律不整等腸病毒重症前兆，請務必立即送至大醫院接受適當治療。

二、登革熱

案例

一位男性病人現年 50 歲，就診時主訴有口乾舌燥、食慾不振、發燒等症狀，並且持續有六天了。沒有咳嗽、流鼻水，因為正值登革熱流行期間，所以初步懷疑為登革熱，醫院便幫他驗血檢查，隔天他手腳就出疹子了，很符合登革熱的臨床症狀。血液報告發現他的白血球值下降到 3650/ul、血小板值下降到 3 萬 /ul、GOT 值上升到 84/UL、GPT 值上升到 43/UL，抽血檢查也符合登革熱診斷。

（一）登革熱概述

登革熱（Dengue fever）俗稱「天狗熱」或「斷骨熱」，是一種由登革病毒所引起的急性傳染病，這種病毒會經由喜好又熱又溼環境的埃及斑蚊和白線斑蚊的叮咬而傳播給人類（圖 5-4、5-5）。

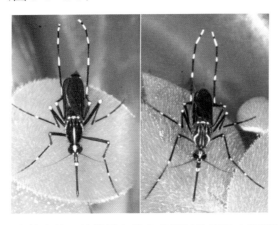

圖 5-4　圖左，白線斑蚊，特徵是有帶白色條紋的腿及小而黑白色的身軀。
　　　　圖右，埃及斑蚊，腿部有白色標記，胸節上有里拉琴形狀的斑紋。

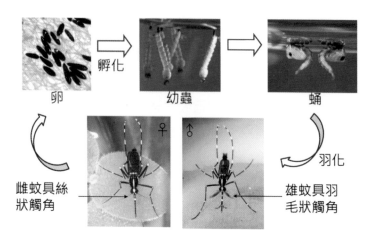

圖 5-5　白線斑蚊的生活史（資料引用自衛生福利部疾病管制署）。

在臺灣，埃及斑蚊及白線斑蚊為傳播登革熱之病媒蚊，它們同時也傳播黃熱病毒、屈公病毒、茲卡病毒，造成重大公衛議題。依據不同的血清型病毒，可分為 I、II、III、IV 四種類型，而每一類型都具有感染致病的能力。若感染某類型的登革病毒，會對於那一類型的病毒具有終身免疫，但感染 2～9 個月後，對其他型的病毒免疫力就消失了，換句話說，個體還是有可能再感染其他型別的登革熱。

登革熱，一般是指典型登革熱（classic dengue fever）。但自 1953 年開始，在菲律賓、泰國、馬來西亞等亞洲熱帶及亞熱帶各地，陸續出現了一種主要發生於 3～10 歲兒童間的登革熱，這比典型的登革熱症狀更為嚴重，會有出血的徵兆，所以又稱為出血性登革熱（DHF）；若之前感染過其他類型的登革病毒，再次被叮咬而又被感染時，又稱為二次感染，會使身體抗體反應變強，而引起快速的病情惡化，造成血管通透性增加、血液凝固異常而出現出血，有些甚至會有休克的現象，所以也稱為登革休克症候群（DSS）。

全球登革熱的好發地區，主要集中在熱帶、亞熱帶等有埃及斑蚊和白線斑蚊分布的國家，隨著全球化發展逐漸便利，各國之間相互流通及往返也趨於頻繁，自 1980 年代之後，登革熱也開始向各國蔓延，成為嚴重的公共衛生問題。臺灣位於亞熱帶地區，像這樣有點熱、又有點溼的環境，正是蚊子最喜歡的生長環境，為登革熱流行高風險地區。

（二）登革熱傳染方式

臺灣主要傳播登革熱的病媒蚊為埃及斑蚊及白線斑蚊，感染方式主要是藉由病媒蚊叮咬人時將登革病毒傳入人體內，並不會由人直接傳染給人，也不會經由空氣或接觸傳染。人在受到帶有登革病毒的病媒蚊叮咬，再經過約 3 至 8 天的潛伏期（最長可達 14 天）後開始發病，此時如又被埃及斑蚊或白線斑蚊叮咬，此病毒將在病媒蚊體內繁殖，且此蚊會變成終身帶有傳播登革病毒的能力，當牠再叮咬其他健康的人時，另一個健康的人也會受到登革熱的感染。

（三）登革熱臨床症狀

典型登革熱的症狀有：突發性的高燒（≧ 38℃），頭痛、後眼窩痛、全身肌肉痠痛、骨頭關節劇痛，疾病後期全身皮膚還可能出現會搔癢且疼痛的丘疹和紅斑等現象。若是先後感染不同類型之登革病毒，有更高機率導致較嚴重的臨床症狀，例如：鼻子、牙齦出血、皮膚瘀血、解黑便、血尿等，若出血很嚴重，病患會呈現四肢冰冷、脈搏加快、血壓下降，甚至休克，此時又稱為「登革休克症候群」。其症狀除上述典型登革熱的症狀外，還會有明顯的出血傾向，若沒有及時就醫治療，死亡率可高達 50%，因此，千萬不能掉以輕心！

（四）登革熱預防方法

登革熱是一種「社區病」、「環境病」，且病媒蚊對於叮咬對象並無選擇性，一旦有登革病毒進入社區，且生活周圍有病媒蚊孳生源的環境，就有登革熱流行的可能性，所以平時應做好病媒蚊孳生源的清除工作。

民眾對於登革熱的症狀也應該有所了解，除了發病時及早就醫、早期診斷且適當治療，亦應同時避免再被病媒蚊叮咬，以減少登革病毒再傳播的可能。

1. 一般民眾的居家預防

家中應裝設紗窗、紗門；睡覺時最好掛蚊帳，避免被蚊蟲叮咬。清除不需要的容器，把不用的花瓶、容器等倒放。家中的陰暗處或是地下室，可噴灑合格之衛生用藥或使用捕蚊燈。家中的花瓶和盛水的容器必須每週清洗，放在戶外的廢棄輪胎、積水容器等物品應馬上清除。平日至市場或公園等戶外環境，宜穿著淡色長袖衣物，並在皮膚裸露處塗抹防蚊液（膏）。

2. 清除孳生源四大訣竅—徹底落實「巡、倒、清、刷」

(1)「巡」—經常並且仔細巡檢居家室內、室外可能積水的容器。

(2)「倒」—將積水倒掉，不要的器物予以分類或倒放。

(3)「清」—減少容器，留下的器具也都應該徹底清潔。

(4)「刷」—刷洗容器內壁，去除斑蚊蟲卵，收拾或倒置勿再積水養蚊。

3. 感染登革熱之民眾應配合事項

如果發現疑似感染登革熱之患者，應通報地方衛生主管機關。患者應在發病後 5 日內預防被病媒蚊再次叮咬，且房間應加裝紗窗、紗門或噴灑可殺死成蚊的藥劑，病人應睡在蚊帳內。防疫單位會強制進行附近的孳生源清除工作，並依相關資料綜合研判後，如有必要會實施成蟲化學防治措施。登革熱患者周遭可能已有具傳染力之病媒蚊存在，所以應調查患者發病前 2 週以及發病後 1 週的旅遊史（或出入場所），以確認是否具有疑似病例。

4. 治療方法與就醫資訊

由於目前沒有特效藥物可治療登革熱，所以患者一定要聽從醫師的囑咐，通常在感染後兩週左右可自行痊癒。對於登革熱重症病患應安排住院，適時的提供完整嚴密及持續的照護，可將死亡率從 20% 以上降到 1% 以下。

三、愛滋病（HIV/AIDS）

人類免疫缺乏病毒（Human Immunodeficiency Virus, HIV）是一種反轉錄病毒（retrovirus），難以治療。HIV 在感染免疫系統的細胞之後會毀壞或削弱其功能，當免疫系統越變越弱，受感染者就越容易被傳染到其他疾病，最後演變為「後天免疫缺乏症候群（Acquired Immune Deficiency Syndrome, AIDS）」，也就是所謂的愛滋病。

通常從 HIV 感染到發展為 AIDS 要經過 10 ~ 15 年的時間，快則 2 年，而目前抗反轉錄病毒的藥物還可減緩這個疾病發展的時間。聯合國愛滋規劃署（UNAIDS）近年發起 90–90–90 目標，希望在 2020 年達 90% 感染者知道自己病況，透過階梯式的愛滋防治策略，查到 90% 知道病況者有服用藥物、90% 服用藥物者病毒量成功抑制，有效降低愛滋病毒感染人數。

在 1980 年，這個疾病由美國戈特利布（Gottleib）醫師首先提出一名嚴重免疫機能障礙、口腔受黴菌感染、患有原蟲感染性肺炎、體內幾乎沒有輔助性 T 細胞的案例，這名個案最後因不可控制的感染而死亡。隨著陸續發現的個案，都有罕見的伺機性感染的現象，於 1981 年，美國疾病管制與預防中心將此種情況命名為後天免疫缺乏症候群。隨著對此疾病的正式命名，世界各地所發現的案例快速增加。非洲是愛滋病感染的大本營，而亞洲也已成為繼歐美之後流行迅速的地區，此疾病成為 20 世紀全球需共同面對的傳染病，因此又被稱為「20 世紀黑死病」。

（一）愛滋病的現況

聯合國愛滋病規劃署 （Joint United Nations Programme on HIV and AIDS，UNAIDS）在南非發佈的 2019 年全球愛滋病報告顯示，2018 年全球死於愛滋病的人仍多達 77 萬，直到 2020 年仍無法完成把死亡人數控制在 50 萬人以下的目標。2010 年以來新感染人數和死亡人數分別減少約 40%。但也有一些地區出現了「令人擔憂」的情況。例如，2018 年，東歐和中亞的新感染人數增加 29%，中東和北非地區增加 10%，拉美增加 7%。

我國自 1984 年發現第一例愛滋病毒感染者，是一名性伴侶複雜的男同性戀者，此後不斷發現新的病例。近年來，以每個月一、兩百名新增個案的速度增加，截至 2019 年 11 月為止，臺灣本國籍的愛滋病患為 18,855，其中男性病患為多數（占92.5%），年齡層以 25 ～ 34 歲的青壯年人為多數（占 43.41%），以同性戀和藥物成癮（占 64.89%）為感染愛滋病的主要危險因子。

（二）愛滋病的疾病過程

典型愛滋病的潛伏期，從感染到發展成為愛滋病患，快則半年至 5 年，慢則7 年至 10 年或更久。一般而言，90% 感染 HIV 的患者在 10 ～ 15 年內會發病成為愛滋病。此病毒主要攻擊人體免疫系統中的輔助性 T 細胞，使人體免疫反應開始出現缺失，包括：無法產生新的抗體、能吞噬或摧毀病原體的免疫細胞數目減少或活性退化。如果使用藥物控制，可延緩發病並延長潛伏期。簡言之，愛滋病的發病過程為：當愛滋病毒入侵體內後，會破壞人體原本的免疫系統，使病患的身體抵抗力降低，導致原本不會造成生病的病菌，變得有機會感染人類，嚴重時就會導致病患死亡。

（三）愛滋病的傳染途徑

愛滋病毒是透過體液（如：血液、精液、陰道分泌物、母乳等）交換傳染的，常見的傳染途徑有：

1. 經由性行為傳染（約占 **70 %** 以上）

透過不安全的性行為（如：未戴保險套）或其他體液交換時感染。不管是同性戀或異性戀者，當與被感染者有發生性行為，HIV 就可經由精液或陰道分泌物傳染。同性戀者因為從事肛交，而肛門壁較薄，陰莖的皮膚較脆弱，所以輕微的擦傷就會經由血液傳播 HIV。愛滋病是性病的一種，患有其他性病（例如：疱疹、梅毒、淋病等）或性伴侶數目越多，感染愛滋病的機會就越大。

2. 經由血液傳染（約占 **10～20%**）

(1) 透過輸血、接受感染 HIV 者的器官移植或直接接觸到被 HIV 汙染的血液或血液製劑。

(2) 共用被 HIV 汙染的針頭、針筒或稀釋液（常發生於靜脈注射藥癮者或醫療機構護理人員等的針扎事件）。

(3) 需輸注血液製品，如：血友病患者需長期輸入凝血因子，因此較易受到感染。

(4) 靜脈注射成癮藥物、共用針頭和針筒。

3. 母嬰垂直傳染（約占 **10%**）

感染 HIV 的母親經由胎盤或在生產時垂直傳播 HIV 給嬰兒。

4. 其他分泌物

如患者的腦脊髓液或唾液等。

從上述可知，HIV 會經由性行為、輸血、母嬰垂直傳染而感染，也可由直腸、陰道、尿道、口腔而侵入體內，但一般的日常生活接觸，如：握手、擁抱、談話等，並不會感染愛滋病毒。另外，蚊蟲不是此疾病的傳染媒介，所以不會因蚊蟲叮咬而感染愛滋病。

（四）預防方法

我們只要對愛滋病毒的傳染途徑、病毒特性、消毒方法，有正確的瞭解就可

加以預防，事實上愛滋病相當脆弱，它有一定的傳染管道，並非無孔不入，預防方法有：

1. 針對性行為傳染途徑

(1) 性伴侶固定，不論是同性或異性性行為，性伴侶愈單純愈固定，感染機率愈小，同時要考慮對方是否固定性伴侶。

(2) 避免性暴力，減少因性行為造成性器官的損傷，增加感染機率。

(3) 使用保險套，隔絕性器官直接接觸及體液交換。

2. 針對血液傳染途徑

(1) 避免不必要的輸血，如需要輸血應使用經檢驗合格的血或自體輸血。

(2) 凝血因子或血液製品，應經有效的處理或消毒，非必要勿任意輸血。

(3) 使用拋棄式空針、針頭、針炙器具等。

(4) 器官移植、人工受精等應先檢測 HIV 抗體或抗原。

(5) 避免共用刮鬍刀、牙刷及其他能刮傷皮膚粘膜的器具。

(6) 身體上有傷口應包紮避免接觸血液。

3. 針對母子垂直感染

(1) 婚前、產前應做愛滋病毒抗體的檢驗。

(2) 懷孕初期發現孕婦為愛滋病毒帶原者，建議讓其終止妊娠，避免傳染給下一代。

4. 針對醫事人員可能直接接觸愛滋病毒而感染

(1) 把每位求診病人，均視為愛滋病毒感染者，做好院內感染控制。注意而非恐慌。

(2) 勿與病患交換體液，特別是血液。

(3) 針頭避免回套刺傷，針頭回套或插入橡皮時，先將針頭套或橡皮塞置於桌上，不要用手接觸針頭套或橡皮塞，等針頭放入針頭套或橡皮塞中，再用手栓緊，以避免針頭刺傷。

(4) 病人使用過的血液、分泌物、必須加以消毒視同感染性廢棄物、廢水處理。

(5) 送到實驗室的檢體，必須適當標示，提高警覺，減少工作者感染機率。

（五）發病之症狀

愛滋病的發病症狀變化極大，會隨著病患的免疫力好壞、感染其他細菌的種類及感染部位的不同，而有不同的發病症狀。感染愛滋病的早期會有幾週持續發燒大於 38 度、肌肉和關節疼痛、不明原因的持續性腹瀉、皮疹等症狀；之後會有一段無症狀期，接著就會再次出現上述早期症狀，如：發燒、腹瀉、持續性的全身淋巴腺腫大，且在沒刻意減重的情況下，體重快速下降，可能 2 月內體重減輕大於 10% 或夜間盜汗。到疾病的晚期，會開始出現一些續發性的惡性腫瘤，最常見的是出現在全身微血管內膜的贅瘤，以肉眼就可在皮膚表面看到平坦或隆起的紫紅色病灶，就是所謂的卡波西氏肉瘤；或一些伺機性感染的問題，如：感染肺囊蟲而引起肺炎的症狀，也就是肺囊蟲肺炎；感染肺結核菌就會引起肺結核症狀；感染口腔念珠菌就會引起念珠菌症狀等。最後可能因上述任一種伺機性感染而死亡，或臥床不起、失禁、失智、嚴重營養不良而去世。

（六）醫療處置

現今的治療方式是當抽血驗出輔助性 T 細胞減少，不管有無出現症狀，就開始合併多種藥物進行「雞尾酒式療法」，常見是採 3 種以上的藥物合併治療，這樣可以有效減少病毒發生突變及產生抗藥性的問題。按時服用雞尾酒式混合療法的藥物，可控制病毒的複製量以有效控制病情，也可減少伺機性感染的機會，最後則可延緩發病時間。目前，大部分抗愛滋病毒的藥物健保都有給付，且由於藥物的發展進步，原本可能因服用藥物引發的副作用也漸漸改善。

第五節　新興傳染病及預防方法

嚴重特殊傳染性肺炎（COVID-19）是一種經由新型冠狀病毒 2 型（SARS-CoV-2）所引發的新興傳染疾病，2019 年底從中國武漢地區傳出迄今，已在全球各地爆發大流行，也是 21 世紀以來經世界衛生組織（WHO）第 6 次宣布的國際關注之公共衛生緊急事件。

為監測與防治此新興傳染病，我國於 2020 年 1 月 15 日起公告「嚴重特殊傳染性肺炎」為第五類法定傳染病，並於 2020 年 1 月 21 日確診第一起境外移入確診個案，另於 1 月 28 日確診第 1 例本土個案，為境外移入造成之家庭群聚感染。

　　控制此項疾病有賴適當的感染管制措施。醫療機構人員照護 COVID-19 病例，現階段建議依循標準防護措施、飛沫傳染、接觸傳染及空氣傳染防護措施之原則，採行適當的防護。

　　依據國外即時疫情動態，截至 2021 年 5 月 5 日全球累計確診案例為 153,809,972 例，其中 3,232,987 例死亡。確診案例中占全球前五名之國家依序為美國（32,534,361）、印度（20,282,833）、巴西（14,856,888）、法國（5,680,378）及土耳其（4,929,118）。死亡數前五之國家依序為美國（589,060）、巴西（411,588）、印度（222,408）、墨西哥（217,345）及英國（127,543）。而臺灣截至 2021 年 6 月 21 日確診個案為 14,080 人，死亡人為 569 人。

　　COVID-19 致病原非 6 種已知人類冠狀病毒，2020 年 1 月 11 日檢驗出新型冠狀病毒（novel coronavirus, nCoV），經我國疾管署實驗室專家分析，初判基因序列與蝙蝠的冠狀病毒相似度達 87.6%，與 SARS-CoV 相似度也有 79%。醫療院所診治病患時，如發現疑似個案符合病例定義，必須 24 小時內通報衛生主管機關。

一、認識冠狀病毒（Coronavirus）

案例一

　　新型冠狀病毒肺炎個案發病時間介於 108/12/8 至 109/1/2，為 61 歲男性，具潛在慢性疾病，因呼吸衰竭、重症肺炎住院，入院後症狀未改善，1/9 死亡，直接死因為呼吸循環衰竭，病毒核酸檢測結果為陽性。

案例二

　　69 歲男性，12 月 31 日發病，1 月 4 日症狀惡化轉入中國金銀潭醫院，入院時嚴重心肌炎、腎功能異常、多重器官功能受損，CT 診斷肺纖維化、胸水、胸膜增厚，推測患者可能有肺結核或胸膜結核疾病，1 月 15 日死亡。確診個案多與中國武漢市華南海鮮市場暴露相關，少數否認曾至該市場，僅曾接觸過類似病例，包含 1 起家庭群聚為案夫具暴露史、案妻無，但尚未發現社區傳播。

冠狀病毒科的病毒是具外套膜的正鏈單股 RNA 病毒，直徑約 80 ～ 120nm，其遺傳物質是所有 RNA 病毒中最大的，只感染人、鼠、豬、貓、犬、禽類脊椎動物。1965 年時 Tyrrel 與 Bynoe 利用胚胎的帶有纖毛的氣管組織首次培養出冠狀病毒，此病毒在電子顯微鏡下可見如皇冠般的突起，因此被稱為冠狀病毒（圖 5-6）。

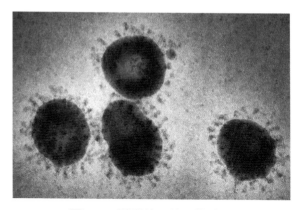

圖 5-6　顯微鏡下的冠狀病毒

1970 年代初期，確認冠狀病毒可以在動物間傳播。症狀主要為禽類的傳染性支氣管炎，還有腸胃疾病相關症狀。冠狀病毒亞科（Coronavirus）是一類在動物與人類之間傳播的人畜共通的 RNA 病毒。冠狀病毒可感染哺乳動物及鳥類，引起牛和豬的消化道疾病或雞的上呼吸道疾病。自然界常見，已知可感染人類的冠狀病毒共有七種，會引起人類的呼吸道感染，可引發普通感冒，乃至中東呼吸症候群（MERS）和嚴重急性呼吸道症候群（SARS）、2019 年新型冠狀病毒（COVID-19）等較嚴重疾病。分類上屬於網巢病毒科、冠狀病毒亞科（Coronavirus）、冠狀病毒科，下分為冠狀病毒亞科（Coronavirus）和萊託病毒亞科（Letovirinae）兩個亞科。根據血清型和基因組特點冠狀病毒亞科又分為 α、β、γ、δ 四個屬。冠狀病毒的基因組大小在 26,000 至 32,000 個鹼基對之間，是基因組規模最大的一類 RNA 病毒。冠狀病毒在電子顯微鏡下呈球狀或橢圓形，上有規則排列的囊狀膠原纖維突，形似皇冠狀，因此得名。該病毒囊膜由雙層脂質組成，穿插膜蛋白和纖突蛋白，某些還會有血凝素。病毒內部為 RNA 和衣殼蛋白組成的核蛋白核心，呈螺旋式結構。

新型冠狀病毒（COVID-19）、MERS 冠狀病毒、SARS 冠狀病毒都屬於冠狀病毒，但它們並不一樣，前兩者的傳染性和「毒力」都沒有 SARS 冠狀病毒大，嚴重性有差別。而 MERS 及 SARS 冠狀病毒其傳染力低但死亡率高（表 5-6）。

表 5-6　SARS、MERS 及新型冠狀病毒（COVID-19）之差別

疾病名稱	嚴重急性呼吸道症候群（SARS）	中東呼吸症候群冠狀病毒感染症（MERS）	嚴重特殊傳染性肺炎
致病原（病毒）	SARS-CoV（beta-CoV）	MERS-CoV（beta-CoV）	新型冠狀病毒（2019-nCoV）
傳染方式	近距離飛沫、接觸（直接或間接）	近距離飛沫、接觸（直接或間接）、動物接觸傳染或飲用駱駝奶	近距離飛沫、直接或間接接觸帶有病毒的口鼻分泌物、或無呼吸道防護下長時間與確診病人處於 2 公尺內之密閉空間裡，將增加人傳人之感染風險。
潛伏期	2 至 7 天（最長 10 天）	2 至 14 天	1 至 14 天（多數為 5 至 6 天）。
可傳染期	發病前不具傳染力發病後 10 天內	無法明確知道天數，若病人體液或分泌物可分離出病毒，則仍具傳染力	確診病人發病前 2 天即可能具傳染力
動物宿主	果子狸、貉、獾、蝙蝠、猴、蛇、老鼠	駱駝等	冠狀病毒科的動物宿主包括蝙蝠（最大宗）、豬、牛、火雞、貓、狗、雪貂等。並有零星的跨物種傳播報告。引起 COVID-19 之新型冠狀病毒 SARS-CoV-2 是否有動物宿主，仍待研究與證實。
主要流行地區	中國大陸東南地區	中東地區	武漢市（目前疫情擴散全球）
臨床症狀	發燒、咳嗽、可能伴隨頭痛、倦怠及腸胃道症狀等，可併發呼吸困難或急促		發燒、乾咳、倦怠，約三分之一會有呼吸急促。其他症狀包括肌肉痛、頭痛、喉嚨痛、腹瀉等，另有部分個案出現嗅覺或味覺喪失（或異常）等。少數患者嚴重時將進展至嚴重肺炎、呼吸道窘迫症候群或多重器官衰竭、休克等，也會死亡。
致死率	約 9.5 %	約 36 %	2.78%（6/9/2021）
國內感染數（死亡）	347（37）	目前無	14,465（610）截至 6/25/2021
法定傳染疾病	第一類	第五類	第五類

二、冠狀病毒的分類

　　冠狀病毒大部分感染動物，目前從人分離的冠狀病毒主要有普通冠狀病毒為 NIDOVIRALES 目，Coronaviridae 科，可再細分為四個屬：α，β，γ，與 δ。

　　新型冠狀病毒 SARS-CoV-2 屬冠狀病毒科（Coronavirinae）之 beta 亞科（beta coronavirus），其病毒特性仍在研究中。冠狀病毒科（Coronavirinae, CoV）是造成人類與動物疾病的重要病原體，為一群有外套膜之單股正鏈 RNA 病毒，外表為圓形，在電子顯微鏡下可看到類似皇冠的突起因此得名（圖 5-7），可再細分為 alpha 亞科、beta 亞科、gamma 亞科與 delta 亞科。冠狀病毒會引起人類和脊椎動物的疾病，屬於人畜共通傳染疾病。已知會感染人類的七種冠狀病毒，包括 alpha 亞科的 HCoV-229E 病毒與 HCoV-NL63 病毒，以及 beta 亞科的 HCoV-HKU1 病毒、HCoV-OC43 病毒、重急性呼吸道症候群冠狀病毒（SARS-CoV）、中東呼吸症候群冠狀病毒（MERS-CoV）和最新發現的新型冠狀病毒 SARS-CoV-2。人類感染冠狀病毒以呼吸道症狀為主，包括鼻塞、流鼻水、咳嗽、發燒等一般上呼吸道感染症狀，但嚴重急性呼吸道症候群冠狀病毒（SARS-CoV）、中東呼吸症候群冠狀病毒（MERS-CoV）與新型冠狀病毒 SARS-CoV-2 感染後比一般人類冠狀病毒症狀嚴重，部分個案可能出現嚴重的肺炎與呼吸衰竭等。

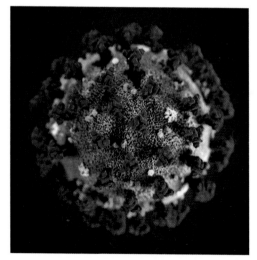

圖 5-7　新型冠狀病毒 COVID-19。

三、冠狀病毒的傳播方式

（一）冠狀病毒的傳播媒介

　　很多野生動物都能攜帶病原體，成為某些傳染病的傳播媒介，如果子狸、貉、獾、蝙蝠、竹鼠等是冠狀病毒的常見宿主（圖 5-8）。武漢地區的病毒性肺炎疫情爆發，與 2002 年廣東爆發的「非典型」疫情有很多相似之處，都發生在冬季，初始發生都起源與人和動物市場交易鮮活動物接觸，且由未知的冠狀病毒導致。

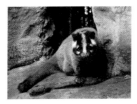 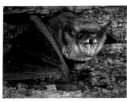 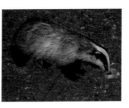 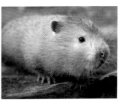

圖 5-8　果子狸、蝙蝠、獾、竹鼠等是冠狀病毒的常見宿主。

　　由於新型冠狀病毒的進化鄰居和外類群都在各類蝙蝠中有發現，新型冠狀病毒和 SARS/ 類 SARS 冠狀病毒的共同祖先是和 HKU9-1 類似的病毒。推測新型新型冠狀病毒的自然宿主也可能是蝙蝠。如同導致 2002 年的 SARS 冠狀病毒一樣，新型冠狀病毒在從蝙蝠到人的傳染過程中很可能存在未知的中間宿主媒介。不要吃未經檢疫的野生動物、生鮮等食品，比如路邊攤售賣的肉食，不要爲了「嘗鮮」而冒險。

　　病毒感染宿主細胞可分爲三個環節：入侵→合成→感染。

　　病毒入侵後在宿主細胞內複製（包括病毒基因體複製和病毒蛋白合成），合成的病毒基因體和病毒蛋白合成組裝後形成新生的病毒粒子，離開宿主細胞，再去感染其他宿主細胞。破解病毒入侵宿主細胞機制，就可以指導設計藥物、抗體或疫苗進行控制。

（二）冠狀病毒的傳播途徑

　　當 2019 年 12 月武漢不明原因肺炎疫情發生初期，案例多數曾至有賣野味的華南海鮮市場活動，此市場的環境檢體雖檢出 SARS-CoV-2，但感染源與傳播途徑仍無法釐清。隨後，從確診個案之流病調查與實驗室檢測得知，藉由近距離飛沫、直接或間接接觸帶有病毒的口鼻分泌物、或無呼吸道防護下長時間與確診病人處於 2 公尺內之密閉空間裡，將增加人傳人之感染風險。另有部分動物的冠狀病毒會讓動物出現腹瀉症狀，可在糞便當中找到病毒，可能藉此造成病毒傳播。人類 COVID-19 病例，亦可能自糞便檢出 SARS-CoV-2 核酸陽性，但是否具傳染性，仍待研究證實。

四、冠狀病毒的診斷與治療

　　冠狀病毒（CoV）不容易以組織培養方式分離出來，分子生物學核酸（real-time reverse-transcription polymerase chain reaction，RT-PCR）爲檢測爲 SARS-CoV-2 急

性感染期之檢驗首選（如圖 5-9），且可知流行病學相關性與病毒演化，血清學檢測（serological test）目前正在發展中，可能適用於確診病人感染後恢復期之檢測；亦可以採用免疫螢光抗原染色檢驗。目前所有的冠狀病毒並無特定推薦的治療方式，多為採用支持性療法。SARS 流行期間曾有許多抗病毒藥物被使用來治療病患，但其效果均未被確認。

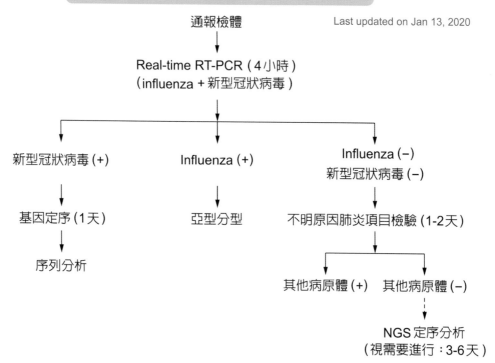

圖 5-9　RT-PCR 檢驗流程（衛生福利部疾病管制局，2020。）

SARS-CoV-2 患者之支持性治療：

1. 輕症病患應視其症狀給予症狀治療，包括退燒、止痛、營養與輸液支持。

2. 若 SARS-CoV-2 患者無休克證據，則採取保守性的輸液治療。

3. 除非臨床懷疑有細菌感染，否則不建議對疑似或確診 SARS-CoV-2 輕症或肺炎患者常規給予抗生素治療。

4. 對嚴重肺炎以上程度之 SARS-CoV-2 患者，考慮給予經驗性抗生素 / 抗病毒藥物以治療其他可能的細菌 / 病毒感染。

5. 對於敗血症患者，建議在初次患者評估後給予適當的經驗性抗生素。

6. 有關肺炎經驗性治療可參考 2018 年「臺灣肺炎診治指引」。

7. 密切監測 SARS-CoV-2 患者是否出現症狀惡化的跡象，例如快速進展至呼吸衰竭和敗血症，並立即採取支持性治療措施。

8. 治療疑似或確診 SARS-CoV-2 感染病患時，應避免使用 Nebulizer 等氣霧式治療，可使用 Dry-powder inhaler 或 Metered-dose inhaler（MDI）。

9. 在了解患者本身的共病情形後，量身訂定適合該患者的治療方向並評估預後，並與患者及其家屬針對相關處置進行有效溝通。

五、臨床症狀及確診病例條件

（一）臨床症狀

目前已知罹患 COVID-19 確診個案之臨床表現包含發燒、乾咳、倦怠，約三分之一會有呼吸急促。其他症狀包括肌肉痛、頭痛、喉嚨痛、腹瀉等，另有部分個案出現嗅覺或味覺喪失（或異常）等。依據目前流病資訊，患者多數能康復，少數患者嚴重時將進展至嚴重肺炎、呼吸道窘迫症候群或多重器官衰竭、休克等，也會死亡。死亡個案多具有潛在病史，如糖尿病、慢性肝病、腎功能不全、心血管疾病等。報告指出，約有 14% 出現嚴重症狀需住院與氧氣治療，5% 需加護病房治療。COVID-19 患者以成人為主，少數兒童個案多為其他確診成人患者之接觸者或家庭群聚相關，兒童個案大多症狀輕微，但也有零星死亡個案，唯死亡原因與 SARS-CoV-2 相關性仍調查中。

依實驗室檢查發現：發病早期白細胞總數正常或降低，淋巴細胞計數減少，部分患者出現肝酶、肌酶和肌紅蛋白增高。多數患者 C 反應蛋白和血沉升高，降鈣素原正常。嚴重者 D- 二聚體升高。

（二）確診病例條件

臨床條件具有下列任一項為確診：

1. 發燒（≧ 38℃）及急性呼吸道感染

2. 臨床、放射線診斷或病理學上顯示有肺炎。

（三）通報定義

具有下列任一個條件須通報：

1. 符合臨床條件

   (1) 臨床檢體（如：咽喉擦拭液、痰液或下呼吸道抽取液等分離並鑑定出新型冠狀病毒）。

   (2) 臨床檢體新型冠狀病毒分子生物學核酸檢測陽性。

2. 符合流行病學條件

   發病前 14 日內，具有下列任一個條件：

   (1) 曾經與出現症狀的極可能病例或確定病例有密切接觸，包括在無適當防護下提供照護、相處、或有呼吸道分泌物、體液之直接接觸。

   (2) 具有中國大陸武漢地區之旅遊或居住史。

六、嚴重特殊傳染性肺炎（COVID-19）的預防方法

新型冠狀病毒（SARS-CoV-2）引發的嚴重特殊傳染性肺炎（COVID-19），已迅速傳播引起全球大流行，造成人類健康生命、國際交流與經濟體系的多重危機，疫苗已成為全球 2021 年底前結束大流行的最快解決方案。全球目前有 23 款疫苗進入臨床試驗，其中以北京生物製藥公司 Sinovac Biotech 的不活化疫苗及牛津大學研發的重組病毒疫苗（ChAdOx1-S）進展最快，已進入第三期臨床試驗。

（一）國外 COVID-19 疫苗發展情況

根據 WHO 之統計，截至 2020 年 7 月，全球有 23 款疫苗進入臨床試驗，包括核酸疫苗 9 件、重組病毒及類病毒疫苗 4 件、不活化疫苗 5 件、次單位疫苗 5 件。其中以北京生物製藥公司 Sinovac Biotech 的不活化疫苗及牛津大學研發的重組病毒疫苗（ChAdOx1-S）進展最快，已進入第三期臨床試驗。嬌生（Johnson & Johnson）與 Moderna 亦公告其將於 9 月底前進入第三期臨床試驗，其餘則在第一、二期階段。

1. 不活化疫苗：是利用加熱或化學方法使病原體失去活性，不能在人體內繁殖。這類疫苗的製程需要大量培養操作病原體，具較高度生物危害風險。

2. 重組病毒疫苗：由牛津大學 Jenner 研究所開發並授權予英國阿斯特捷利康藥廠（AstraZeneca）共同開發的 AZD1222 疫苗。該疫苗是以黑猩猩腺病毒疫苗爲載體，含有新冠病毒 S 蛋白（spike protein）的遺傳物質，藉由腺病毒疫苗進入人體細胞製造 S 蛋白，進而誘發人體免疫反應。

3. 次單位疫苗：重組蛋白疫苗是利用基因工程技術在昆蟲細胞或哺乳細胞中表達、純化病原體抗原蛋白（如 SARS-CoV-2 的 S 蛋白或 RBD）。

4. 核酸疫苗：核酸疫苗是將抗原蛋白對應的 DNA 或 mRNA 製成疫苗，直接導入宿主細胞內表達抗原，進而誘導宿主產生對該抗原蛋白的免疫反應，使被接種者獲得免疫保護能力。此類疫苗最大的優勢在於開發時程較短、生產流程較簡單、成本低，以及在室溫下能穩定儲存和運輸。例如：美國 Moderna 疫苗及德國 BioNTech 與輝瑞（Pifzer）合作的 mRNA 疫苗「BNT162」。

（二）mRNA 疫苗

mRNA 全名爲信使 RNA（message RNA），可將特定蛋白質的製造指示送至細胞核糖體（ribosomes）進行生產。mRNA 疫苗會將能製造新冠病毒棘狀蛋白的 mRNA 送至人體內，並不斷製造棘狀蛋白，藉此驅動免疫系統攻擊與記憶此類病毒蛋白，增加人體對新冠病毒的免疫力，最終 mRNA 將被細胞捨棄。值得注意的是，由於 mRNA 疫苗並無攜帶所有能製造新冠病毒的核酸（nucleic acid），且不會進入人體細胞核，所以施打疫苗無法使人感染新冠病毒。

Pfizer/BioNTech 研發的 BNT162b2 是美國第 1 個取得 EUA 的 mRNA 疫苗，施打對象除成年人，還包含 16 歲以上非成年人。且相比 Moderna 製造的 mRNA-1273 疫苗，患者施打第 2 劑 BNT162b2 的副作用較輕微。Moderna 也不遑多讓，mRNA-1273 於 2020 年 12 月中取得 EUA，且具備在 -20°C 儲存超過 30 天的優勢。在臨床試驗中，使用 mRNA-1273 的 196 位受試者皆無演變成重度 COVID-19 患者，相較安慰劑組中卻有 30 人最終被標爲重度 COVID-19 患者（表 5-7）。

表 5-7　施打 COVID-19 五種疫苗的差異性

疫苗名稱	疫苗種類	有效性	施打劑量	保存溫度	副作用
輝瑞 (Pfizer/ BioNTech) 美國 / 德國	mRNA	95%	2 劑	-70°C	接種部位疼痛、頭痛、疲倦、發燒
莫德納 (Moderna) 美國	mRNA	94.1%	2 劑	-20°C	接種部位疼痛、頭痛、疲倦
若瓦瓦克斯 (Novavax) 美國	重組蛋白疫苗	89.3%	2 劑	2-8°C	接種部位疼痛、頭痛、疲倦
嬌生 (Janssen) 美國	腺病毒載體	72%	1 劑	2-8°C	接種部位腫痛、發燒、疲倦、頭痛、肌肉疼痛
Az (AstraZeneca/ Oxford)（阿斯特捷利康與牛津大學合作）英國	腺病毒載體	70.4%	2 劑	2-8°C	接種部位疼痛、發燒或發冷

（三）臺灣疫苗發展進程

我國自 2020 年初取得 COVID-19 病毒基因序列後，國衛院便啓動疫苗研發計畫，利用 4 種技術平臺同步開發，包括合成胜肽疫苗、DNA 疫苗、重組腺病毒載體疫苗及脂質化次單位疫苗等，已在老鼠身上看到免疫效果，初選最佳候選疫苗目前已完成初步中和試驗，並展開動物攻毒試驗。其中以 DNA 疫苗標的可誘發最高中和性抗體效價，此外，台灣疫苗廠研發均集中在蛋白次單位疫苗，爲分散風險且符合核酸疫苗爲目前全球疫苗開發主流之一的現狀。

截至 2021 年，我國已有 3 家疫苗研發廠進入臨床試驗：

1. 「國光生技」自主研發的重組蛋白候選疫苗 AdimrSC-2f（COVID-19 S 蛋白片段）。

2. 「高端疫苗」的新冠疫苗 MVC-COV1901 是以三聚體結構呈現的 S-2P 全長基因修飾重組棘蛋白爲疫苗抗原，開發案轉自美國國衛院（NIH），目前已完成臨床前藥毒理試驗、倉鼠攻毒試驗和第 1 期臨床試驗期中報告，並在 2020 年

12 月 29 日取得臺灣食藥署（TFDA）第 2 期臨床試驗的有條件核准。

3. 「聯亞生技」候選新冠疫苗 UB-612，UB-612 是一種能刺激人體 B、T 免疫細胞的多重表位次單位新冠疫苗，該疫苗針對 COVID-19 結合人類 IgG1（S1-RBD-sFc）單鏈 Fc 部位的 S1 次單位棘狀蛋白受體結合區域（receptor binding domain, RBD）進行設計，是全球首創的 COVID-19 多重表位次單位疫苗（Multitope Protein/Peptide-based Vaccine, MPV）

（三）其他注意事項

除上述之疫苗施打之外，預防措施建議與其他呼吸道感染相同，包括：

1. 關注並配合中央疫情中心最新公告防疫政策。
2. 維持手部衛生習慣（尤其飯前與如廁後）、手部不清潔時不觸碰眼口鼻。
3. 避免出入人潮擁擠、空氣不流通的公共場所，並維持社交距離（室外 1 公尺，室內 1.5 公尺）或佩戴口罩。
4. 搭乘交通工具遵守佩戴口罩與相關防疫措施。
5. 減少探病與非緊急醫療需求而前往醫院。
6. 居家檢疫、居家隔離或自主健康管理者，請遵守相關規範。
7. 身體不適時請停止上班上課，先留在家中觀察、休息，需要時請主動聯繫衛生單位。就醫時請說明旅遊史、接觸史、職業以及周遭家人同事等是否有群聚需求。
8. 配合 COVID-19 疫苗接種政策，按時完成接種。

整 理

1. 傳染病是指一些具傳播性的疾病。傳染病是由病原體入侵人體繁殖或產生的毒素，破壞身體細胞及其功能所致，嚴重時會導致死亡。傳染病的產生必須要有三大要素：病原體、宿主和環境同時存在時才會發生。

2. 傳染病流行病學「鐵三角模式」的三個因素，包括：病原體、宿主和環境。

3. 不同傳染的途徑及常見的傳染病：

   (1) 直接傳染：

   ● 直接接觸：致病原經由直接的皮膚、生殖器、黏膜接觸進入宿主體內，或透過性行為或經由血液直接感染病原。

   ● 飛沫傳染：咳嗽、打噴嚏時、將致病原直接噴入宿主眼睛或口鼻。

   ● 垂直感染：致病原經由胎盤血液進入胎兒體內。

   (2) 間接傳染：

   ● 空氣傳染：是指病原體附著在空氣中的灰塵或懸浮微粒上，經由宿主的呼吸進入宿主呼吸道而造成感染。

   ● 媒介物傳染：經由被病原體汙染的水、食物、針筒等侵入宿主體內。

   ● 病媒傳染：經由動物、昆蟲（蚊子、蟑螂、跳蚤等）傳播病原體。阻斷傳染途徑的疾病預防策略（參閱 P.148-150）。

4. 我國法定傳染病之種類，分為 5 類（參閱 P.153）。

5. 腸病毒、登革熱、愛滋病之傳染方式、臨床症狀、預防方法（參閱 P.159-169）

6. 清除孳生源四大訣竅─徹底落實「巡、倒、清、刷」

   (1) 「巡」─經常並且仔細巡檢居家室內、室外可能積水的容器。

   (2) 「倒」─將積水倒掉，不要的器物予以分類或倒放。

   (3) 「清」─減少容器，留下的器具也都應該徹底清潔。

   (4) 「刷」─刷洗容器內壁，去除斑蚊蟲卵，收拾或倒置勿再積水養蚊。

7. 了解新型冠狀病毒（COVID-19）的傳染途徑、症狀和預防策略 (參閱 P.174-180)。

末 習 題

1. 簡述傳染病流行病學「鐵三角模式」的三個因素。
2. 請解釋傳染途徑的分類和定義。
3. 簡述直接傳染及間接傳染的方式及阻斷傳染途徑的疾病預防策略。
4. 請從傳染鏈的觀點說明如何避免自己罹患腸病毒。
5. 請從傳染鏈的觀點說明如何避免自己罹患登革熱。
6. 請從傳染鏈的觀點說明如何避免自己罹患愛滋病。
7. 請從傳染鏈的觀點說明如何避免自己傳染新型冠狀病毒（COVID-19）。

chapter

6

健康與慢性病防治

🔍 單元目標

1. 了解臺灣 2020 年十大死亡原因有哪些？
2. 理解美國癌症學會發布最新四大防癌指南。
3. 了解目前衛生福利部國民健康署提供國人之免費癌症篩檢有哪些？
4. 明瞭造成肺癌、肝癌、結腸直腸癌、乳癌的危險因子及防治策略。
5. 理解造成心血管與腦血管疾病的危險因子有哪些？
6. 了解造成糖尿病的危險因子、症狀、併發症及所需的飲食治療及藥物治療。
7. 了解高血壓造成的原因、症狀、併發症及所需的飲食治療及藥物治療。
8. 理解造成高血脂的原因、症狀、併發症及所需的飲食治療及藥物治療。

　　依據衛生福利部國民健康署歷年來發布之十大死亡原因顯示，威脅國人生命的疾病型態從傳染性疾病演變為非傳染性疾病。其中，惡性腫瘤（癌症）、心臟疾病、腦血管疾病、糖尿病等名列十大死因前五位，這些疾病的發生皆與生活型態及飲食習慣等因素息息相關。

　　鑑於高血壓、糖尿病、高血脂、吸菸及體重過重為心臟疾病之主要危險因子，國民健康署積極呼籲民眾從小養成健康生活型態，平時注意均衡飲食、少油、少鹽、多纖維、戒菸、少喝酒、多運動，並定期接受健康檢查，以減少心臟疾病之發生。

　　1979 年美國 CDC 的報告提出影響個人健康最主要的因素為健康行為及生活型態，比重占了 50%，其次是生活環境的危害，占 20%。在非傳染病的預防中，我們重視生活型態的改變，如減少酒精的使用、增加身體的活動量、減少鈉（鹽）的攝取、不吸菸、控制體重在理想的數值等，另外也祛除生活環境中的危害物質，例如創造無菸環境、避免輻射暴露、防止環境污染等。除了初段預防的策略，疾病的篩檢也是非傳染病防治的重點之一，在疾病對身體的影響尚未超過臨床水平時，早期做出診斷及適切的治療，即可在疾病治癒或控制上獲得較佳的結果，若疾病的發展已不可治癒並近期即可能死亡，則可考慮安寧療護為人生畫下完滿的句點。

　　本章介紹非傳染性疾病，何謂非傳染性疾病就是不會由患病者傳播給另一個人，也稱為慢性病；其病程長且發展緩慢，例如：心血管疾病、糖尿病、癌症及代謝症候群等。

第一節　癌症防治

　　衛生福利部公布 2020 年國人死因數據（圖 6-1），十大死因排行大致與 2019 年相同，癌症仍蟬聯死因之首。

　　2020 年十大死因依序為：(1) 惡性腫瘤 (癌症)；(2) 心臟疾病；(3) 肺炎；(4) 腦血管疾病；(5) 糖尿病；(6) 事故傷害；(7) 高血壓性疾病；(8) 慢性下呼吸道疾病；(9) 腎炎腎病症候群及腎病變；(10) 慢性肝病及肝硬化。與 2019 年相較，高血壓性疾病排名由第 8 名升至第 7 名，慢性下呼吸道疾病則降為第 8 名。

2020 年癌症死亡人數為 5 萬 161 人，占總死亡人數 29.0%，死亡率每十萬人口 212.7 人，較 108 年下降 0.1%；109 年癌症死亡有 8 成 6 集中於 55 歲以上族群，65 歲以上癌症死亡人數較 108 年增 638 人 (+2.0%)；0-64 歲則減 709 人。

十大癌症死亡率依序為：(1) 氣管、支氣管和肺癌；(2) 肝和肝內膽管癌；(3) 結腸、直腸和肛門癌；(4) 女性乳癌；(5) 前列腺 (攝護腺) 癌；(6) 口腔癌；(7) 胰臟癌；(8) 胃癌；(9) 食道癌；(10) 卵巢癌。與 2019 年比較，前列腺癌排名由第 6 名升至第 5 名、口腔癌則降為第 6 名。

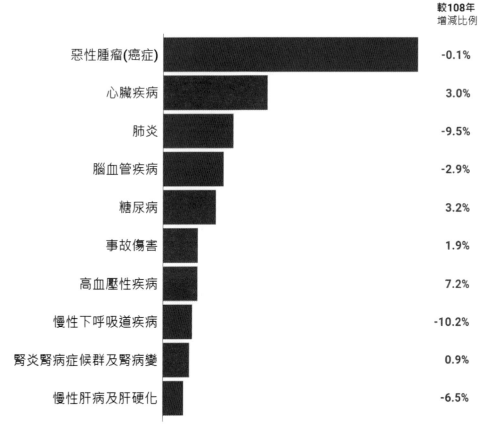

圖 6-1　2020 年我國前 10 大死因（資料引自中央社）

一、癌症防治簡介

　　癌症（惡性腫瘤）一直為全球第 1 大主要死因，我國的狀況也是如此。根據 WHO 的統計，2012 年全球男性最常見的五大癌症為肺癌、攝護腺癌、結腸直腸癌、胃癌及肝癌，女性最常見的癌症則為乳癌、結腸直腸癌、肺癌、子宮頸癌及胃癌；全球男性前五大癌症死亡原因為肺癌、胃癌、肝癌、結腸直腸癌及食道癌，女性為乳癌、肺癌、胃癌、結腸直腸癌及子宮頸癌；2019 年我國男性最常見的五大癌症為肺癌、肝癌、結腸直腸癌、口腔癌及食道癌，女性為肺癌、結腸直腸癌、女性乳癌、肝癌及胰臟癌。

　　我國癌症發生的類別和全球的類別仍有不同之處，主要原因可能與遺傳基因、飲食及生活型態有關，因此在癌症防治的工作上，也應針對我國目前特有的情況計畫預防策略。

　　癌症可發生在身體的任何一個部位，不正常的細胞迅速地增長，當侵襲到鄰近的細胞、擴散到其他器官時，稱之為「轉移」，而轉移是癌症致死的主要原因。一個正常細胞通常會先經過癌前病變的過程才轉變為癌細胞，除了老化，癌前病變發生的原因有很多，如健康細胞受環境影響，導致細胞的 DNA 產生變異，而癌前病變的主要原因為細菌或病毒感染、慢性發炎或長期致癌因子刺激。還與下列四種因素有關：

1. 基因：如乳癌、大腸癌的發生與基因有關。
2. 物理性致癌物：如紫外線、游離輻射。
3. 化學性致癌物：如菸草煙霧的成分、石綿、黃麴毒素、砷、戴奧辛等。
4. 生物性致癌物：如病毒、細菌或寄生蟲感染。

　　除此之外，如吸菸、飲酒、不健康的飲食習慣及身體活動量不足，也都是發生癌症的危險因素。根據美國癌症學會及其他癌症防治團體的建議，有十點癌症警告徵狀，值得平日自覺健康的人注意，如下：

1. 大小便習慣的改變。
2. 皮膚表皮傷口或胃部潰瘍遲遲不癒合。
3. 身體特定部位之疼痛，久未改善。
4. 不正常的出血或有分泌物流出。

5. 身體一些外顯組織器官的腫脹、增厚或實質硬塊的出現。

6. 吞嚥困難或腸胃消化異常。

7. 身上皮表各種痣或疣的異常變化。

8. 不停歇的長久咳嗽或聲音沙啞。

9. 不明原因的體重減輕，久未改善。

10. 不明原因的長期發燒或全身倦怠，久未改善。

在西醫界也普遍無法肯定為什麼會得癌症的情況下，一些食品營養學者、生化學者、公共衛生學者等，都主張健康的飲食、健康的心理、適當的運動（每個人一星期至少要做三次長達三十分鐘的運動）才是健康的養生之道，甚至也是治療癌症的方法。

案例

　　江醫師在醫院幫病人看病時，曾碰到一名年齡約二十四歲的大學生，因鼻塞、感冒、流鼻血住院，經檢查確定為惡性淋巴瘤。仔細詢問才知道，這名即將畢業的大學生，在長達四年在外求學生活之中，每天早餐漢堡一份、可樂一杯，中餐、晚餐均需一隻炸雞腿，身體長期處於酸化狀態，導致淨化血液器官之一的淋巴造血循環系統負荷過度而崩潰，釀成癌症。江醫師認為，食物對人體健康影響很大。譬如，若選擇食用高量的碳水化合物及不完整蛋白質（即欠缺必需胺基酸），如奶油吐司、香腸漢堡等高脂肪、高醣類食物，就會使我們的腦部陷入昏昏沉沉數小時之久；相對地，如果飲食中能足量攝取含有八種必需胺基酸的優質蛋白質，譬如在早餐實用一些堅果及水果，精神會非常穩定、愉快，腦筋清晰。

二、防癌指南

　　美國癌症學會（ACS）發布了《美國癌症學會預防癌症的飲食和體育運動指南》，對於保持健康體重、增強體育運動、健康飲食、避免或限制飲酒等行為提出具體建議，以降低癌症風險。敘述如下：

1. 保持健康體重

　　世界衛生組織將成人 BMI 值應介於 18.5 與 24 之間為理想範圍，$24 \leq BMI < 27$ 為過重，$27 \leq BMI < 30$ 為輕度肥胖，$30 \leq BMI < 35$ 為中度肥胖，$BMI \geq 35$ 則為重度肥胖，即為所謂的病態性肥胖。雖然遺傳因素和新陳代謝

變化會導致肥胖，但能量攝入過多和能量消耗少，能量收支不平衡也會導致身體脂肪過多，出現超重和肥胖。若以腰圍來評估的話，成年的男性大於 90 公分或成年女性大於 80 公分，即為所謂的肥胖。指南建議，飲食中應減少含糖飲料、速食和西式飲食，多添加富含膳食纖維和地中海飲食模式的食物。

2. 增強體育運動

指南建議，成人每週至少進行 150 ～ 300 分鐘的中等強度體育運動，或 75 ～ 150 分鐘的高強度體育運動；以多運動為佳，達到或超過 300 分鐘中等強度或 150 分鐘高強度運動，最為理想。

(1) 中等強度運動：如散步、跳舞、悠閒的騎自行車、滑旱冰、騎馬、划獨木舟、瑜伽。

(2) 高強度運動：慢跑或跑步、快速自行車、游泳、跳繩、有氧舞蹈、武術、越野滑雪、足球、田徑或冰球、長曲棍球、單打網球、籃球。

3. 健康的飲食

推薦 8 大最佳防癌食物：

(1) 番茄：茄紅素是一種強大的抗氧化劑，因此對腫瘤有預防的作用，來源於它是非澱粉類蔬菜以及富含維生素 C 和類胡蘿蔔素。
番茄的抗癌能力：研究發現可阻止幾種癌細胞的增殖，包括前列腺癌、乳癌、肺癌和子宮內膜癌。

(2) 核桃：在所有的堅果類食物中，富含 ω-3 的核桃抗癌的作用被研究的最多，核桃中的亞麻酸、鞣花酸、類黃酮皆是常見的抗癌成分。
核桃的抗癌能力：動物實驗顯示能減慢乳癌和前列腺癌的進展速度。

(3) 葡萄：葡萄是白藜蘆醇的豐富來源，這是一種具有抗癌作用的植物化學物質。葡萄的表皮含有最多的白藜蘆醇。
白藜蘆醇的抗癌能力：研究指出，白藜蘆醇能夠減緩癌細胞的生長並抑制淋巴、肝臟、胃和乳房細胞中腫瘤的形成。

(4) 蔓越莓：蔓越莓富含維生素 C 和膳食纖維，可以預防尿路感染。花青素、熊果酸、苯甲酸等，也使它有極強的抗氧化能力。
蔓越莓的抗癌能力：對預防結腸直腸癌、口咽癌、喉癌、肺癌有一定幫助。

(5) 櫻桃：富含維生素 C 和膳食纖維、礦物質鉀、維生素 A，鮮豔的顏色則代表了它擁有抗氧化力極佳的花青素。

櫻桃的抗癌能力：對預防結腸直腸癌、口腔癌、喉癌、肺癌有一定幫助。

(6) 紅蘿蔔：它的抗癌能力來自於類胡蘿蔔素（如 β- 胡蘿蔔素）和其他植物化學物質。

紅蘿蔔的抗癌能力：降低結腸直腸癌風險，對預防口腔癌、喉癌、肺癌、乳腺癌症有一定幫助。

(7) 蘋果：蘋果富含膳食纖維和維生素 C，一個蘋果能為人體提供至少 10% 的每日維生素 C 和纖維的推薦量。膳食纖維可以透過多種方式降低腫瘤風險，包括幫助控制體重、腸道細菌可以使用蘋果膳食纖維來產生保護結腸細胞的化合物。

蘋果的抗癌能力：對預防結腸直腸癌、口腔癌、喉癌、肺癌有一定幫助。

(8) 十字花科蔬菜：十字花科蔬菜如綠色花椰菜、抱子甘藍、油菜花、白蘿蔔等。十字花科蔬菜完全不含澱粉，富含吲哚（indole），可降低致癌風險。且含有豐富的維生素 C、錳，一些深綠色的蔬菜還含有維生素 K。

抗癌能力：對預防結腸直腸癌、口咽癌、喉癌、肺癌有一定幫助。

4. 避免或限制飲酒

飲酒是僅次於吸煙和體重超標之後的第三大可造成癌症的危險因素，不論是白酒、紅酒或啤酒，不論攝入多少酒精，都會增加癌症風險，尤其是乳癌。美國癌症學會建議，對於飲酒的人應限制自己的飲酒量，「最好是完全避免飲酒」，在不得不飲酒時，也應限制飲酒量，女性每天不超過 1 杯，男性每天不超過 2 杯。

三、三段式的疾病預防

三段式的疾病預防觀念在 1940 年代被 Leavell 與 Clark 所提出；身為公共衛生領域的先驅，Leavell 與 Clark 將預防醫學以疾病三角觀念：宿主（host）、環境（environment）、病原 / 致病因子（agent）為出發點衍生出三階段的公共衛生預防流程，包含：初段預防、次段預防與末段預防，分述如下：

（一）初段預防

根據世界衛生組織（WHO）之調查，認為初段預防的策略可至少降低 30% 的癌症死亡人數。美國癌症學會指出，健康的飲食、足夠的身體活動量、避免肥胖或過重攝取足夠的蔬果可預防多種癌症。健康的飲食配合規律的身體活動可維持適當的體重，進而也能降低罹患癌症的風險。除此之外，適量的飲酒、避免病毒及微生物感染、避免輻射暴露、防止環境汙染等之預防，以降低癌症風險。

1. 適量的飲酒

酒精的使用可能提高罹患多種癌症的風險，例如：口腔癌、咽喉癌、食道癌、肝癌、結腸直腸癌及乳癌，且罹癌的風險會隨著酒精攝取量的增加而增加，若是同時酗酒加上重度吸菸，則罹患口腔癌、咽喉癌、食道癌的機率會更高。

2. 避免病毒及微生物感染

病毒、細菌、寄生蟲等感染可能會引發癌症，如 B 型肝炎及 C 型肝炎病毒感染可能發展為肝癌、幽門螺旋桿菌可能增加罹患胃癌的風險、肝吸蟲的寄生則可能增加罹患膽管癌的風險。有些病毒感染可藉由接種疫苗來預防。

3. 避免輻射

暴露游離輻射的暴露已證實和罹患癌症（如：白血病、肺癌、皮膚癌等）有關。自然環境中「紫外線」也是一種游離輻射，紫外線的暴露可使人體形成必需要的維生素 D，有了維生素 D 才能幫助人體吸收鈣質，但過量的紫外線暴露會造成皮膚癌，因此適當的使用防晒用品也有其必要性。

4. 防止環境汙染

室外的環境汙染包括空氣汙染、水汙染、土壤汙染；室內空氣汙染也有可能造成癌症，例如不吸菸的女性罹患肺癌可能與暴露於二手菸或烹飪食物時產生的油煙有關。

（二）次段預防

所謂早期發現早期治療，癌症的致死率可藉由早期診斷並立即治療來降低。

1. 早期診斷

有些癌症，如皮膚癌、子宮頸癌、乳癌、結腸直腸癌、口腔癌在癌細胞形成前會有早期的徵兆和症狀。提高對於早期徵兆和症狀的覺知，並在察覺時即就醫診斷治療，可提高疾病的治癒率。

2. 篩檢

篩檢的目的是在找出身體不正常的情況或癌前病變並提供適切的治療。目前國民健康署提供國人之免費癌症篩檢，如下：

(1) 乳癌篩檢：45 以上未滿 70 歲婦女，以及 40 歲以上至未滿 45 歲且其二親等以內血親曾患有乳癌之婦女，每 2 年可做一次乳房攝影檢查。

(2) 子宮頸癌篩檢：30 歲以上婦女，每 3 年進行一次子宮頸抹片檢查。

(3) 口腔癌篩檢：30 歲以上有嚼檳榔（含已戒）或吸菸習慣之民眾，以及 18 歲以上嚼檳榔（含已戒）的原住民，每 2 年做一次口腔黏膜檢查。

(4) 大腸癌篩檢：50 歲以上至未滿 75 歲民眾，每 2 年做一次糞便潛血檢查。另外依據各縣市政府衛生局規劃之「整合性篩檢服務」，尚有肝癌、胃癌、攝護腺癌 PSA 篩檢等其他篩檢項目。

3. 治療

治療的目的在治癒癌症或延長生命，治療的方式包括手術、放射線、化學藥物之治療等，隨著醫療的進步有些癌症的治癒率很高，例如：乳癌、子宮頸癌、口腔癌、結腸直腸癌等。

（三）末段預防

末段預防著重於減少疾病所導致的殘疾情況、改善疾病所引發的併發症和功能性障礙，並設法延長壽命與提升生活品質。

1. 安寧療護

給予身心靈的支持或緩和醫療（supportive or palliative care）。緩和醫療不加速也不延緩死亡的發生，而是協助病患能積極地活到生命最後一刻，並在這段時間中盡力提升患者的生活品質，是尊重個人及生命的人道療護方式。

2. 心理支持

給予生命末期的患者及其家人心靈和心理社會上的支持，引導患者及家人接受死亡是生命的必經過程，並提供諮詢使病患和家屬能面對死亡的來臨。

四、肺癌、肝癌、結腸直腸癌、乳癌的防治策略

（一）肺癌

根據世界衛生組織 WHO 最新公布的 2018 年全球肺癌發生率，臺灣肺癌發生率高居世界第 15 名，在亞洲僅次北韓（每 10 萬人口中有 36.2 人罹患），排名第 2 名（每 10 萬人口中有 36 人罹患），而且如果只看女性的肺癌發生率，臺灣會擠進世界第 8 名。肺癌已連續 10 年蟬聯第一大癌症殺手，它也是十大癌症中的「三冠王」，即醫療支出最高、死亡率最高、晚期發現比例最高。

臺灣癌症基金會表示，臺灣每年將近一萬人死於肺癌。因為肺癌早期症狀並不明顯，發現時多已是晚期，難以救治，因而增加肺癌的死亡率。肺癌新確診人數在這 10 年來持續攀升，男性肺癌患者增加 3 成，女性患者更是增加近一倍（臺灣女性肺癌患者 9 成不抽菸）。另一個重點是，歐美國家將近 85% 肺癌患者是吸菸族群，但臺灣肺癌患者卻有接近半數都不抽菸；從這個結果推測，臺灣的空汙、廚房油煙可能是防治肺癌的重點。若本身是肺癌高危險群，一定要勤做肺部健檢。根據「臺灣癌症基金會」，透過早期檢測，發現 1 公分以下的早期肺癌腫瘤，以手術處理的治癒率（五年不復發的比例）為 85 ~ 90%，這相對於目前肺癌 5 年存活率僅有 12 ~ 13% 的機率，之間的差別很大。

據研究，約有 70% 的肺癌發生是與吸菸及二手菸有關，另外有 3 ~ 14% 的原因是與住家環境中的氡氣有關，因此，除了保持室內通風及有效包覆土壤及建材的裂縫，肺癌防治最主要的策略即是菸害防制。以下我們就肺癌的危險因子及菸害防制策略做介紹。

1. 肺癌的危險因子

    (1) 吸菸及二手菸

        吸菸是引起肺癌最主要的危險因子，吸的量越多、菸齡越長風險就越大。不過，戒菸後肺部組織就會慢慢恢復，所以無論何時開始戒菸，只要戒菸

就能夠降低罹癌的風險。而對不吸菸的人來說，長期暴露於二手菸就能增加 30% 的罹癌風險，因此無菸環境對肺癌的防治來說非常重要。

(2) 氡

氡是一種惰性氣體，存在於土壤、岩石和水之中，含量雖然非常少，但具有放射性，是第二大導致肺癌的危險因子，也是不吸菸者罹患肺癌最主要的原因。在戶外，因為氡氣含量非常的少，所以對健康造成的影響不大，但在室內，若是空氣不流通，則容易將氡氣吸入肺裡，尤其是地下室，若有土壤或建築材料外露的情況，更容易暴露於氡氣下。

(3) 石綿

石綿被 WHO 列為第一級致癌物質，目前主要是工作場所中會見到導致肺癌的危險因素，所引起的肺癌多為間皮瘤，我國《勞工作業場所容許暴露標準》規定工作場所內的石綿粉塵不可超過 0.15f/cc（f/cc 為每立方公分根數，指溫度在攝氏二十五度、一大氣壓條件下，每立方公分纖維根數），另外環保署也公告，自 2012 年 8 月 1 日起禁止石綿用於擠出成形水泥複合材中空板及建材填縫帶之製造、自 2013 年 2 月 1 日起禁止石綿用於石綿瓦之製造、自 2018 年 7 月 1 日起禁止石綿用於煞車來令片之製造。

2. 菸害防制

根據我國《菸害防制法》規定：菸品容器最大外表正反面積明顯位置處，應以中文標示吸菸有害健康之警示圖文與戒菸相關資訊；其標示面積不得小於該面積 35%。在我國《菸害防制法》中，還規定以下 13 種場所是全面禁菸的：

(1) 高級中等學校以下學校及其他供兒童及少年教育或活動為主要目的之場所。

(2) 大專校院、圖書館、博物館、美術館及其他文化或社會教育機構所在之室內場所。

(3) 醫療機構、護理機構、其他醫事機構及社會福利機構所在場所。但老人福利機構於設有獨立空調及獨立隔間之室內吸菸室，或其室外場所，不在此限。

(4) 政府機關及公營事業機構所在之室內場所。

(5) 大眾運輸工具、計程車、遊覽車、捷運系統、車站及旅客等候室。

(6) 製造、儲存或販賣易燃易爆物品之場所。

(7) 金融機構、郵局及電信事業之營業場所。

(8) 供室內體育、運動或健身之場所。

(9) 教室、圖書室、實驗室、表演廳、禮堂、展覽室、會議廳（室）及電梯廂內。

(10) 歌劇院、電影院、視聽歌唱業或資訊休閒業及其他供公眾休閒娛樂之室內場所。

(11) 旅館、商場、餐飲店或其他供公眾消費之室內場所。但於該場所內設有獨立空調及獨立隔間之室內吸菸室、半戶外開放空間之餐飲場所、雪茄館、下午九時以後開始營業且十八歲以上始能進入之酒吧、視聽歌唱場所，不在此限。

(12) 三人以上共用之室內工作場所。

(13) 其他供公共使用之室內場所及經各級主管機關公告指定之場所及交通工具。

（二）肝癌

亞洲人的肝癌發生率一直都比其他地區高，不過根據研究發現，這樣的現象應該不是與遺傳（基因）有關，而是與亞洲人病毒性肝炎的盛行率較高有關，還有亞洲人的飲食可能較常會暴露到黃麴毒素（如花生），這也懷疑是亞洲人肝癌發生率較高的原因；病毒性肝炎及黃麴毒素會引起肝硬化，此外過量使用酒精會增加肝硬化的機率，因此有酒精成癮問題的人罹患肝癌的機率也較一般人高。以下我們針對肝癌防治預防策略進一步作探討。

1. 肝癌的危險因子

根據研究發現，肝癌病患在疾病發生之前通常已有肝硬化的狀況，因此引起肝硬化的危險因子亦為發生肝癌的危險因子，如下：

(1) 慢性病毒性肝炎

主要為 B 型肝炎及 C 型肝炎病毒的長期感染。臺灣地區病毒性肝炎的盛行率高，因此在肝癌防治上，病毒性肝炎的防治就顯得非常重要。

(2) 過度使用酒精

酒精成癮也是造成肝硬化的可能原因，預防肝癌也應控制酒精的攝取量。

(3) 脂肪肝

對於少量飲酒或不喝酒的民眾來說，脂肪肝是造成肝硬化的主要原因，而肥胖的人較容易有脂肪肝，因此體重的控制對於肝癌來說也是一項初段預防的策略。

(4) 黃麴毒素

黃麴毒素是一種黴菌產生的物質，當我們在保存花生、穀物、豆類的時候，因儲存的環境溫暖、潮溼有利於黃黴菌生長，而讓保存的食物受到黃麴毒素汙染。人們吃到被黃麴毒素汙染的食物後，黃麴毒素在體內使肝細胞壞死，造成肝硬化，進而導致肝癌發生。

2. 病毒性肝炎防治

亞洲人感染病毒性肝炎，又以母嬰垂直感染有關。為避免母嬰垂直感染的發生，我國提供孕婦在產前檢查（或婚前健康檢查）時就能驗血確認是否感染 B 型肝炎病毒，有母嬰垂直感染高風險的寶寶，則在出生時就接種 B 型肝炎疫苗及 B 型肝炎免疫球蛋白，另外也提供一般寶寶常規性 B 型肝炎疫苗施打；成人方面，則應避免與他人共用刮鬍刀、共用針頭等，以降低病毒性肝炎的感染，進而預防肝癌的發生。

已感染病毒性肝炎的民眾，建議每 3 ~ 6 個月追蹤檢查 1 次肝功能（SGOT、SGPT）、胎兒蛋白（alpha-fetoprotein，簡稱 AFP）及腹部超音波檢查，以觀察是否有肝硬化的情形。

（三）結腸直腸癌

結腸直腸癌就是平常我們所稱的「大腸癌」，大腸癌的早期並無明顯症狀，因此要靠篩檢才能提早發現，若早期發現疾病、及時治療，大腸癌的治癒率是非常高的。大腸癌有很多種篩檢方式，目前主要運用的方法為傳統化法糞便潛血檢查（guaiac-based Fecal Occult Blood Test，簡稱 gFOBT）、免疫化學法糞便潛血檢查（immunochemical Fecal Occult Blood Test，簡稱 iFOBT）及糞便 DNA 查（Stool DNA test），我國國民健康署提供的免費大腸癌篩檢為 iFOBT，若檢查結

果異常，則需加做大腸鏡檢查（Colonoscopy）或軟式乙狀結腸鏡檢查（Flexible Sigmoidoscopy，簡稱 FSIG）加雙重對比鋇劑攝影檢查（Double-Contrast Barium Enema，簡稱 DCBE）。

1. 結腸直腸癌之危險因子

大腸癌也是被證實與基因缺陷（如：MSH2、MLH1）有關的癌症，因此對於家族中（尤其是二等親以內）有罹患大腸癌病史或有遺傳症候群（Inherited syndromes），如：家族性大腸（腺瘤性）瘜肉症（Familial Adenomatous Polyposis, FAP）、遺傳性非瘜肉症結腸直腸癌（Lynch syndrome or hereditary nonpolyposis colorectal cancer, HNPCC）的民眾，就應更加注重癌症的預防及接受定期篩檢。

(1) 個人疾病史

大腸內的瘜肉有可能會發展為癌細胞，因此腸道內有瘜肉者是罹患結腸直腸癌的高危險族群，另外，發炎性腸道疾病（Inflammatory bowel disease）、第 2 型糖尿病也證實與罹患結腸直腸癌有關。

(2) 不健康的行為

攝取紅肉或醃漬肉品會增加罹患結腸直腸癌的風險，另外身體活動量不足、過重或肥胖、吸菸及過量使用酒精等也是結腸直腸癌的危險因子。

2. 糞便潛血檢查

目前我國提供免費糞便潛血檢查（Fecal Occult Blood Test, FOBT）篩檢的對象為 50～74 歲的民眾，建議每 2 年進行一次，且我國使用的方式為 iFOBT，不需做飲食的限制，蒐集檢體（糞便）的方式也簡單，倘若篩檢後結果為異常，則再加做大腸鏡檢查，確認腸內是否有瘜肉，若有則可在檢查時一併摘除，並做切片確認診斷。如無法做大腸鏡檢查，則建議進行鋇劑攝影（DCBE）加乙狀結腸鏡檢查（FSIG）。

（四）乳癌

乳房主要由兩種組織所組成，乳腺組織（gland tissue）和脂肪（fat），乳腺包含了乳小葉和乳腺導管，乳小葉的末端有腺泡負責分泌乳汁，乳汁經由乳腺導管送至乳頭，脂肪則填塞於小葉和乳管周圍空間。乳房沒有肌肉組織，但乳房底

下有肌肉覆蓋在肋骨上（圖 6-2）。WHO 認為乳癌防治的主要的策略一是了解乳癌的早期徵兆並定期進行篩檢，早期發現早期治療；其次是透過認識引起乳癌的危險因子，並針對危險因子執行初段預防的策略，例如：避免使用口服避孕藥、減低高齡初產婦的可能、維持適當的運動、體重在適當的範圍、避免過度飲酒及降低高脂食物的攝取等。

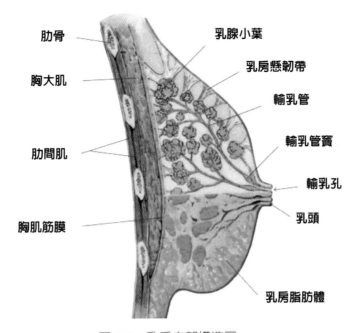

肋骨
胸大肌
肋間肌
胸肌筋膜

乳腺小葉
乳房懸韌帶
輸乳管
輸乳管竇
輸乳孔
乳頭
乳房脂肪體

圖 6-2　乳房內部構造圖。

1. 乳癌的危險因子

實證研究發現有些基因缺陷與乳癌的發生有高度相關。例如：美國好萊塢影星安潔莉娜・裘莉做了基因檢測後，發現她帶有缺陷的基因，因而先行切除雙乳以避免日後罹患乳癌的可能性，雖然大多數人不一定需要採取和她一樣的作法，但有乳癌家族病史者應更加注意預防乳癌的發生。

(1) 荷爾蒙的暴露

內生性雌激素的長期暴露包括初經來臨的時間較早（12 歲以前）、停經時間較晚（55 歲以後）、高齡初產婦（30 歲以後）等，外生性的荷爾蒙則如使用口服避孕藥及荷爾蒙替代療法，都有可能增加罹患乳癌的機率，另外，無哺育母乳的經驗也是罹患乳癌的危險因子。

(2) 不健康的行為

乳癌的發生可能與酒精的使用、過重或肥胖、身體活動量不足及高脂肪的不健康飲食有關。

2. 乳房自我檢查

乳癌的症狀除了乳房出現腫塊外，還包括乳頭凹陷或有異常的分泌物、乳房皮膚有橘皮或其他不平整的變化、腋下淋巴腫大等，因此乳房自我檢查除了透過按壓檢查乳房是否有腫塊之外，鎖骨上方、胸骨中線、肋骨下緣、乳頭及腋窩都是自我檢查的範圍；另外，也要觀察乳房及乳頭的形狀、大小、外觀是否有所改變、有無對稱，同時藉由擠壓乳頭檢查是否有異常分泌物。

3. 乳房攝影檢查

乳房攝影檢查是目前唯一被證實有效的篩檢方法，我國提供免費篩檢的對象是：

(1) 祖母、外婆、媽媽、姊妹或女兒（二等親以內的血親）曾罹患乳癌的 40 ～ 44 歲的女性

(2) 45 ～ 69 歲的女性，乳癌篩檢的頻率為 2 年 1 次，篩檢的方式是利用低輻射劑量的 X 光尋找乳房中觸摸不到的腫塊和鈣化點，以提早發現無症狀的早期乳癌、及時治療。由於乳房攝影檢查需壓扁乳房以獲得清晰的影像，所以月經來前一週、乳房較漲痛時較不適合進行檢查；若乳房攝影的結果判定為異常，則需再進行乳房超音波或其他的影像檢查（如：磁振造影檢查，MRI），若疑似為惡性腫瘤，則需做穿刺或切片，以即早診斷、及時治療。

4. 超音波導引之乳房穿刺切片

當乳房內發現有診斷不明的組織，在超音波的導引與定位下，經由皮下穿刺，抽取組織樣本，以進行病理組織或細胞學化驗。其優點如下：

(1) 在高度準確定位下，獲取組織樣本，檢查過程比傳統的手術切片法簡單。

(2) 切片後幾乎無傷口，多數不會留下疤痕，大於 9 成的患者，可藉由此檢查確定結果並決定治療方式。

5. 乳癌診斷之原則

乳癌的診斷大致上可分為下列幾個階段：(1) 理學檢查；(2) 影像檢查；(3) 細胞、病理確診與；(4) 期別、預後因子、治療指標之判定。

有些人認為乳房攝影是乳癌診斷的主要工具，其實乳癌的診斷還是須靠基本的乳房理學檢查，而婦女的乳房自我檢查更是乳癌診斷上不可或缺的一環。婦女若未養成乳房自我檢查的習慣，又未定期接受乳癌篩檢，則有可能已經罹患乳癌到相當嚴重程度而仍不自知。

另外，乳癌篩檢時若只做理學檢查而不做影像檢查，則篩檢的正確性將大打折扣。因為有些較小或深部的腫瘤可能觸摸不到，須靠影像檢查偵測出來；少數硬塊只靠觸摸不易分辨良、惡性，須靠影像檢查來鑑別。故真正的篩檢不能只靠乳房理學檢查，還須仰賴影像檢查才能做到更準確的診斷。

影像檢查是要做乳房攝影還是乳房超音波呢？歐美國家對於乳癌的影像檢查主要是倚重乳房攝影，在臺灣則常須輔以乳房超音波。主要原因有二：

(1) 歐美婦女的乳房較大，脂肪組織較多，超音波較容易有盲點死角。

(2) 臺灣婦女的乳房在 X 光攝影下常呈密緻影像，容易錯失細微的病灶。

年輕婦女乳房攝影的影像更形密緻，更不容易偵測出病灶，所以一般 35 歲以下的婦女，不建議做乳房攝影檢查。簡單來說，乳房攝影與乳房超音波各有其優缺點，兩者角色相輔相成。

乳癌的診斷除了理學檢查和影像檢查之外，細胞、病理檢驗也相當重要；若要將誤診率降低，最好三者都做，這就是所謂「三合一診斷」（triple diagnosis）。細胞、病理檢驗的取樣方法包括細針抽吸（fine needle aspiration）、粗針切片（core needle biopsy）與切片手術（open biopsy）。其中以細針抽吸最不具侵犯性，但切片手術的確診率最高，粗針切片的侵犯性與確診率則介於兩者之間。對於觸摸不到的病灶，三者都可在超音波導引或乳房攝影導引下操作。只是經細胞、病理檢驗確定乳癌之診斷還不夠，最少尚須判定是原位癌或侵犯性癌？癌細胞、組織的型態如何？病灶範圍大小？淋巴腺是否有轉移或轉移程度如何？是否有遠端轉移？荷爾蒙接受體〔動情激素受體（ER）及黃體激素受體（PR）〕是陽性或陰性？（圖 6-3）。如此才能正確判別預後並選擇適當的治療方式。

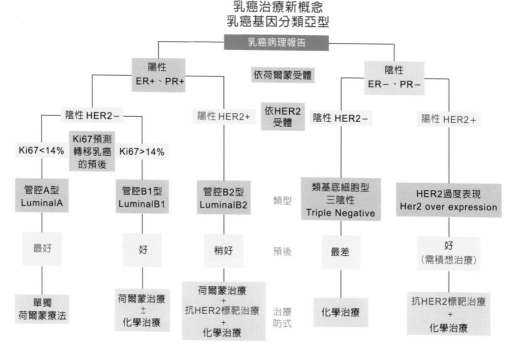

圖 6-3　乳癌病理報告（資料引自財團法人乳癌防治基金會）。

第二節　心血管與腦血管疾病

　　心血管疾病與腦血管疾病為臺灣 2019 年十大死因的第二位及第四位。心臟疾病（Heart disease）的種類很多，目前以冠狀動脈心臟病（簡稱冠心病）為最普遍，造成的原因是提供心臟肌肉血液及養分的血管發生硬化，導致血管狹窄或阻塞，使心肌缺血壞死，產生心絞痛或心肌梗塞，甚至猝死。冠心病、心肌梗塞或缺血性腦中風主要原因是動脈硬化，由於血脂異常與動脈硬化有密切關係，因此，血脂異常的預防與控制是非常重要的。

　　腦血管疾病（cerebrovascular disease 又稱為腦中風）是造成全球人口死亡與失能的主要原因，終生的發生率約六分之一；依據衛生福利部國人十大死因統計顯示，腦血管疾病占國人 10 大死因的第 2 ～ 4 位，每年平均奪走大約 1 萬多條寶貴的性命。腦中風即使存活後通常會遺留下不同程度的神經功能障礙，失能之後遺症也是我國成人殘障的主因之一，不僅造成病患與照顧者沉重的負擔，也嚴重影響個人的生活品質。

一、心血管疾病

（一）心血管疾病之簡介

WHO 定義心血管疾病（Cardiovascular Diseases，簡稱 CVDs）包含多種心臟及血管疾患：如冠狀動脈心臟病（Coronary Heart Disease，簡稱冠心病 CHD），因提供心臟肌肉血液的血管發生疾病；腦血管疾病（cerebrovascular disease），因提供腦部血液的血管發生疾病；周邊動脈疾病（peripheral arterial disease），是提供四肢血液的血管發生疾病；風溼性心臟病（rheumatic heart disease），因鏈球菌感染造成風溼熱而對心臟肌肉和血管造成危害的疾病（以兒童及青少年為主）；先天性心臟病（congenital heart disease），是出生時心臟構造及異常的疾病；深層靜脈血栓及肺栓塞（deep vein thrombosis and pulmonary embolism），因血液凝結在腿部靜脈形成血栓，有些血栓會隨著血液移動到心臟或肺部，而造成肺栓塞。

1. 造成心血管疾病最主要的危險因子

不健康的飲食、身體活動量不足、吸菸或喝酒等。這些危險因子可能造成高血壓、高血糖、高血脂（三高）、及體重過重或肥胖的風險，進而會提高心血管疾病（如：心臟病、中風、心臟衰竭）的發生率。

2. 心血管疾病徵兆

血管的潛在疾病通常沒有症狀，而一旦出現症狀就有可能是心臟病發或中風，因此應注意下列徵兆，若有下述狀況宜立即就醫，如下：

(1) 心臟病發的徵兆：胸口疼痛或不舒服、手臂、左肩、手肘、下巴、背部疼痛或不舒服、呼吸困難或呼吸短促、覺得噁心或嘔吐、覺得頭暈或昏厥、冒冷汗、臉色蒼白。

(2) 中風的徵兆：突然臉部、手臂、或腿部無力且通常只有身體的一側發生（最普遍）、半邊臉部或肢體麻痺、語言的理解或表達困難（混亂）、單側或雙側的視覺障礙失去平衡或協調能力造成行走困難或眩暈、不明原因嚴重的頭痛、昏厥或失去知覺。

（二）血脂異常之定義

血液中所含的脂肪簡稱血脂，主要包括膽固醇（TC）、三酸甘油酯（TG）、磷脂質及游離脂肪酸等，其中膽固醇又分為高密度膽固醇（俗稱好的膽固醇）、低密度膽固醇（俗稱壞的膽固醇）。當血中的總膽固醇過高（＞ 200 mg/dl）、三酸甘油酯濃度偏高（＞ 150 mg/dl）、高密度膽固醇濃度偏低（＜ 35 mg/dl）以及低密度膽固醇濃度偏高（＞ 130 mg/dl）等，任一異常或合併多種異常情形均可診斷為高血脂。

膽固醇及三酸甘油酯不溶於水，必須與特殊的蛋白質即載脂蛋白（如 ApoA1、Apo B）結合形成脂蛋白〔如 CM、VLDL、IDL、HDL、LP（a）〕（表6-1），才能溶解於血漿中，藉由血液運輸至各器官及組織。其中低密度脂蛋白（Low-Density Lipoprotein；LDL）其主要的作用是將膽固醇由肝臟帶到周邊組織。若血液中的低密度脂蛋白過高，容易造成冠狀動脈硬化及心臟病，所以又稱為「壞的膽固醇」。高密度脂蛋白（High-Density Lipoprotein；HDL）主要的功能是將周邊組織的膽固醇帶回肝臟代謝。其中高密度脂蛋白含大量磷脂質，會帶走滲入血管壁內的膽固醇，有清潔血管壁的作用，因此，高密度脂蛋白所含的膽固醇（HDL-cholesterol；HDL-C）是「好的膽固醇」。

表 6-1　脂蛋白分類

分類	主要成分	主要載脂蛋白
乳糜微粒（CM）	三酸甘油酯	apoB48、apoA1、apoA2
極低密度脂蛋白（VLDL）	三酸甘油酯	apoB100、apoE、apoCs
中間密度脂蛋白（IDL）	三酸甘油酯、膽固醇	apoB100、apoE
低密度脂蛋白（LDL）	膽固醇	apoB100
高密度脂蛋白（HDL）	膽固醇、磷脂	apoA1、apoA2、apoCs
脂蛋白（LP（a））	膽固醇	apoB100、載脂蛋白（a）

高血脂症造成的原因：

1. 原發性高血脂症：受家族遺傳影響，這些病人自小時候的血中膽固醇就很高，除非積極治療，否則於年輕的時候，即很容易罹患冠狀動脈疾病。

2. 續發性高血脂症：受到飲食、疾病及藥物的影響，平時所稱的高血脂症大多屬這一類。

　　一般高血脂病人不會有明顯症狀，主要是由抽血檢查篩檢得知血脂異常現象，故又稱無聲的殺手，除了極少數的患者皮膚、皮下組織或肌腱會出現黃色瘤或黃斑瘤。但長期的血脂過高仍可由各種警訊得知，一般可能症狀有：腰膝酸軟、失眠、頭痛、四肢麻木、疲勞、倦怠、胸悶、頸部僵硬等症狀，因血脂過高會加速動脈導管粥狀硬化，而出現腦中風、腎功能減退、心絞痛、心肌梗塞、動脈瘤或四肢末梢壞死。

（三）高血脂症的危險因子

1. 家族史：家族遺傳性高膽固醇血症。
2. 次發性因素：糖尿病、肥胖症、甲狀腺功能過低者等。
3. 藥物：女性荷爾蒙、避孕藥、類固醇等。
4. 飲酒：過量酒精會升高三酸甘油酯。
5. 其他：飲食中攝取過多的飽和脂肪酸或膽固醇、抽菸等。

　　治療原則：若是第一次發現血脂異常時，必須先給予 3 ～ 6 個月非藥物治療，也就是使用飲食控制 3 ～ 6 個月後，如果血脂肪仍超過標準值時，才開始使用降血脂藥物。

　　三酸甘油酯（TG）過高為臺灣常見的問題，臺灣在 2009 年訂定血脂異常之分類，主要是參考美國國家膽固醇教育方案及歐洲動脈硬化學會之標準，分為下列三類：

1. 高膽固醇血症：血脂濃度（mg/dl）總膽固醇大於等於 200。
2. 高三酸甘油酯血症：血脂濃度（mg/dl）三酸甘油酯大於等於 200，且總固醇 / 高密度脂蛋白膽固醇大於等於 5，或高密度脂蛋白膽固醇小於 40（mg/dl）。
3. 混合型高血脂症：血脂濃度（mg/dl）總膽固醇大於等於 200，且三酸甘油脂大於等於 200。

（四）血脂異常的飲食原則及照護

　　預防心血管疾病可由初段預防的策略開始：減少飲食中的鹽份，並增加蔬菜及水果的攝取量、規律的身體活動、戒菸、避免危險的酒精使用等。敘述如下：

1. 採均衡飲食：肉、魚、蛋、奶、豆、五穀類以及蔬果類。

2. 控制油量攝取：少吃油炸、油煎或油酥的食物；少吃豬皮、雞皮、鴨皮、魚皮、肥肉及奶油等。

3. 炒菜宜選用不飽和脂肪酸高的油脂：如橄欖油、花生油、菜籽油、葵花油等。少用飽和脂肪酸高的動物油：如奶油、牛油、豬油等。

4. 烹調方法：宜多採用清蒸、水煮、涼拌、烤、燒、燉、滷等方式。

5. 少吃膽固醇含量高的食物：如內臟類（腦、肝、腰子等）、蟹黃、蝦卵、魚卵、蛋黃或牛油製成的麵包、蛋黃酥等。

6. 肉類方面：宜多選用魚類及去皮家禽，且應儘量減少羊、牛、豬等脂肪含量高的肉類，每餐亦可搭配豆類製品食用。

7. 多食用高纖維食物，如：

    (1) 五穀根莖類（如：糙米、燕麥、玉米、胚芽米、全麥麵包、薏仁等）。

    (2) 未加工的豆類（如：黃豆、紅豆、綠豆等）。

    (3) 各類蔬菜（如：葉菜類、竹筍、四季豆、紅蘿蔔、蒟蒻等。

    (4) 各類水果（如：柳橙、蘋果、梨、蕃石榴等）。

8. 「三酸甘油酯」過高者：可多攝取富含 Omega-3 脂肪酸的魚類，如秋刀魚、鮭魚、鯖魚、牡蠣等。適量攝食含高澱粉的蔬菜或五穀類，少吃精緻醣類食物等。

9. 避免大量飲酒或含酒精飲料。若喝酒必須節量，男性不超過 2 個酒精當量，女性不超過 1 個酒精當量（每個酒精當量相當於啤酒 360 毫升，葡萄酒 120 ～ 150 毫升，白蘭地等烈酒 45 毫升）。

10. 從事規律性運動，每天 30 分鐘中度等強度運動。戒菸、飲食控制及減輕過重的體重。

二、腦血管疾病

　　腦血管病科看各種腦血管方面的疾病，包括：腦梗塞、暫時性腦缺血、粥狀動脈硬化、腦部血管畸形、頭頸部動脈剝離，以及各式各樣的顱內出血。一般俗稱的腦中風是腦血管堵塞（腦梗塞）和腦血管破裂（腦內出血或蜘蛛膜下腔出血）的總稱。兩者的臨床症狀類似，大多以突然或急性發生的神經學症狀來表現。

（一）腦中風之概述

　　腦中風主要是因腦血管阻塞或破裂，造成腦部的血流受阻，缺乏氧氣供應腦部的需求，導致腦細胞死亡。腦中風之危險因子有很多，例如：高血壓、糖尿病、高血脂、肥胖等這些都會令血管硬化，增加腦中風之風險。其他如：心律不整、心肌梗塞等會產生血栓，而會令腦血管栓塞中風者；如常抽菸、酗酒或藥物濫用（安非他命、海洛因）等不良嗜好，也是腦中風之危險因子；其他年齡性別（男 > 45 歲，女 > 53 歲）也是和腦中風有關；另外如：凝血疾病或血液病變者、腦血管病變者及腦中風家族史等，也是腦中風危險因子。

（二）腦中風之症狀與處理

1. 腦中風之症狀

(1) 嘴歪、眼斜；(2) 單側或雙側肢體無力、麻木；(3) 意識不清或昏迷；(4) 言語不清、構音障礙（臭乳呆）、溝通不良；(5) 吞嚥困難、流口水；(6) 眩暈、嘔吐、頭痛；(7) 大小便失禁；(8) 抽搐；(9) 步態不穩、運動失調；(10) 視力模糊、複視；(11) 情緒改變、冷漠、躁動不安、記憶喪失等。

2. 遇腦中風之症狀者處理方式

(1) 立即通知 119 將病患送往醫院。

(2) 送院前應保持鎮靜，將麻痺無力肢體朝上側躺，且避免餵食灌水，以免嘔吐導致嗆到造成吸入性肺炎或阻塞呼吸道。

(3) 解開身上緊身衣物，如：胸罩、領帶、皮帶等。

(4) 仔細觀察病患之意識程度及呼吸、心跳、血壓之變化，並切記！勿立即給予降壓藥物。

（三）腦中風的預防原則

大部分的中風是可以藉由健康的飲食與生活型態、治療、積極控制三高來預防的，把握以下原則，就能降低罹患中風之風險：

1. 掌握三高關鍵控制數字：高血壓、高血糖、高血脂個案發生中風的風險分別是非三高個案的 2.84 倍、2.86 倍及 2.37 倍。若發現有三高問題，務必尋求專業醫療協助，如需用藥，應遵照醫師指示用藥及定期回診追蹤，將三高數值控制在血壓 <140/90mmHg、醣化血色素 <7%、低密度脂蛋白膽固醇 <100mg/dl。

2. 選擇健康飲食：掌握三少二多原則，即少調味品、少油脂、少加工食品、多蔬果、多高纖；建議每日鈉的攝取量少於 2.4 公克（相當於 6 公克的食鹽；1 茶匙）。

3. 養成規律運動的習慣：333 原則，維持每週至少 3 次、每次 30 分鐘、心跳達到 130 下，依身體狀況挑選健走、伸展操、跳舞、慢跑、騎自行車等活動。

4. 維持健康體位：肥胖會增加高血壓、冠心病、心衰竭或中風的風險，建議 BMI 維持在 18.5 ～ 24 之間，腰圍男性小於 90 公分，女性小於 80 公分。

5. 拒絕菸酒危害：直接吸菸或被動吸入二手菸、過度飲酒，都會增加罹患中風的風險。

6. 定期健康檢查：可利用國民健康署提供 40 ～ 64 歲民眾每 3 年一次，65 歲以上民眾每年 1 次的免費成人預防保健服務，服務內容包括血壓、血糖、血脂、BMI、腰圍、等重要危險因子的檢查。及早發現身體異常，調整不良生活習慣及控制三高等危險因子，遠離疾病威脅。

腦中風為一種急症。主要是因腦部的血流受阻無法供應腦部氧氣的需求，而發生腦功能障礙。若不即時接受有效的醫治，將會殘留中至重度殘障，需要他人協助完成基本之日常生活活動，如：餵食、穿衣、沐浴等。所以為了減少腦中風的發生，我們自己必須了解什麼是腦中風的危險因子及如何預防。

第三節　糖尿病防治

> ## 案例
>
> 　　Q：我被診斷出得了糖尿病，天啊！曾經聽人說過：「糖尿病是一輩子都治不好的疾病」，真的嗎？那我一輩子都完了！
>
> 　　A：容易罹患糖尿病的「體質」是會遺傳的，但糖尿病本身這個疾病是不會遺傳的，也就是說，即使父母親有糖尿病，不代表小孩遲早會罹患糖尿病的。糖尿病的發病是因為某些必然的因素所引起的，並非只要有同樣的發病因素就一定會造成糖尿病，只有在發病因子被誘發後才會發病。遺傳體質，是一輩子都無法改變的，但如果能將糖尿病持續控制在良好的狀態下，那其實與正常人所過的生活並沒有不同。

　　國人過去糖尿病的發生率一直在 9 ~ 10% 左右，但根據國家衛生研究院統計「2019 臺灣糖尿病年鑑」，盛行率已經超過 11%，患者人數已經超過 230 萬人。糖尿病是由於胰臟未製造足夠的胰島素或身體無法有效使用胰島素而造成。

　　糖尿病若控制不好，長期下來會對身體器官造成嚴重的損傷，尤其是神經、血管、眼睛、心臟及腎臟，糖尿病患者的死亡風險至少為非糖尿病患者的 2 倍。

一、糖尿病的原因

　　糖尿病的病因除了上述的胰島素分泌不足或甚至不分泌外，胰島素阻抗亦被認為是常見的原因之一。

　　胰臟的 β 細胞會生產胰島素，把我們吃進去的糖分搬給細胞，成為可以使用的能量。但如果因為身體的內分泌失調，或是攝取的糖分太多，身體對於胰島素的敏感度就會下降，必須要更大量的胰島素才能達到相同的效果，就稱為「胰島素阻抗」；而在 β 細胞持續超時工作的情況下，就會造成 β 細胞的受損、壞死，製造不出足夠的胰島素，形成糖尿病。所以在還沒形成糖尿病的時候，其實會先出現「胰島素阻抗」，這時候如果可以讓身體對胰島素的敏感度恢復正常，β 細胞不會超時工作而壞死，就可以改善身體對於血糖的利用，避免糖尿病。

　　在此類病患中，改變生活型態至為重要，包括適度的運動、定量及低膽固醇飲食、正常的生活作息等。

二、糖尿病的分類和症狀

綜合上述得知，糖尿病是一種慢性的醣類代謝疾病，主要特徵是胰島素的供需不平衡，造成的原因與糖尿病的類型有直接關係。根據 1997 年美國糖尿病協會之新分類，不再使用胰島素依賴型、非胰島素依賴型等名詞；代之以第 1 型、第 2 型等，以彰顯儘可能以病因來分類糖尿病的精神。

（一）糖尿病的分類

以下將以最常見的 3 種類型來加以說明，而較常見的第 1 型和第 2 型糖尿病的區分可參考表 6-2。

1. 第 1 型糖尿病

第 1 型糖尿病又稱為「胰島素依賴型糖尿病」（Insulin-Dependent Diabetes Mellitus, IDDM），約占所有糖尿病的 10%。係指由於 β 細胞的破壞，通常導致胰島素絕對性缺乏。此型病患發病多較年輕，約在 30 歲以下，需要胰島素的注射，一旦缺乏胰島素，容易發生酮酸中毒的現象。此類病患亦可能發生於成年人，臨床上，可藉由測定抗胰島素抗體如麩胺酸脫羧（Glutamic acid decarboxylase, GAD）抗體之有無來診斷。

2. 第 2 型糖尿病

最常見。又稱為非胰島素依賴型糖尿病（Non-Insulin-Dependent Diabetes Mellitus, NIDDM），90% 以上的糖尿病患者都屬於此類型。主要是初期有胰島素阻抗並且有胰島素泌不足的人；此常見於成年人，有家族史及之前所提及之代謝性症候群之病患，尤其常見於體型肥胖者。初期可藉由飲食、運動來控制，而後可使用降血糖藥來控制，但當後期有明顯的胰島素不足或腎臟病變時，仍須注射胰島素。

3. 第 3 型糖尿病

妊娠性糖尿病（Gestational Diabetes Mellitus, GDM），指懷孕時可能因賀爾蒙或代謝改變造成胰島素的抵抗現象，使孕婦產生血中葡萄糖過高的現象。大部分會於產後自動痊癒，但下一次懷孕時仍可能發生糖尿病。常會引起胎兒先天性畸形、羊水過多、早產、死胎。有糖尿病家族史、肥胖、年齡大於

30 歲的孕婦皆爲高危險群。目前的研究發現，曾罹患妊娠性糖尿病的人，約
30% ~ 40% 容易在 5 ~ 10 年內發展爲第 2 型糖尿病。

表 6-2　第 1 型和第 2 型糖尿病的比較

	第 1 型糖尿病	第 2 型糖尿病
發病年齡	較年輕，一般在 30 歲以下	通常在 30 歲以後
體型	消瘦	肥胖居多
家族史	家族中少有糖尿病病人	多有糖尿病家族史
病因	遺傳、病毒、自體免疫的刺激	遺傳、肥胖
發病速度	迅速	潛伏緩慢進行
治療	終生注射胰島素	初期藉由飲食與運動來穩定病情，若成效不彰，則服用口服降血糖藥或注射胰島素

（二）糖尿病的常見症狀

1. 多食：因爲碳水化合物、脂肪、酮體與蛋白質的代謝均改變，造成組織細胞的破壞與耗損，讓個體會呈現飢餓狀態，進而造成個體攝取過量的食物。

2. 多渴：因爲多尿而導致嚴重的脫水及缺水，使病人非常口渴，呈現常常口渴的現象。

3. 多尿：因爲流經腎臟的高葡萄糖血液會造成高滲透的現象，會讓腎臟無法重複吸收水分再利用，而造成排尿次數及尿量增多的現象。

4. 體重減輕：因爲細胞無法利用葡萄糖，身體只好分解儲存的脂肪與蛋白質來產生能量，而造成體重減輕，這種現象特別常見發生在第 1 型糖尿病病人身上。

5. 疲倦：因體內代謝能量的狀態改變，細胞破壞與耗損增加，而患者容易出現疲倦、易累的現象。

三、糖尿病相關的併發症

糖尿病最常見的併發症有糖尿病神經病變、糖尿病視網膜病變、糖尿病腎病變，又稱爲「糖尿病三大併發症」，血管的病變從上述小血管的病變擴大範圍到大血管也會發生，這時病患就會有較高的機率發生冠狀動脈心臟病（如：心肌梗塞）、腦血管疾病（如：中風）等重大疾病，另外，血糖控制不佳時也會出現低血糖、酮酸中毒兩種併發症。

（一）糖尿病神經障礙

　　是糖尿病慢性病變中最常見的併發症，但致病機轉仍不甚清楚。糖尿病患者持續的高血糖狀況，長期會導致全身的血管發生病變，血管病變則會從微血管的細小血管開始，而供應神經細胞營養的血管發生病變會導致神經不可逆的損傷。感覺、運動性的神經病變最為常見，例如：末梢的感覺異常（足部神經麻木、冷熱感降低、疼痛感及觸覺變弱或異常等），及自主神經（腸胃道、生殖泌尿道、心血管系統）的病變。其中末梢神經病變特別需要注意的是痛覺的消失，因為痛覺消失可能對傷口的警覺性降低，而血管病變也會使傷口癒合不佳的情形更嚴重，可能會因此而造成腳部的壞死，甚至需要截肢。

（二）糖尿病視網膜病變

　　視網膜位於眼球底部，上面滿佈著微血管和視神經，進入眼睛的光線會在此形成影像，當這些血管發生因高血糖而造成的血管病變時，就稱為糖尿病視網膜病變。目前發現視網膜上的微血管會因高血糖而造成流動不順，形成微血管瘤，這些部份會逐漸壞死，而出現點狀的小出血，當出血被吸收掉，會形成白斑，這些細微的變化和病變範圍會越來越大，最後造成視網膜剝離及失明。

（三）糖尿病腎病變

　　腎臟是負責將循環在體內的血液過濾，將不要的代謝廢物及多餘的鹽分、水分，以尿液的方式排泄出體外的重要器官。高血糖造成血管病變的現象也會出現在執行上述排泄功能的腎臟中，因為腎臟就是靠許許多多的細微血管來進行物質的過濾，所以若血管發生病變就會造成腎功能的損害，導致腎衰竭或尿毒症，這就是糖尿病腎病變。在腎臟病變的前期，並沒有任何自覺症狀，只會在尿液檢查中檢測出微量的蛋白尿；之後，隨著病變持續安靜的進行，會開始出現持續性的蛋白尿、血中肌酐酸增加、腎臟的過濾率明顯下降、甚至停止，這時就需要用血液透析，也就是洗腎來維持生命了。

（四）低血糖症

　　低血糖症病患會出現皮膚溼冷或出汗、蒼白、心搏過速、脈搏弱、噁心、沒胃口、飢餓、無力、視力障礙、頭痛、意識狀況改變等，尤其病患在延遲用餐、胰島素過量或運動過度時，會出現血糖降至 50 ~ 60mg/dl 的狀況。

（五）酮酸中毒

當個體有感染、壓力或心血管疾病時，若出現胰島素極度缺乏，加上組織對葡萄糖的吸收與利用減少，且肝糖分解、脂肪分解增加，而出現高血糖（可高至 300～800mg/dl）、脂肪酸大量產生，酮體堆積等酮酸中毒的現象，出現的症狀如：溫熱而乾燥的皮膚、黏膜乾燥、多尿、口渴、呼吸過速、低血壓、呼吸有酮味，嚴重者甚至會陷入糖尿病昏迷。

四、糖尿病的檢查

糖尿病的篩檢和診斷方法，主要是血糖測試、口服葡萄糖耐量試驗、糖化血色素 3 種。

（一）血糖測試（Fasting Plasma Glucose, FPG）

最準確的方式為抽血檢驗空腹血糖，主要是測病人在空腹時（禁食 8 小時，中間可喝水）血中葡萄糖的含量，正常值是 80～120mg/dl。

（二）口服葡萄糖耐量試驗（Oral Glucose Tolerance Test, OGTT）

主要是測量病人對一定量葡萄糖的反應。

1. 檢查前：檢查前 8 小時必須禁食，禁食中間可以喝水。
2. 檢查過程：檢查當天先測體重和空腹時的血糖，之後給病人喝 75 公克的葡萄糖液，收集之後 2 小時的血液做檢查。
3. 結果判定：正常人是第 1 小時血糖上升，第 2 小時即恢復正常；如果到第 2 小時，血糖值仍大於等於 200mg/dl，就是糖尿病。病人空腹血糖介於 100～125mg/dl，或隨機血糖介於 100～199mg/dl 時，就應給予口服葡萄糖耐量試驗，來幫助糖尿病的確定。如果病人的空腹血糖超過 126mg/dl，不需再作此口服葡萄糖耐量試驗，即可確立診斷。

（三）糖化血色素（Glycosylated Hemoglobin, HbA1c）

糖化血色素是葡萄糖分子和血色素結合的狀態。糖尿病患者體內的糖化血色素含量較高，約在 6.5～22%，沒有糖尿病的人其糖化血色素則在 6.5% 以下。因為葡萄糖與血紅素一旦結合就會一直持續到紅血球壽命結束為止（約 120 天），

所以檢驗糖化血色素可以知道病患過去 2～3 個月血糖控制的情形，這個結果不受有無空腹、飯前、飯後等時間的影響。

結果判定：HbA1c ＜ 6.5% 表示糖尿病控制良好。HbA1c ＞ 12% 表示控制情形不佳。

糖尿病診斷標準：只要病人符合下列任一項，就可診斷為糖尿病：

1. 糖化血色素（HbA1c）≧ 6.5%。

2. 空腹血糖≧ 126mg/dl。

3. 口服葡萄糖耐量試驗，2 小時血糖（或飯後 2 小時血糖）≧ 200mg/dl。

4. 伴隨著有典型的高血糖或高血糖危象的病人，其隨機血糖≧ 200mg/dl。

五、糖尿病的治療與保健

為了避免因糖尿病而產生殘疾或死亡，我們可由下列幾種健康管理的方式預防糖尿病及其併發症的發生：

（一）初段預防

生活型態的改變：雖然目前仍不知如何預防第 1 型糖尿病，但透過生活型態（lifestyle）的改變可有效預防或延遲第 2 型糖尿病及其併發症，如下：

1. 維持健康體位。

2. 養成每天身體活動的習慣（如：333 原則，每週 3 次，每次至少 30 分鐘，讓心跳達到每分鐘 130 下）。

3. 每天吃 3～5 種蔬菜和水果（天天五蔬果），並減少糖和飽和脂肪的攝取。

4. 避免使用菸酒，吸菸會增加罹患心血管疾病的風險。

（二）次段預防

早期診斷及早期治療，糖尿病可藉由血液檢查早期診斷，WHO 所使用的標準是空腹 8 小時以上靜脈血糖值≧ 126mg/mL。

治療方法有：

1. 控制三高（血糖、血壓及血脂）。

2. 藥物治療：口服藥或注射胰島素。

3. 非藥物治療：戒菸、控制體重、規律的身體活動、使用大肌肉群、韻律性的有氧運動，如快走、慢跑、游泳、騎單車等；傳統健身運動，如太極拳、八段錦、元極舞、外丹功等；低衝擊或非負重的運動，如水中有氧、游泳、划船、椅上運動等（適合過重、肥胖或下肢關節損傷者）；肌力活動訓練。

4. 健康飲食：健康飲食應包括來自全穀類、水果、蔬菜等含醣食物，並適時補充維生素與礦物質，同時執行低油飲食、控制飽和脂肪酸與膽固醇的攝取量。

（三）末段預防

避免併發症足部照護：選擇適合的鞋子，避免足部承受不當的壓力，並注重足部清潔、治療足癬（香港腳），適當的運動對糖尿病也有改善的作用。定期檢查視網膜，必要時持續治療以避免視網膜病變。定期做糖尿病腎臟病變的篩檢，並預防腎臟病變的發生：嚴格地血糖、血壓、血脂控制及治療、戒菸、注意鹽的攝取量及低蛋白飲食、規律的身體活動及體重控制。

一般控制血糖需要三方面相互配合，如飲食均衡、規律運動和藥物治療，才能達到最有效的控制，且可延緩合併發症的發生。

1. 飲食均衡

重要原則有：每餐攝取固定的碳水化合物及多攝取高纖食物，每天攝取的蛋白質量與正常人相同，約占每日總熱量的 10 ~ 20%，碳水化合物占總熱量的 50 ~ 60%，脂肪占總熱量少於 30%，其中飽和脂肪應少於 10%，膽固醇每天低於 300 毫克，才能達到控制體重和控制血糖的目的。

2. 規律運動

規律運動對糖尿病病人相當有幫助，研究發現運動可降低第 2 型糖尿病的發生率、增加對胰島素的敏感性、減少發病的危險因子、減低胰島素注射需求量，而維持血糖在正常範圍。

糖尿病病患的運動注意事項有：

(1) 和自己的家庭醫師討論最適合的運動方式，並做好身體檢查。

(2) 隨身攜帶識別卡，最好有人陪伴一起運動。

(3) 一般是運動前先攝取部分食物再去，運動後再補充另一部分的食物（早餐），但須考量運動的強度與時間。若要做 60 分鐘以內的運動（不包括暖身、緩和結束動作），必須在運動前 15 ~ 20 分鐘喝一杯果汁或牛奶；若要做超過 60 分鐘的運動，則可以先吃較完整的早餐，如：稀飯、蛋、豆腐或麵包等。

(4) 運動前若無法進食時，不可使用降血糖藥，運動也不宜過度劇烈，隨身攜帶單塊包裝的方糖或巧克力、餅乾、飲料，以免發生低血糖。

(5) 運動時一定要穿襪子、適當的鞋子（有完整包覆、趾間留 1 公分的空間讓腳趾頭可以自由活動、腳跟處要有厚度及彈性），避免穿著夾腳拖或拖鞋進行運動。平日注意足部護理，以免腳部受傷或起水泡，因為若傷勢惡化形成潰瘍或壞死，會造成很嚴重的後果。

(6) 運動中若有胸悶、頭暈、發抖、心悸、大量盜汗現象，應馬上停止運動並就醫。

(7) 運動的方式：

a.時間：最好是飯後 1 ~ 2 小時之後做，每次 30 分鐘，每週至少 3 ~ 5 次。

b.種類：有氧運動最佳，可選中等強度的運動，如：散步、慢跑、健走、游泳、騎腳踏車、體操、有氧舞蹈等。

(8) 禁忌：避免舉重、短跑等劇烈運動。腿部如果剛打完胰島素後，不宜立即慢跑。切勿注射完胰島素或空腹時做運動，以免發生低血糖現象。血糖 ≧ 300mg/dl 時，應避免運動。

3. 藥物治療

新確立診斷的病患，醫師不一定會立即使用藥物治療，只要病患有意願配合，會先進行 3 ~ 6 個月的改變生活方式（健康飲食、體重控制和規律運動），再考慮口服單一種的降血糖藥（如：Metformin），3 個月後若成效不佳，則開始 2 或 3 種口服藥物治療，3 ~ 6 個月後若血糖控制仍不佳，最後則採取注射胰島素（insulin）來治療。

糖尿病的錯誤觀念

●錯誤觀念 1：我是因為吃了太多糖類的飲食才會得糖尿病的！

　　許多民眾以為糖尿病是因為攝取過多的糖，而使血糖過高，其實這是錯誤的。糖尿病至少有三種類型，每種類型的危險因素也不太一樣，第一型糖尿病跟飲食和體重無關，第二型糖尿病則跟肥胖加上缺乏運動及遺傳有密切關係。但因為腸胃在吸收糖分之後，會促使血糖快速上升，所以還是要依每日飲食攝取計畫中的比例進食為宜，應以多醣類（澱粉）為主，而少吃單醣（如果糖）或雙醣（如蔗糖）。

○正確觀念：若擔心罹患糖尿病，不用過度避免攝取太多糖份，反而應該以均衡飲食及經常運動來維持健康的體重。

●錯誤觀念 2：喝酒精類的飲品，因為沒有熱量，所以可以盡量飲用。每公克酒精大約含 7大卡的熱量，因此若糖尿病患者經常飲用，容易使血糖升高，也可能促發神經病變、肥胖及血脂異常，所以糖尿病患者應將菸酒列為拒絕往來品。若因聚餐無法避免時，最多不可超過 1～2 個酒精當量（1 酒精當量＝ 360c.c. 臺灣啤酒＝ 45c.c. 蒸餾酒）。

○正確觀念：飲酒會造成空熱量（只有熱量而沒有營養素）的累積，會讓血糖值升高。

●錯誤觀念 3：聽說糖尿病患不能吃水果，一吃血糖就會高起來。

○正確觀念：部分水果因甜度較高，所以對糖尿病有很大的影響，的確是不適宜的。

　　依照升糖指數可將水果分成三級：

(1) 第一級：升糖指數較低，如：葡萄柚、蘋果。

(2) 第二級：升糖指數稍高，如：西瓜、香蕉、櫻桃、芒果。

(3) 第三級：升糖指數最高：如：榴槤、鳳梨。

　　所以糖尿病患者如果想吃水果的話，可多選用葡萄柚、蘋果，不過一餐仍不要超過一個，才能維持血糖的穩定。

　　另外，果汁對糖尿病患者的影響更是大於水果，葡萄柚的升糖指數大約是 35～36，而葡萄柚果汁的升糖指數卻是 48～69，所以一般不建議糖尿病患喝果汁，以免血糖快速上升。

○正確觀念：慎選升糖指數較低的水果，可幫助膳食纖維和維生素的攝取，又能控制血糖處於相對穩定的範圍。

●錯誤觀念 4：因為蔬菜類含有豐富的纖維素，所以多多攝取。

　　蔬菜有很多的優點，但對糖尿病患者而言，並不是每一種蔬菜都可以隨意食用的。一般最推薦的蔬菜是葉菜，因為它們所含的熱量較低，平均 100 公克約是 10～30 大卡，只有地瓜葉稍微高一點；但南瓜、芋頭、番薯、山藥就含有大量澱粉，甚至可以取代米飯類，例如：100 公克的南瓜幾乎就等於一份主食，所以並不鼓勵過量攝取，如果真的選擇了這些澱粉類蔬菜時，應該要減少主食類碳水化合物的攝取量。

○正確觀念：葉菜類的蔬菜可多攝取，但澱粉類蔬菜則要與碳水化合物的份數做適當的代換。

第四節　代謝症候群防治

　　「代謝症候群」不是一個特定的疾病，而是一種健康危險的訊號，是指血壓、血脂、血糖、腰圍（肥胖）異常的統稱。「代謝症候群」的出現可以預警健康狀況已經開始亮紅燈了！隨著國人消費能力的提升、飲食逐漸西化、運動量減少、肥胖人口增加，以及人口的老化，使得「代謝症候群」患者人數逐年升高。

　　代謝症候群的診斷標準，各國不盡相同，衛生福利部公告代謝症候群診斷標準為：

1. 腹部肥胖：男性的腰圍 ≧ 90cm（35 吋）、女性腰圍 ≧ 80cm（31 吋）。
2. 血壓偏高：收縮壓 ≧ 130mmHg 或舒張壓 ≧ 85mmHg，或是服用醫師處方高血壓治療藥物。
3. 空腹血糖偏高：空腹血糖值 ≧ 100mg/dL，或是服用醫師處方治療糖尿病藥物。
4. 空腹三酸甘油酯偏高：≧ 150mg/dL，或是服用醫師處方降三酸甘油酯藥物。
5. 高密度脂蛋白膽固醇偏低：男性 <40mg/dL、女性 <50mg/dL。

　　以上五項組成因子，符合三項（含）以上即可判定為代謝症候群。代謝症候群伴隨著糖尿病與心血管疾病，除了須加強篩檢及矯正相關危險因子之外，必須從改變自己生活型態開始，如減少看電視、打電腦、打電玩的時間，同時戒菸酒等，如有異常必須接受治療。

一、高血壓

　　依據衛生福利部國民健康局在 2016～2019 年最新完成臺灣地區三高盛行率追蹤調查結果顯示，18 歲以上國人在三年內高血壓的發生率：2016 至 2017 年為男性 29.78%、女性 21.99%；2017 至 2018 年為男性 24.02%、女性 19.29%；2018 至 2019 年為男性 10.96%、女性 8.69%。從圖 6-4 顯示，2016 至 2019 三年內高血壓有下降趨勢。衛生福利部公布 2019 年的國人十大死因統計，高血壓依然占據了第 8 名的成績，但第 2 名的心臟疾病，第 4 名的腦血管疾病、第 9 名的腎臟疾病，其實都跟高血壓很有關係。根據世界衛生組織（WHO）2009 年公布的全球健康報告指出，高血壓居全球導致死亡的危險因子首位，之後依序是吸菸、肥胖、及缺乏運動，與高血壓相關的死亡占總死亡的 18%，而臺灣 2019 年因高血壓性疾病而直

接死亡的人，也比 2018 年多了 3.1%。隨著年齡的增加，高血壓的發生率也隨之增加。世界衛生組織（WHO）於 2008 年指出全世界約每 10 位 25 歲以上的成年人，就有 4 位有高血壓，也就是約 40% 的成年人罹患高血壓。

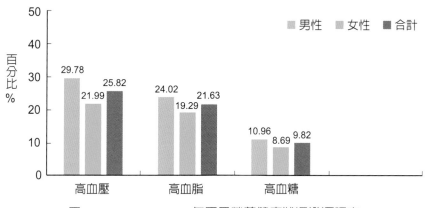

圖 6-4　2016～2019 年國民營養健康狀況變遷調查

（資料參考自衛生福利部國民健康署，2019）

　　到底為什麼會有高血壓？血壓又是什麼？正常的血壓值是多少？到高血壓要怎麼控制？高血壓藥物吃的問題？到生活上的保健方法？以下將分別針對這些問題說明正確的觀念，希望增加大家對這個疾病的警覺性和保健能力。

（一）血壓的定義

　　血液由心臟送出循環體內一周到流回心臟的時間，大概是 10 到 20 秒。血液流經動脈 血管而對血管壁所造成的壓力，就稱為「血壓」。血壓是用一組數字來表示，例如：130/80 醫師稱數字大的為收縮壓（Systolic blood pressure），數字小的是舒張壓（diastolic blood pressure）。收縮壓：心臟收縮時，血液從心臟來到血管，血管所承受的壓力。舒張壓：心臟舒張時，所測得的血管壁回彈的壓力。而舒張壓與血管的彈性有關。

　　血壓高低受到很多因素的控制，而我們所測得的血壓高低主要是由以下四項因素交互影響所得到的一個結果，所以血壓值是隨時在變動的。四大因素包括：心輸出量、周邊血管的阻力、全身血液循環總量及動脈彈性。這四大因素又分別受不同因子的調節。

1. 心輸出量

指心臟在 1 分鐘內打出的血液量。正常成人在休息狀態時，心輸出量爲 4 ~ 6 公升／分鐘。所以心輸出量越大（例如：活動、焦慮時），血壓原則上就越高。而影響心輸出量的因素有：心搏出量、心跳速率兩部分，他們的關係如下：

心輸出量＝心搏出量（60 ~ 70 毫升／每次心臟收縮）× 心跳速率

所以，一個人如果心臟肌肉有衰竭無力的現象，心臟每次打出的血液量（也就是心搏出量）就會減少，那心臟如果無法以增加心跳速率的方式來維持所需要的心輸出量，那所呈現出來的結果就是血壓下降。

2. 周邊血管的阻力

與血液的黏稠度及血管直徑大小有關，當阻力越大時，血壓會升高。例如：身體脫水時，血液黏稠度就會增加，那周邊血管的阻力就上升，血壓也就增加。周邊小動脈的平滑肌收縮時，血管的管徑變小，那周邊血管的阻力還是增加，血壓也就因而會升高。血管直徑大小則與血管平滑肌的收縮和舒張有關，而控制血管收縮舒張的機制，則是靠身體很多分泌的化學物質來控制，例如：腎上腺素、組織胺等。

3. 全身血液循環總量

是指所有血管內的總血液量，當血管內的血液容積減少時（例如：出血），則血壓下降。

4. 動脈彈性

正常的動脈管壁是有彈性且容易伸展的，在心臟收縮時，動脈因爲有彈性所以會隨血液的充盈而膨脹，直徑也加大，之後再彈回。老化、動脈粥狀硬化都會使血管彈性減少，血壓也會升高。

（二）高血壓的定義

一天當中，隨著不同的時間、人們不同的姿勢、從事各種不同的活動、不同的情緒和疼痛狀況，血壓都會隨之變化，甚至左右手、上下肢在同時間所測得的血壓也會有所不同（慣用手爲右手者，正常右手臂的血壓高於左手臂約 10 毫米汞

柱，下肢血壓也比上肢高約 10 毫米汞柱），所以單獨一次較高的血壓數值，並不代表就罹患了高血壓。

對大多數人而言，去醫院看病多少會有點緊張。少數某些人到醫院看病（面對穿著白袍的醫生），這種壓力會導致血壓暫時性的升高。尤其是當他在家裡和其他非醫療環境中所測量的血壓都是正常，那麼這些少數人，就是罹患有「白袍高血壓」。

正常成人的血壓定義爲：收縮壓 < 120 毫米汞柱（mmHg），舒張壓 < 80 毫米汞柱（mmHg）。當坐定休息 20 分鐘後，三次測得的血壓：收縮壓 ≧ 140mmHg，舒張壓 ≧ 90mmHg 就可診斷爲高血壓。高血壓又可以隨著嚴重程度而有不同的分類（表 6-3）。

表 6-3　正常血壓與高／低血壓的分類

高血壓分期	收縮壓（mmHg）	舒張壓（mmHg）
低血壓	< 90	< 60
正常血壓	< 120	< 80
高血壓前期	120 ~ 139	80 ~ 89
輕度（第一期）高血壓	140 ~ 159	90 ~ 99
中重度（第二期）高血壓	≧ 160	≧ 100

（三）高血壓的發病因素

高血壓可以發生於任何年齡，但發現大多數是越過四十歲，約 85% ~ 90% 屬於原發性高血壓，其引起原因並不清楚，可能與遺傳和環境因素有關。或與飲食習慣（如：熱量與鈉攝取過多）、年齡、抽菸、飲酒過量、缺乏運動或其他心理社會環境刺激（如：壓力）有關。而續發性高血壓則是有其他疾病或明顯原因所造成的高血壓，如：甲狀腺機能亢進、內分泌疾病、腎臟疾病、妊娠毒血症、肢端肥大症等。

（四）高血壓的臨床症狀和併發症

許多高血壓病人沒有明顯的症狀，較常被提及的症狀有：頭暈、頭痛、眼花、耳鳴、後頸部僵硬、兩肩酸痛、心悸、胸部壓迫感等。但這些都是非典型的、不

見得會出現的症狀。高血壓是以動脈血壓升高爲主要的表現，同時會伴有心臟、腦部、腎功能障礙和病理變化的一種全身性疾病。在早期和中期，往往沒有明顯的症狀，所以人們通常都不會發現，一旦出現心腦血管合併症時，則變成難以控制、需要耗費龐大資源的醫療保健問題，所以這個疾病又被稱爲「無聲的殺手」。

總之高血壓併發症可能讓其他器官受到損害，大致可分爲以下幾種：

1. 心臟病變：心室肥大、心臟衰竭、冠心症（如心肌梗塞）等，這也是高血壓致死的主因。

2. 動脈病變：動脈粥狀硬化、血管瘤、大動脈硬化、主動脈剝離等。

3. 腦部病變：腦栓塞、腦內出血（出血性中風）、蜘蛛膜下出血等。

4. 眼部病變：眼動脈狹窄、視網膜出血、黃斑部水腫等，嚴重會失明。

（五）高血壓的治療

目前並未發現確切造成疾病的導因，只有眾多的危險因子會讓罹患此疾病的機會增加，所以目前並沒有可根治疾病的醫療方式，當然更不會有疾病自己痊癒的狀況。換言之，只要診斷一確立，就須採取多重治療的方式，包括：終身用藥物治療、運動治療、飲食療法、規律的減壓生活。

藥物治療目的爲將血壓穩定的控制在理想範圍內，以避免因長期血壓偏高而出現的血管病理變化、甚至引發心肌梗塞、中風等合併症。

高血壓防治聯合委員會（JNC）對高血壓的建議處置是：

(1) 高血壓前期：生活型態的調適，如：戒菸、少飲酒、充足睡眠、適當運動等。

(2) 第一和第二期高血壓：採藥物治療。常見的藥物種類以利尿劑、血管擴張劑、鈣離子阻斷劑和乙型阻斷劑等爲主，如：利尿劑是利用減少血液容積量來降低血壓，血管擴張劑則是利用降低周圍血管的阻力，間接讓血管管徑變粗，以減低血液對血管壁造成的壓力，而降低血壓。

二、高血脂

（一）血脂的概念

血液裡共有四種脂肪：膽固醇、三酸甘油酯（TG，又稱中性脂肪）、磷脂質和游離脂肪酸。前兩者若含量過多就會造成健康上的問題。

1. 膽固醇

人體每天所需要的膽固醇約 1000 毫克，有 2/3 由體內的肝臟自行合成，另外 1/3 則必須從飲食中攝取，所以，每天攝取的膽固醇不可超過 300 毫克。膽固醇不溶於水，需要由脂肪酸與蛋白質將膽固醇包起來，形成所謂的脂蛋白，也就是膽固醇要靠下列脂蛋白才能隨著血液循環：

(1) 高密度脂蛋白（HDL）：一般人稱為高密度膽固醇，是屬於好的膽固醇，有益健康。

(2) 低密度脂蛋白（LDL）：一般人稱為低密度膽固醇，是屬於壞的膽固醇，會造成動脈硬化。

高密度脂蛋白，越高越好，正常值約為 45 ~ 70mg/dl。它負責將血液中的膽固醇送到肝臟分解，之後產生膽汁，而膽汁可協助食物中脂肪的分解，所以它才又被稱為好的膽固醇。若能維持 60mg/dl，最不容易發生心血管疾病。

低密度脂蛋白，越低越好，正常值約為 80 ~ 100mg/dl。它負責將膽固醇從肝臟運送至血液中，會滲透入血管內壁，使局部血管發炎，造成膽固醇沉積在動脈管壁，因此低密度脂蛋白又稱為壞的膽固醇。換言之，一個人應該要努力降低低密度脂蛋白，升高血中高密度脂蛋白的濃度，這樣才能有效保護心血管。

2. 三酸甘油酯

三酸甘油酯儲存在皮下脂肪或內臟脂肪中，可以保持體溫，也可成為防護牆來保護內臟免於外力的衝擊，以及可當作身體的能量來源。所以，當飲食中攝取過量動物脂肪，負責分解脂肪的膽汁就會把過多的脂肪轉化成三酸甘油酯；當三酸甘油酯值不斷上升時，會造成好的膽固醇值（HDL）下降，壞的膽固醇值（LDL）上升。

（二）高血脂的定義

當血中之三酸甘油酯和總膽固醇，其中之一或兩者皆超過正常值時，即稱為高血脂症。人體血液中因為囤積過多膽固醇、三酸甘油酯等物質，而造成血液中脂肪過剩。高血脂的診斷標準及類型，如表 6-4。

膽固醇會直接傷害血管，而三酸甘油酯則會因影響體內 HDL 和 LDL 的數量而間接地傷害血管，所以若是長期血液中的膽固醇和 LDL 過高，兩者會滲入動脈血管壁，導致血管壁變厚、變硬，血管內側變窄，阻礙血流的順暢，因而容易引發動脈硬化。

表 6-4　高血脂的診斷標準和類型

判別項目	正常範圍	診斷數值	意義與別稱
總膽固醇	125～200 mg/dl	＞ 200 mg/dl	總膽固醇數值偏高「高膽固醇血症」
低密度膽固醇 LDL	80～100 mg/dl	＞ 130 mg/dl	LDL（壞的膽固醇）數值偏高「高 LDL 膽固醇血症」
高密度膽固醇 HDL	45～75 mg/dl	＜ 40 mg/dl	HDL（好的膽固醇）數值偏低「低 HDL 膽固醇血症」
三酸甘油酯	＜ 200 mg/dl	＞ 200 mg/dl	三酸甘油酯數值偏高「高三酸甘油酯血症」

（三）高血脂的導因

造成高血脂症的原因：總熱量及總脂肪攝取過多、缺乏運動、先天性缺陷症、酒精攝取過量、其他疾病引起之併發症。高血脂症除了會導致心臟疾病之外，也與腦中風、高血壓、糖尿病、腎病等慢性疾病息息相關。引發高血脂的導因，分述如下：

1. 飲食的攝取：喜歡進食高熱量、高膽固醇、高飽和脂肪酸類食物的人，易得此疾病。主要是因為攝取過多醣類會影響胰島素分泌，加速肝臟低密度膽固醇（LDL）的合成，容易導致高三酸甘油酯血症。再則，若攝取過多的膽固醇和動物性脂肪，如：動物內臟、奶油、肥肉、豬皮等，以及經常外食者或長期採西化飲食者，也容易引起高膽固醇血症。

2. 生活型態：長期久坐、缺乏適度運動，身體無法消耗掉的熱量就會留在血液中，被囤積為皮下脂肪或內臟脂肪，而引發高血脂症、肥胖等問題。另外，吸煙、酗酒、壓力則會增加 LDL 氧化的現象，而氧化的 LDL 更容易滲入血管壁內，引起血管壁變厚變硬的動脈硬化。

3. 遺傳基因：遺傳基因缺陷會透過多種機轉引發高血脂，臨床上最常見的是家族性高膽固醇血症，低密度膽固醇（LDL）容易囤積於血液中，這類病患有極高

的機率會引發動脈硬化，因此，若直系親屬有此疾病，必須定期作檢查，能提早發現及治療。

4. 年齡：通常男性從 30 幾歲、女性從 50 幾歲開始，超過半數的人都會出現高血脂，換言之，隨著年齡增加，血脂值也會跟著增高，高血脂通常見於老年長者。

（四）高血脂的症狀

一般而言，高血脂不會有明顯不舒服的感覺，但沒有症狀不等於血脂正常，所以需要定期做檢查。有些患者會有下列非典型的主訴：如頭暈、乏力、失眠、健忘、肢體麻木、胸悶、心悸、胸痛等。但長期血脂偏高會引發心絞痛、心肌梗塞、腦中風和間歇性跛行。另外，有些人在眼瞼附近會出現淡黃色的小皮疹，剛開始如米粒大小，略高出皮膚，嚴重時佈滿整個眼瞼，這種瞼黃疣是中老年婦女血脂增高的一種可能警訊。

（五）高血脂的併發症

綜上所述，高血脂就是血液中的三酸甘油酯或膽固醇過高，形成血液較濃稠的現象，容易在血管壁上沉積下來，而形成血管上的斑塊，當這些斑塊變多、變大時，就會逐漸堵塞血管，血流變慢，而引發的併發症，如：冠心症、梗塞性腦中風、糖尿病、脂肪肝等。

1. 冠心症（冠狀動脈粥樣硬化）：冠狀動脈負責供應心臟氧氣及養分，當冠狀動脈發生粥樣硬化時供應心臟能量來源的血液就會驟減，而引起心臟缺血。

2. 梗塞性腦中風：當供應腦部血流的血管發生阻塞或粥樣硬化的現象，即會引發腦細胞缺氧而壞死的問題。

3. 糖尿病：血液中的三酸甘油酯過高會使脂質代謝失調，導致糖尿病的發生。所以積極治療高血脂對控制血糖、預防併發症非常有幫助。

4. 脂肪肝：在高血脂患者中，脂肪肝的發病率遠高於正常人，尤其是三酸甘油酯過高的患者更是常見。

（六）高血脂的治療

高血脂病人在實施飲食計畫 3 ～ 6 個月、控制體重、運動及戒菸後，若血中膽固醇及三酸甘油酯濃度仍偏高，醫師就會給予藥物治療。在藥物治療期間，仍須

配合飲食習慣的改善，完全戒除菸酒更是重要。一旦經醫師診斷需服用降血脂藥物來治療，請不要任意停藥，否則可能會造成血中膽固醇上升。

1. 飲食控制

一般而言，飲食控制可分為兩個階段，第一階段會要求每天攝取的飽和脂肪酸要低於 10%，膽固醇則要低於 300 毫克。經過三個月，如果血中膽固醇仍未降至正常濃度，則進入第二階段飲食控制，飲食中的飽和脂肪酸則要低於 7%，膽固醇每天要低於 200 毫克，經過 6 個月的飲食治療，若仍無法恢復正常，則考慮開始藥物治療。而降三酸甘油酯的部分，則主要需要減少碳水化合物、甜食和酒類的攝取。常見降血脂的食物如表 6-5。

表 6-5　常見降血脂的食物

穀類	五穀雜糧較佳，如燕麥、玉米等。
豆、奶類	各式豆類（如黃豆、綠豆）製品（如傳統豆腐、豆干等）、牛奶、優酪乳。
蔬菜、水果類	洋蔥、大蒜、豆類、番茄、芹菜、薺菜、茼蒿、蒟蒻、各式菇蕈類、茶葉、荷葉、菊花等，富含維生素 C、E（梨、酸棗、鮮棗、奇異果、山楂、柑橘、金棗、西瓜、柚子等）及豐富膳食纖維和水分的蔬菜和水果。
海鮮類	鮭魚、蛤蜊、牡蠣、海帶、海苔。
堅果類	核桃、花生、杏仁。

2. 適度的運動

適度的運動可降低血脂，降血脂的效果與從事運動的種類和時間長短都有關係。

(1) 運動種類：建議採取有氧活動、伸展身體肌肉的運動，例如：快走、慢跑、爬樓梯、騎自行車、有氧舞蹈、長時間的慢速游泳、體操、跳舞等，這些類型的運動可讓肌肉有較充分的氧氣供應，使血中的脂肪可順利的水解，轉化成能量並消耗掉，所以可以有調節血中脂肪的效果。但是，不是所有運動對降血脂都有效，如伏地挺身、舉重、啞鈴等運動，其主要原因是這些運動保持在一個姿勢後而不動；足球、棒球、快跑、排球、手球等無氧且短促型的運動，運動後肌肉會有酸痛的現象，且因為肌肉沒有足夠的氧氣供應，血中脂肪也不容易被消耗代謝。

(2) 運動的強度和時間長短：可依據運動後立即的心跳速率來做為調整運動量。一般健康成人建議的運動強度目標是希望心跳率能達到介於每分鐘最

大心跳率的 60 ~ 85% 之間，而最大心跳率是以 220 減年齡來評估。例如 25 歲的人最大心跳速率為 220 減 25，為每分鐘 195 次，因此，剛開始熱身時，應先從最大心率的 60% 開始，即每分鐘 117 次，上限則維持 70% 約每分鐘 136 次就可以了。

3. 藥物治療

高血脂之治療除了飲食控制及適度運動外，可考慮使用非藥物治療。非藥物治療包括：減輕過重的體重、規則的耐力性運動、戒菸及飲食控制。其治療的目的在於降低 TC 和 TG，以及減輕過重的體重，並維持適當的體能狀態。雖然也有研究發現適量的酒精攝取可以增加 HDL-C，但由於同時也會增加 TG 的濃度，而且過量飲酒可能還會增加心臟血管疾病的死亡率，所以不建議利用飲酒來增加 HDL-C。雖然也有研究發現適量的酒精攝取可以增加 HDL-C，但由於同時也會增加 TG 的濃度，而且過量飲酒可能還會增加心臟血管疾病的死亡率，所以不建議利用飲酒來增加 HDL-C。

單純靠飲食控制只能降血中 LDL 濃度約 10 ~ 20%，所以，如果飲食控制和適度運動 3 到 6 個月後仍達不到理想效果時，醫師通常會考慮開始藥物治療，但就算已開始服用藥物，飲食和運動的維持仍是必要的。通常治療高血脂的藥物作用明顯，主要藥物的種類有：

(1) HMG-CoA 還原酵素阻斷劑：此類藥物是效果最強的降膽固醇藥物，主要作用是抑制肝臟細胞中膽固醇的製造速度，可降低 LDL 和 VLDL。服藥時不可與酒類及葡萄柚汁合併使用，進食燕麥後至少間隔 2 ~ 4 小時，再服用此類藥物，以免在腸胃道的吸收被抑制。此類藥物的副作用少見，但仍要注意肝指數升高、肌肉酸、橫紋肌溶解症等問題，如有上述現象則應盡速就醫。

(2) Fibrateacid 類：主要作用為降低血中三酸甘油酯濃度，偶爾會有肝指數上升、肌肉酸痛、橫紋肌溶解症、膽結石等副作用。

(3) 菸鹼酸（nicotinicacid）：是維生素 B 群，大劑量時可減少 LDL 的製造、增加 HDL 的濃度。常見的副作用有搔癢症、高尿酸、高血糖、腸胃不適等。

(4) 膽汁結合樹脂（bile acid sequestrant resin）：如可利舒（cholestyramine），

藉由增加腸胃道中膽酸排除，使肝臟必須耗用額外的膽固醇來製造膽酸，因而減少膽固醇的含量，可降低 LDL-C，此類藥品可能干擾其他藥品於腸道吸收，應在使用膽酸結合樹脂前 1 小時或之後 4～6 小時後才使用其他藥品；若為粉末劑型，使用時須先溶解於水或果汁中再服用。不管使用哪種或哪些藥物來治療高血脂，都應該由醫師來決定種類和劑量，千萬不可以自行依感覺或當血脂驗出恢復正常就擅自停藥或增減服用藥物的劑量。

（七）高血脂的預防和保健

1. 不抽菸、不酗酒：菸酒都會增加 LDL（壞的膽固醇）沉積在血管壁的機會。

2. 少吃膽固醇含量高、高飽和脂肪酸的食物，如：內臟（腦、肝、腰子）、蟹黃、蝦卵、魚卵、奶油、炸薯條、薯片等。

3. 炒菜選用不飽和脂肪酸高者，如：橄欖油、花生油等；盡量少用飽和脂肪酸含量高的油脂，如：豬油、牛油等動物性脂肪。

4. 肉類宜選用去皮家禽，儘量減少羊、牛、豬等脂肪含量高的肉類。

5. 可多攝取富含 Omega-3 脂肪酸的魚類，如：例如：鮪魚、鯖魚、比目魚、鮭魚、秋刀魚、鰻魚、白鯧魚。

6. 多吃蔬果和豆類：蔬果和豆類含豐富纖維質。纖維質可在腸道中吸附膽固醇及脂肪，減少脂肪在腸道被吸收而進入血液。

7. 不吃消夜或暴飲暴食：睡前吃東西會因睡眠中能量代謝降低，而大量轉換成膽固醇，造成血脂肪過高。

8. 規律運動，維持理想體重。

9. 多喝水，少喝含糖高的飲料。

點 整理

1. 非傳染性疾病，何謂非傳染性疾病就是不會由患病者傳播給另一個人，也稱為慢性病；其病程長且發展緩慢，例如：心血管疾病、糖尿病、癌症及代謝症候群等。

2. 2020 年十大死因依序為：(1) 惡性腫瘤 (癌症)；(2) 心臟疾病；(3) 肺炎；(4) 腦血管疾病；(5) 糖尿病；(6) 事故傷害；(7) 高血壓性疾病；(8) 慢性下呼吸道疾病；(9) 腎炎腎病症候群及腎病變；(10) 慢性肝病及肝硬化。

3. 美國癌症學會發布最新四大防癌指南：保持健康體重、增強體育運動、健康飲食、避免或限制飲酒等行為提出具體建議，以降低癌症風險。

4. 目前衛生福利部國民健康署提供國人之免費癌症篩檢：

   (1) 乳癌篩檢：45 以上未滿 70 歲婦女，以及 40 歲以上至未滿 45 歲且其二親等以內血親曾患有乳癌之婦女，每 2 年可做一次乳房攝影檢查。

   (2) 子宮頸癌篩檢：30 歲以上婦女，每 3 年進行一次子宮頸抹片檢查。

   (3) 口腔癌篩檢：30 歲以上有嚼檳榔（含已戒）或吸菸習慣之民眾，以及 18 歲以上嚼檳榔（含已戒）的原住民，每 2 年做一次口腔黏膜檢查。

   (4) 大腸癌篩檢：50 歲以上至未滿 75 歲民眾，每 2 年做一次糞便潛血檢查。

5. 肺癌、肝癌、結腸直腸癌、乳癌的危險因子及防治策略（參閱 P.192-200）。

6. 造成心血管疾病最主要的危險因子：是不健康的飲食、身體活動量不足、吸菸或喝酒等。這些危險因子可能造成高血壓、高血糖、高血脂（三高）、及體重過重或肥胖的風險，進而會提高心血管疾病（如：心臟病、中風、心臟衰竭）的發生率。

7. 造成高血脂的原因、症狀、併發症及所需的飲食及藥物治療（參閱 P.202-204 及 P.220-226）。

8. 造成腦中風的危險因子、症狀及治療（參閱 P.205-206）。

9. 造成糖尿病的因子、症狀、併發症及所需的飲食及藥物治療（參閱 P.207-215）。

10. 高血壓的導因、症狀、併發症及所需的飲食及藥物治療（參閱 P.216-220）。

章末 習題

1. 請說出臺灣 2020 年十大死亡原因有哪些？（請參閱第一節）

2. 請敘述美國癌症學會發布最新四大防癌指南？（請參閱第一節）

3. 請說出目前衛生福利部國民健康署提供國人之免費癌症篩檢有哪些？（請參閱第一節）

4. 請敘述肺癌、肝癌、結腸直腸癌、乳癌的危險因子及防治策略有哪些？（請參閱第一節）

5. 請說出造成腦中風的危險因子、症狀及治療有哪些？（請參閱第二節）

6. 請敘述造成糖尿病的因子、症狀、併發症及所需的飲食及藥物治療有哪些？（請參閱第三節）

7. 請敘述高血壓的導因、症狀、併發症及所需的飲食及藥物治療有哪些？（請參閱第四節）

8. 請說出造成高血脂的原因、症狀、併發症及所需的飲食及藥物治療有哪些？（請參閱第四節）

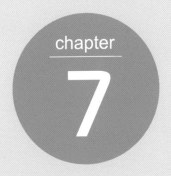

健康與壓力調適

單元目標

1. 了解壓力的定義與壓力源。
2. 認識「一般適應症候群」。
3. 認識身心症與健康影響。
4. 知道壓力的評估方法,並知道如何健康紓解壓力。

現代生活中的節奏快速，在忙碌、多變的社會環境裡，壓力儼然已變成流行名詞。當人類如同「彈簧」，不斷地承受壓力給予的外力，一旦超過彈簧的彈性限度，彈簧會發生永久變形甚至斷裂；換言之，當我們所承受的壓力超過極限，身體就會出現警訊，如果置之不理，逐漸惡化，最後就會出現一夜白髮、精神衰竭、情緒崩潰的情形。因此，壓力的管理與適應，是現代人必修的健康學分，所謂「休息是為了走更長遠的路」。這句話值得我們在繁忙的課業、工作與生活之餘，細細品味一番。

第一節　認識壓力

壓力（stress）最早起源於工程學的專有名詞，後來逐漸運用在醫學與心理學領域，泛指外在生活壓力及個人主觀感受的壓力等，壓力是一種個人主觀的感覺，於當個人感受到內在或外在環境產生某種變化或要求，且程度超過個人所能負荷所表現出來的一種反應，國內外的研究通常將壓力當作是對特定刺激的反應，可以算是自我保護的一種生理調節機轉。

在日常生活當中，與自我所承受的負荷或消耗有關都可能產生「壓力」，然而，壓力從何而來？對於壓力的來源，我們稱之為「壓力源」（stressor），它是帶給我們壓力感受的事件或環境，而能引起壓力反應的任何刺激可能是內在的，也可以是外在的。其實壓力並非壞事，因為人體的運作本來就是各種壓力的承受與排解，適當的壓力會使人更具生命力，也可能在壓力之下激發自身潛能，進而表現得更好。但當壓力過大、或長期處在壓力之下時，身體會開始產生一些負面的生理症狀。當壓力集中於某一特定的器官或機能時，會對健康有所影響，也會衍生出更多的疾病，因此壓力又被稱為健康的「隱形殺手」。

一、面對壓力反應的三個時期

加拿大心理學家漢斯・塞利（Hans Selye）曾提出「一般適應症候群（General Adaptation Syndrome，GAS）」的理論，認為人類為尋求平衡或穩定，而可能經歷三個階段，進而維持或恢復其安寧，換言之，當人們面對壓力的反應可分為三個時期（表 7-1）。

1. 警報期（Alarm）：當人們感受到環境變化與壓力時，在生理上會出現一些生理反應，例如心跳加快、血壓升高等。

2. 抵抗期（Resistance）：已逐漸適應壓力之情況下，生理反應將恢復平穩，此時若是埋首工作，可能不會感覺到疲累，表現效率甚至更高，這階段是適度壓力所帶來的益處。

3. 耗竭期（Exhaustion）：長期或過度的壓力會導致耐受力惡化，感覺能量耗盡且疲累，工作效率也隨之降低。

表 7-1　人們面對壓力反應的三個時期

第一階段：警報期	第二階段：抵抗期	第三階段：耗竭期
• 腎上腺皮質擴大 • 淋巴系統擴大 • 內分泌增加 • 針對特定壓力源 • 腎上腺素分泌增加 • 易受壓力源增強的影響 • 容易罹患疾病 持續過久，啟動 GAS 長期機制，進入第二階段。	• 腎上腺皮質萎縮 • 淋巴結回復原狀 • 內分泌增加 • 生理備戰狀態 • 副交感神經系統的作用被抵銷 • 持續抵抗使衰弱之壓力源 • 增加對壓力的敏感 若壓力強度未減，內分泌儲備耗竭，精疲力竭進入第三階段。	• 淋巴系統擴大或失調 • 內分泌增加 • 適應性賀爾蒙耗竭 • 對抗壓力源的能力下降 • 憂鬱沮喪等情感性經驗

正常抵抗水準　　　　　　　　抵抗成功

震撼　反擊

二、常見的壓力源

從上述理論可知，適度壓力被認為是能激發人們的潛在能量，即便如此，過度壓力卻可能帶來健康負擔，即便這些壓力源並非重大事件，只是生活改變、職業倦怠、日常瑣事，卻可能讓我們的健康拉警報。壓力源來自四面八方，包含物理與心理等面向，且隨著年齡不同造成壓力的壓力源也不同，壓力其實是一種適應環境的過程，生活中任何的改變就有可能產生壓力反應，所以，重要的是個體主觀認知評估壓力的結果，而非壓力源。也就是說，當此一「改變事件」讓個體感受到威脅，導致需進行一些調適或適應，這時壓力就產生了。

常見的壓力源包含：

1. 物理因素：空間、溫度、溼度、乾淨或骯髒。

2. 心理因素：產生挫折、衝突感等也會造成壓力。

3. 文化因素：處於不同文化當中，例如移民。

4. 生態因素：例如政黨輪替、戰爭、遷移等。

5. 家庭因素：此為多數人可能都會有的壓力源，例如家庭不和睦、需要照顧年邁的父母親、生病的孩子、家有新生兒等。

6. 學校因素：學校生活事件是兒童與青少年最常見的壓力來源。

7. 職業因素：此為多數人可能都會有的壓力源，與上司或同事相處不佳、職場環境複雜、得不到升遷機會等都可能造成壓力。

9. 社會壓力因素：人際關係不佳、價值觀有所衝突等。

第二節　認識身心症

想想看，你有沒有類似的經驗，因找不出確切的生理病變的身體疼痛及生理不適而在各科診間流連，例如：胃潰瘍、腹瀉、偏頭痛、心悸、高血壓等？這些症狀可能是因為生活壓力造成的情緒因素所引發的心身疾病。

一、壓力引起的生理反應

從生理機轉來看壓力反應，如圖 7-1 所示，其實，壓力反應由腦部啓動，處理情緒和恐懼的杏仁核會傳送訊息到下視丘，啓動一連串訊號，讓身體準備好做出反應。通常第一步會指示腎上腺分泌更多腎上腺素，好將神經系統切換至「戰或逃」（fight or flight）模式。腎上腺素湧入血流，促使體內脂肪和肝醣分解，以釋出一波能量。於是體內的血糖值濃度上升，脂肪酸也被釋出，以便在身體最需要之際提供燃料；這些分子接著由血流輸送到肌肉和腦部。非必要部位的血管會收縮、心跳加速、呼吸增快，好將額外的資源轉送到最需要的地方；此時，感官也更為敏銳，腦部亦進入戒備狀態。

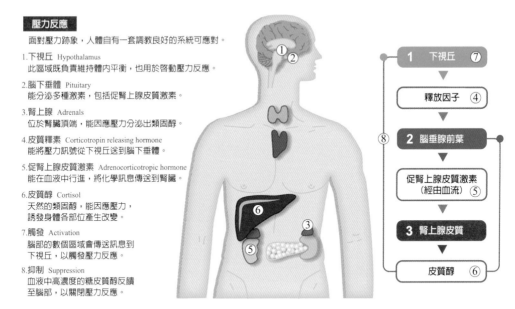

壓力反應

面對壓力跡象，人體自有一套調教良好的系統可應對。

1. 下視丘　Hypothalamus
   此區域既負責維持體內平衡，也用於啓動壓力反應。

2. 腦下垂體　Pituitary
   能分泌多種激素，包括促腎上腺皮質激素。

3. 腎上腺　Adrenals
   位於腎臟頂端，能因應壓力分泌出類固醇。

4. 皮質釋素　Corticotropin releasing hormone
   能將壓力訊號從下視丘送到腦下垂體。

5. 促腎上腺皮質激素　Adrenocorticotropic hormone
   能在血液中行進，將化學訊息傳送到腎臟。

6. 皮質醇　Cortisol
   天然的類固醇，能因應壓力，
   誘發身體各部位產生改變。

7. 觸發　Activation
   腦部的數個區域會傳送訊息到
   下視丘，以觸發壓力反應。

8. 抑制　Suppression
   血液中高濃度的糖皮質醇反饋
   至腦部，以關閉壓力反應。

圖 7-1　人體面對壓力時的各種生理反應。

　　上述所有反應僅在一瞬間發生，有時甚至先於大腦對壓力源的判斷。上述化學物質遽增的方式會依情境及個體而異。若當下無法逃離或對抗，戰或逃反應可能會被「嫌惡警戒」（aversive vigilance）取代；在此情況下，動作會停止，血液會從皮膚和末梢流向核心器官，此反應不是緩和，而是做準備，爲了在受傷的情況下盡可能地降低出血。

　　另一個較和緩但持久的壓力反應會同時啓動。首先，下視丘會釋出皮質釋素（CRH）這種分子，以觸發生物反應，讓身體進入求生模式。CRH 從下視丘行經一小段血流、進入腦下垂體，以促進另一種長程化學訊息——促腎上腺皮質激素（ACTH）——的分泌；ACTH 會順著血流行經全身、抵達腎臟，啓動壓力反應的下個步驟。

　　兩顆腎臟的頂端各有一個稱爲腎上腺的激素製造工廠，內含腎上腺皮質這種腔室。此處的細胞負責製造糖皮質素——這些體內自然分泌的類固醇會協助身體的其他部位面對壓力。皮質醇能干擾胰島素的作用、使血糖上升、平衡體內酸鹼值、抑制免疫反應，甚至影響記憶生成。短期壓力可迅速被身體矯正或平衡，但爲了預防壓力反應永無止盡地循環，皮質醇也具有關閉功能，並可反饋到腦部，宣告壓力反應已啓動完成，以協助停止 CRH 和 ACTH 的分泌。

　　儘管，現今我們所遭遇的多數壓力並不包含出現人身傷害的風險，但此反應在人類面對環境改變時卻相當實用。當我們面對壓力時，其實會同時產生生理上與心理上的反應，情緒就是面對壓力的一種心理上的反應，身體則會分泌交感神經素與腎上腺皮質類固醇等荷爾蒙，以幫助人類因應，如同上述有提到的 GAS 理論。而這些反應，極可能造成長期性的效應，有時壓力也會發展成長期的慢性問題，導致身體更加脆弱不適，許多疾病因此產生，有可能變成我們所謂的「身心症」。

　　以身體症狀爲主要表現，醫學上還未有統一的名詞，目前通稱「心身症」或「身心症」、「自律神經失調症」等。

二、過度壓力所造成的身心症狀

　　醫學研究證明，由於壓力會降低淋巴細胞數量，免疫系統效力減低，可能因而導致過敏反應、氣喘、甚至癌症（Reiche, Nunes, Morimoto, 2004)）。而壓力導致的肌肉緊張並拉緊，常被認爲是緊張性頭痛、背痛、頸部與肩膀酸痛的主因。因過度的壓力所造成的身心症狀詳列如下：

1. 神經系統

(1) 偏頭痛：壓力會讓肌肉緊張與頭部血管擴張以利血液流向腦部，因此與偏頭痛密不可分，研究發現，有偏頭痛的人大多競爭心很強、要求完美、常在一個時間做很多事情。

(2) 緊張性頭痛：頭部肌肉緊張造成的頭痛幾乎可以與壓力劃上等號。其他如背痛、肩膀脖子硬緊、焦慮症、憂鬱症。

2. 內分泌系統

糖尿病，月經不規律，更年期症候群，甲狀腺亢進或低下，紅斑性狼瘡。

3. 消化系統

壓力造成胃酸分泌過多，過多的胃酸侵蝕胃壁便形成潰瘍、腸道發炎。另外，壓力大的人經常暴飲暴食，這也會造成消化系統的傷害，或與壓力情境相關的腸躁症。

4. 呼吸系統

(1) 感冒：壓力造成的免疫力與維生素降低，使罹患感冒的機率增加。

(2) 過敏、花粉熱與氣喘：壓力導致腎上腺素分泌，也會增加過敏發生的可能。

5. 心臟血管系統

(1) 高血壓：壓力造成血管收縮、血流量增加使得血壓升高，長期便形成高血壓甚至腦中風。

(2) 冠狀動脈心臟病：壓力使得心跳速率加快、血清膽固醇升高與血量的增加，造成心臟負荷過重，臨床研究也證實冠狀動脈疾病的發生率與職業壓力之間成正比相關。

6. 免疫系統

癌症、溼疹、蕁麻疹、溼疹、乾癬、過敏症。若有相關症狀且多科門診仍無法緩解症狀，極有可能是心身症。

第三節　紓解壓力的方法

壓力是生活中的一部份，當感覺到壓力過大，從而產生生理及心理上的反應時，表示身體已經開始抗議。這時或許該停下來，休息一下，當作是回顧自己並做調適的好時機。如前所述，這種身體反應其實是一種保護機制，在為人體進行壓力的管理與警示。建議可透過一些量表，隨時了解自己的壓力指數。

一、過勞量表

（一）個人疲勞：

請您根據最近一星期的疲勞狀況，勾選最符合的一項。

1. 你常覺得疲勞嗎？
　　（1）總是□（2）常常□（3）有時候□（4）不常□（5）從未或幾乎從未

2. 你常覺得身體上體力透支嗎？
　　（1）總是□（2）常常□（3）有時候□（4）不常□（5）從未或幾乎從未

3. 你常覺得情緒上心力交瘁嗎？
　　（1）總是□（2）常常□（3）有時候□（4）不常□（5）從未或幾乎從未

4. 你常會覺得，「我快要撐不下去了」嗎？

　　（1）總是□（2）常常□（3）有時候□（4）不常□（5）從未或幾乎從未

5. 你常覺得精疲力竭嗎？

　　（1）總是□（2）常常□（3）有時候□（4）不常□（5）從未或幾乎從未

6. 你常常覺得虛弱，好像快要生病了嗎？

　　（1）總是□（2）常常□（3）有時候□（4）不常□（5）從未或幾乎從未

（二）工作疲勞：

請您根據最近一星期，工作對您的影響，勾選最符合的一項。

1. 你的工作會令人情緒上心力交瘁嗎？

　　□（1）很嚴重□（2）嚴重□（3）有一些□（4）輕微□（5）非常輕微

2. 你的工作會讓你覺得快要累垮了嗎？

　　□（1）很嚴重□（2）嚴重□（3）有一些□（4）輕微□（5）非常輕微

3. 你的工作會讓你覺得挫折嗎？

　　□（1）很嚴重□（2）嚴重□（3）有一些□（4）輕微□（5）非常輕微

4. 工作一整天之後，你覺得精疲力竭嗎？

　　□（1）總是□（2）常常□（3）有時候□（4）不常□（5）從未或幾乎從未

5. 上班之前只要想到又要工作一整天，你就覺得沒力嗎？

　　□（1）總是□（2）常常□（3）有時候□（4）不常□（5）從未或幾乎從未

6. 上班時你會覺得每一刻都很難熬嗎？

　　□（1）總是□（2）常常□（3）有時候□（4）不常□（5）從未或幾乎從未

7. 不工作的時候，你有足夠的精力陪朋友或家人嗎？（反向題）

　　□（1）總是□（2）常常□（3）有時候□（4）不常□（5）從未或幾乎從未

（三）計分：

1. 記分原則

(1)將各選項分數轉換如下：（1）100（2）75（3）50（4）25（5）0

(2)個人疲勞分數－將第1~6題的得分相加，除以6，可得個人相關過負荷分數。

(3)工作疲勞分數－第1~7題分數轉換同上，第7題違反向題，分數轉換為：

　　（1）0（2）25（3）50（4）75（5）100。將1~7題之分數相加，並除以7。

2. 個人相關過勞分數

(1)50分以下：過勞程度輕微，偶爾才會感覺到疲勞、體力透支、精疲力竭。

(2)50~70分：過勞程度中等，有時會感覺到疲勞、體力透支、精疲力竭。建議找出壓力
　　　　　　源並調適自己，增加放鬆與休息的時間。

(3) 70 分以上：過勞程度嚴重，時常感覺到疲勞、體力透支、精疲力竭。建議需適度改變，在增加運動與休閒時間之外，可考慮進一步尋找專業人員諮詢。

3. 工作相關過勞分數

(1) 45 分以下：過勞程度與工作的相關輕微，表示目前的工作並不會讓你感覺很沒力、心力交瘁。

(2) 45~60 分：過勞程度與工作的相關中等，表示有時可能會對工作感覺沒力，沒有興趣，有點挫折。建議找出壓力源，增加相關的能力，以提高工作滿意度。

(3) 60 分以上：過勞程度與工作的相關嚴重，表示你可能已快被工作累垮了，感覺上班時間都很難熬，建議改變生活方式，增加休閒時間，多一點時間陪伴家人朋友，若有需要可進一步尋找專業人員諮詢。

二、簡式健康量表

簡式健康量表（Brief Symptom Rating Scale, 簡稱 BSRS-5，如表 7-2），是由臺大李明濱教授等人所發展，又名「心情溫度計」，是為探尋心理衛生需求的篩檢工具，可幫助醫療人員具體地了解病人情緒困擾的程度，並依據得分結果作適當的處遇，目前廣泛地運用在自殺防治工作中。此量表包含五題症狀之題組，「自殺意念」題項單獨評估，以高於或等於 6 分作為篩檢之切割點。

（一）篩檢題項

最近一週以來，您是否有表 7-2 中所列的問題？請依照情節輕重程度選擇分數：

表 7-2　簡式健康量表

	完全沒有	輕微	中等程度	厲害	非常厲害
1. 睡眠困難	0	1	2	3	4
2. 感覺緊張不安	0	1	2	3	4
3. 覺得容易苦惱或動怒	0	1	2	3	4
4. 感覺憂鬱，情緒低落	0	1	2	3	4
5. 覺得比不上別人	0	1	2	3	4
6. 有過『自殺』的念頭	0	1	2	3	4

(1) 若 BSRS-5 小於等於 3 分，可排除自殺危險，不須詢問第 6 題。

(2) 可先詢問症狀的有無，有者再確認嚴重性。

（二）BSRS-5 分數說明

BSRS-5 總分為 0～20 分，依據得分可分為幾個等級：

<6 分：正常範圍，表示身心適應狀況良好。

6～9 分：輕度，宜做壓力管理，建議找家人或朋友談談，抒發情緒。

10～14 分：中度，宜做專業諮詢，建議尋求心理諮詢或接受專業諮詢。

15 分以上：重度，需高關懷，建議尋求專業輔導或精神科診療。

三、壓力紓解方法

當你覺得處於壓力大的時候，建議可以先找尋壓力的來源，並透過健康的方式進行紓壓，以下紓解方法介紹：

1. 深呼吸：這是最簡單立即有效的方式，在心情平靜時，多練習深呼吸，吸入時默數四秒，憋住四秒，吐氣四秒，並重複練習，這樣在感到壓力大時，就能很自然地運用深呼吸來舒緩壓力。

2. 動起來：運動能紓解壓力，促進腦內啡（Endorphins）、血清素（Serotonin）、多巴胺（Dopamine）等神經傳導物質的分泌，讓人們產生快樂的感覺。

3. 寫日記：寫下一天的大小事，能幫助人們了解，人生不如意事十之八九，將這些開心或不愉快的事記錄下來，也能幫助紓解壓力。

4. 聽音樂：聆聽較輕柔、令人放鬆的音樂，會減緩壓力的反應。相反地，節奏快的音樂能幫助你的運動表現。

5. 發揮創意：近年相當受歡迎的著色本，也被視為是紓壓神器，其實不論是繪畫、著色或寫詩，培養各種興趣，創作或發揮創意的同時，都能有效幫助身心放鬆。

6. 練習正念：專注在當下發生在身邊的任何事情，感受吃進嘴裡的每一口食物、聽見的聲音、看見的景象，徹底貫徹活在當下的概念，已有不少研究證實正念的減壓效果。

7. 和親友聊聊：當壓力太大時，不妨和家人、朋友分享你的心事，若不方便，參加社區活動或是其他互助團體，也相當有幫助。

重點 整理

1. 「壓力源」帶給我們壓力感受的事件或環境，而能引起壓力反應的任何刺激，可能是內在的，也可以是外在的。

2. 「一般適應症候群（GAS）」的理論，將人們面對壓力的反應分為三個時期：「警覺期」（因壓力有生理反應，例如心跳加快、血壓升高）、「抵抗期」（適應壓力後生理反應恢復平穩）、及「耗竭期」（若長期或過度的壓力會導致耐受力惡化）。

3. 因為生活壓力，可能造成「身心症」或「心身症」，包含內分泌系統等都可能受到影響。

章末 習題

1. 簡述一般適應症候群（General Adaptation Syndrome，GAS）」理論之三個階段。

2. 簡述何謂「身心症」及其造成的健康影響。

3. 請寫出三個紓解壓力的方法。

chapter

8

健康行為

1. 了解健康行為的定義。

2. 認識健康信念模式。

3. 認識計畫行為理論。

4. 認識跨理論模式。

5. 應用社會生態模式規劃全面性健康政策。

　　每個人都希望過健康的生活，然而，健康的生活需要靠每個人落實健康行為才可能達到，有了「健康」，才能去做自己想要完成的事情並獲得成就，「健康」不僅是一切成就的基礎，更是我們最寶貴的財富。由於「慢性疾病」儼然成為現代人的流行病，與健康的生活型態息息相關，健康的生活型態有賴於健康行為的養成，個人需要積極建立健康行為，努力實踐健康生活，方能開創健康幸福的人生。

第一節　健康行為的定義

　　健康的定義隨著時代不同而有所不同的看法，根據世界衛生組織（WHO）定義，是指「生理、心理及社會三個方面都維持良好的狀態，而不僅僅是指沒有生病或者體質健壯。」直至 1990 年 WHO 又增加其他定義為「健康是身體健康、心理健康、社會適應良好和道德健康四方面皆需健全」。而人們為了增強體質、維持與促進身心健康和避免疾病而從事的各種活動，都可以算是健康行為之範疇。

一、健康行為的不同定義

（一）醫療社會學家的分類

　　Kasl and Cobb （1966）提出了健康行為、疾病行為與疾病角色行為的概念，分述如下：

(1) 健康行為（health behavior）

　　健康行為包含了預防性和保護性的行為，是自覺健康的人為了保有健康或預防生病而在日常生活中採取特定的作為。例如，攝取有機飲食、養成規律運動的習慣、乘車時繫安全帶、騎車戴安全帽；還有為了維護健康而接受預防注射、做健康檢查、監測血壓變化等，也是健康行為的一環。

(2) 疾病行為（illness behavior）

　　是指當自己不確定是否健康或懷疑已生病的人常會出現所謂的「求助行為」，如詢問有經驗的親朋好友，或請教專業人士，希望得到指引，以減少負向感覺，例如：被症狀困擾時所出現的不安、痛苦、埋怨、激動、失望等各種情緒反應；相對地，若表現出來的是「逃避行為」，則是消極地等待，希望症狀會自動減輕。

(3) 疾病角色行為（sick-role behavior）

通常是指被醫師診斷確實生病或自覺生病的人所表現出來的行為，例如：遵醫囑服藥、改變生活習慣、做復健等，希望身體儘快恢復健康。

（二）衛生教育學家的分類

以公共衛生之三段五級的觀點出發，健康行為依預防階段可細分成五類（表8-1）：

表 8-1　公共衛生之健康行為分類

類型	行為內涵
健康促進行為	每天吃早餐、充足睡眠、規律運動
健康保護行為	不吸菸、不喝酒、不吸毒、開車繫安全帶、使用保險套等
疾病預防行為	經常量血壓、定期做健康檢查、做抹片檢查、施打疫苗等
求醫診療行為	看門診、遵醫囑按時服藥、接受治療（如動手術）等
恢復健康行為	包含職能治療、做復健等

再者，若以健康教育強調的「知識、態度、行為」為例，健康行為應涵蓋與特定健康問題有關的知識、態度和行動。健康行為也可以就行為本質來說，可以分成有益健康的行為與有害健康的行為（健康危害行為），或稱「正向健康行為」和「負向健康行為」亦可。

第二節　健康行為改變理論

目前存在許多理論探討健康行為之建立或預測健康行為的發生，廣泛被應用之理論包含健康信念模式（Health Belief Model, HBM）、計畫行為論（Theory of Planned Behavior, TPB）、跨理論模式（Transtheoretical Model , TTM）等，本節將就上述三個理論做介紹。

一、健康信念模式（Health Belief Model, HBM）

健康信念模式為整合多位學者之研究結果所建構的一套理論模式，適合用於解釋預防性健康行為，於 1950 年被提出後廣泛被應用與討論。健康信念模式的架構如下（圖 8-1）。

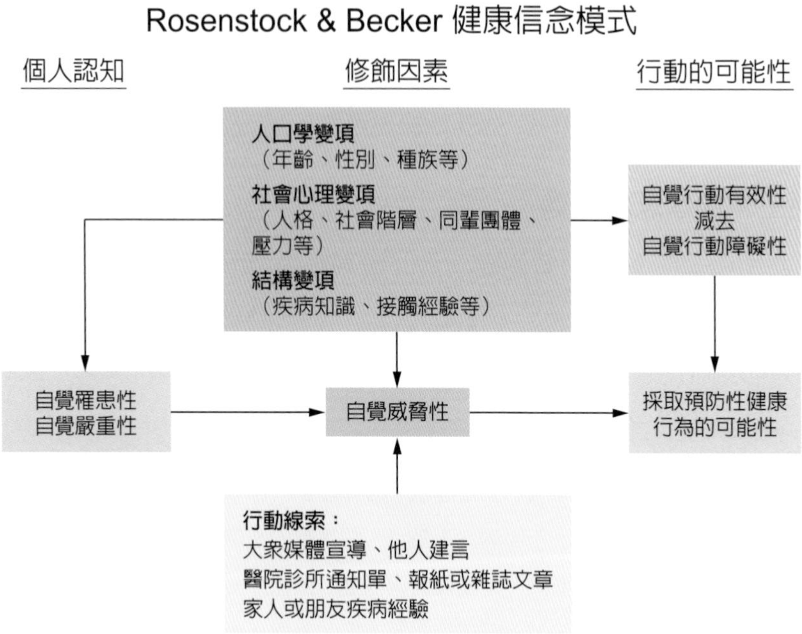

Rosenstock & Becker 健康信念模式

圖 8-1　預防性健康行為健康信念模式

　　重要元素包括自覺罹患性、自覺嚴重性、自覺行動利益、自覺行動障礙與行動線索，而自覺罹患性與自覺嚴重性可整合為「自覺威脅性」因素，以下進行各因素之介紹。

1. 自覺罹患性（Perceived susceptibility）

　　個人對罹患某種疾病的機會的看法，在疾病行為的相關研究當中，這個因素通常被用來詢問罹患某種疾病的可能性，或是對診斷結果的相信程度；若有人認為罹患某種疾病的機率很高，此人可能會為了預防該疾病的發生而從事健康活動，產生相關的健康行為。

2. 自覺嚴重性（Perceived severity）

　　個人對於某種疾病及其後遺症有多嚴重的看法，這個因素不僅指個人對疾病之醫療結果的評估，也包括因患病而造成的生活影響之評估，說明危險性和疾病的後果；若有人認為罹患某種疾病之後可能產生的結果或後果很嚴重，此人可能會為了預防該疾病的發生而從事健康活動，產生相關的健康行為。

3. 自覺行動利益（Perceived benefits）

個人對預計採取的健康行為或行動可能帶來利益或好處的看法，這個因素包含了個體採取健康行為或健康行動能否降低特定疾病之罹患機率及罹患後的嚴重程度的主觀性評估；若個體評估過後覺得採取健康行為或健康行動，對於預防該疾病是有效的且容易實現，個體就有可能產生健康行為或行動。

4. 自覺行動障礙（Perceived barriers）

個人對預計採取的健康行為或行動所要付出的具體代價的看法，包含花費太高、不方便、會痛、有副作用等可能導致無法採取健康行為或行動之障礙因素。

5. 行動線索（Cues to action）

增加個人意願的策略，例如大眾傳播的報導、人際間的互動和健康檢查結果通知等。

二、計畫行為論（Theory of Planned Behavior, TPB）

計畫行為理論為一種預測行為產生常見的理論架構，認為行為表現（Behavior）由行為意圖（Behavioral intention, BI）及知覺行為控制（Perceived behavioral control）所直接影響，而態度（Attitude, AT）、主觀規範（Subjective norm, SN）及知覺行為控制（Perceived behavioral control, PBC）等因素，會影響行為意圖的表現，進而間接影響行為的產生或維持，如圖 8-2。

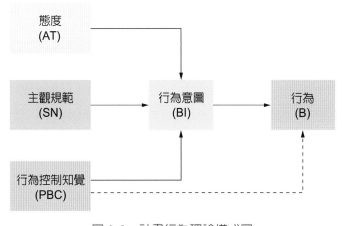

圖 8-2 計畫行為理論模式圖

該理論認為，態度、主觀規範愈正向，知覺行為控制愈強，則個人欲完成某種行為的意圖就愈強烈。而態度是指個人採取某特定行為可能產生結果的正向或負向想法與評價。例如，認為運動可以促進新陳代謝的速度，有益身體健康，那這個人對運動的態度是正向的。

主觀規範在此是指他人對於採取特定行為之看法，特別是家人、朋友等重要他人，對個人採取特行為影響很大，例如父母親及師長認為小朋友吃飯前應該要洗手，小朋友因父母親與師長的規範就比較容易出現洗手的健康行為。

知覺行為控制是指個人預期在採取某一特定的行為時，自己所感受到可以控制（或掌握）的信念；換言之就是所謂的信心程度，並假定它可以反映過去的經驗和預期的阻礙。當個體認為所擁有的知能、技術、資源與機會愈多，所預期的阻礙愈小，對行為的知覺控制就愈強，越有信心表現某特性行為。

行為意圖是指個人想要採取某一特定行為的行動傾向，例如疫情期間想要戴口罩之意圖會非常強烈。

根據統合分析（Meta-analysis）的結果顯示，計畫行為理論（TPB）對於行為與行為意圖具有良好的預測力，甚至被應用於相關教材的開發。然而，有學者發現，主觀規範相對於態度及知覺行為控制來說，其行為意圖的預測力較弱，建議可納入其他額外的變項，以增加對行為的解釋力。

三、跨理論模式（Transtheoretical Model，TTM）

跨理論模式是結合心理治療與行為改變等多種不同理論而發展，認為行為改變是一系列循環階段的過程，並認為沒有單一理論可以解釋行為的複雜性，因此，處於不同階段應運用不同介入計畫，強調個別的改變階段之重要性。

跨理論模式將行為改變分為 5 個階段，包含前思期、思考期、準備期、行動期、維持期。個體可能會因某些因素而無法進入下一階段，甚至退回最初的階段，因此，階段之間的變化可能是循序漸進，也可能倒退，或是跳耀變化。同時，跨理論模式提出行為的 10 個改變方法（process of change），或稱改變過程，包含提高覺察等，詳細說明如表 8-2。

表 8-2　跨理論模式之 5 個改變階段和 10 個方法之說明

項目	內容
前思期（pre-contemplation）	指個人在未來六個月沒有行動改變的想法，主要原因可能是個人不知道行為產生的影響，或曾經嘗試多次後對自己改變能力產生挫敗。傳統健康促進計畫往往沒有針對目標群體的個別差異及需求，因此沒有改變的動機。
思考期（contemplation）	指個人在未來六個月之內有行為改變的想法。此階段開始會察覺與評估行為改變的利益及障礙，想要在障礙與利益間取得平衡往往會更加猶豫不決，因此一直停留在此一階段。
準備期（preparation）	指個人一個月之內有行為改變的意圖，並已發展出行動計畫。
行動期（action）	指行為出現改變，但時間在六個月以內。
維持期（maintenance）	指個人行為改變持續超過六個月以上，此階段個人同時較具自信維持行為改變。
提高覺察（consciousness raising）	經過新訊息的獲得與了解，開始思考問題行為之利弊，或學習新的事實、想法，而支持行為的改變。
戲劇性緩和（dramatic relief）	經歷與不健康行為伴隨而來的負面情緒而改變其信念
自我再評估（self-reevaluation）	指個體對問題行為在情感及認知上再評估，並了解行為改變是成為全人的重要部份。
環境再評估（environmental reevaluation）	在社會與物質環境中感受到不健康行為的正面與負面影響。
社會釋放（social liberation）	個體知覺社會環境的改變，可支持個人改變問題行為。
協助關係（helping relationship）	改變行為過程中利用社會支持。
反制約（counter conditioning）	學習以健康行為替代不健康行為。
增強管理（reinforcement management）	增加正向行為改變的獎勵，或懲罰不健康行為。
刺激控制（stimulus control）	在個人經歷或環境中，盡量產生有利健康行為的刺激，排除可能產生的不健康行為刺激。
自我釋放（self-liberation）	對改變做出堅定宣誓，相信自己的能力並付諸行動。

　　此一理論認為，影響行為改變或建立的因素包含決策平衡與自我效能。決策平衡意指個人會對行為改變做利弊得失（pros and cons）的衡量，進而考慮是否從事行為改變，研究證實，當人們感受知覺利益大於知覺障礙時，則會跨越準備期進入行動期及維持期；反之，當知覺障礙大於知覺利益時，就會停留在早期階段。

　　自我效能來自 Bandura 社會學習理論中的概念，意指個人評估自己在特定情境下，衡量表現或產生某特定行為的把握程度，已廣泛應用在運動、戒菸及體重

控制等許多健康行為,是一有效行為預測因子,當效能愈高時,表示信心越高,越有把握可以成功,則愈會採取所預期的健康行為。

以戒菸行為為例,已有多個實證研究支持決策平衡和自我效能與青少年戒菸行為息息相關,若戒菸者對戒菸行為之好處較為認同、自我效能亦較高;Ham 和 Lee(2007)針對 300 位韓國高職男性進行調查,發現戒菸改變階段與決策平衡、改變方法、自我效能等具相關性。換言之,改變階段、決策平衡、自我效能等因素可能影響健康行為的建立與維持,其中,以自我效能最常被應用在各種健康行為改變上面,與行為改變有所成效,對於行為預測是個良好的預測變項。

第三節　健康行為之影響因子

健康行為的形成其實相當複雜,不只受到個人因素所影響,可能也會受到他人的影響、環境的影響、社會制度的影響等,因此,以廣泛的觀點和多元層次加以探討行為的影響因子才會更完整,本章節將應用社會生態模式(Social-Ecological Model,SEM)之觀念來進行說明。

社會生態模式被認為是目前為止較為完整解釋並說明行為產生的理論,由學者 Urie Bronfenbrenner 於 1970 年代開始發展,於 1980 年代逐漸形成一理論,認為影響行為的因素可分為個人、人際、社區、社會等至少 4 個面向(圖 8-3),並被應用各大相關領域,下圖分別為美國疾病管制暨預防中心(Centers for Disease Control and Prevention,CDC)大腸直癌防治、暴力防制(Violence Prevention),應用社會生態模式之概念所形成的政策架構(圖 8-4)。

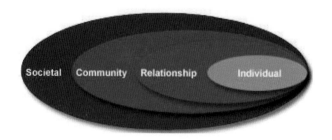

圖 8-3　社會生態模式

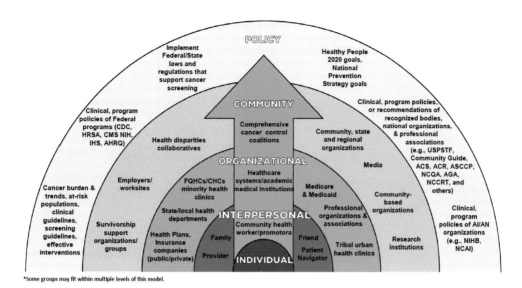

圖 8-4　應用社會生態模式概念所形成的政策架構（資料引自美國疾病管制暨預防中心）

一、個人因素

　　如同本章第二節所描述，行為的建立或改變與個人的信念、自我效能、態度等有關，這些都屬於個人層面的影響因子，甚至包含年齡、性別、知識等都是個人層面經常被當作元素之一應用於行為改變相關介入策略當中。以美國大腸直腸癌防治為例，其中一個重要策略是推動大腸直腸癌篩檢，在個人層面著重增加個人認知及影響個人對於大腸直腸癌篩檢之態度與信念，包含：大腸直腸癌篩檢的需求、接受大腸直腸癌篩檢的意圖、大腸直腸癌篩檢之益處與障礙、大腸直腸癌篩檢多元管道與便利性。

　　在美國暴力防制的策略當中，個人因素包含年齡、教育程度、收入、藥物濫用的經驗等。而此一部分的預防策略提倡預防暴力的個人態度、信念和行為，具體方法可能包括解決衝突和生活技能培訓、安全約會和健康人際關係技巧課程等。

二、人際因素

　　這一層面的影響因素主要與他人互動所產生之關係有關，像是同儕、朋友、家人、師長等都屬於這一層面的影響因素。在美國大腸直腸癌防治之架構當中，更是在此一層面融入溝通的元素，認為強化這一層面的影響有助於克服個人層面之障礙因子（阻礙行為產生的因子），像是朋友、家人、醫療人員、社區健康工作者等都可以提供大腸直腸癌篩檢的資訊傳遞、溝通協調與支持，以促進個人產

生大腸直腸癌篩檢的行為，例如，對許多病患來說，醫護人員是他們的重要他人，若醫護人員建議進行大腸直腸癌篩檢，病患做大腸直腸癌篩檢的可能性會增加。

在美國暴力防制的策略當中，在這一層面主要認為，關係的優劣可能讓個人成為施暴者或受害者，對個人來說，他最好的朋友、夥伴或家庭成員可能會促進或預防個人暴力行為的發生。因此，預防策略可著重於家人或同儕之間的介入，強化家人與青少年之間的溝通、促進正向的同儕規範與建立健康的人際關係等。

三、社區因素

此一層面並非單指我們居住的社區，而是包含學校、職場等我們所處的環境與機構，在美國大腸直腸癌防治之架構當中，特別將機構組織與社區分開，不僅是機構組織與社區對個人的影響，還要強調各機構組織間、社區之間應互相合作，融入夥伴關係與社區結盟的概念。在這一層面，個人工作場域、醫療院所等都是推動大腸直腸癌防治政策可運用的資源與場域，例如，公司為員工提供大腸直腸癌篩檢的費用補助、私人保險有含大腸直腸癌篩檢之項目、或是社區內的醫院、衛生局所提供相關的諮詢或巡迴衛教，都可以是此一層面的具體策略，以促進個人做篩檢之意願與行為；透過倡議、社群媒體等來推廣大腸直腸癌防治的觀念。

在美國暴力防制的策略當中，簡單地強調學校、職場、社區里鄰等環境會產生社會關係，因此了解這些環境之特性並進一步改善其物質與社會環境，可有效預防暴力行為的發生，例如，在美國，有研究發現社經地位與教育程度較低的社區，暴力事件發生頻傳，因此可以針對這些社區提供合適的介入，以降低暴力發生的風險。

四、社會因素

此一層面主要包含兩部分，一部分是指個體沒有直接參與但卻對個體行為造成影響，例如政府的政策；另一部分是指文化、社會價值觀與規範、意識形態等，以美國大腸直腸癌防治之架構為例，著重在政策層面，強調政策方向會影響環境與個人層面的因素，例如：制定大腸直腸癌篩檢政策。

另外一方面，在美國暴力防制的策略當中，主要強調創造正向的氛圍與社會、文化規範來降低暴力與衝突的發生，具體的預防策略包含致力於教育及提供就業機會，以提升教育程度與穩定經濟來源。

點 整理

1. 根據世界衛生組織（WHO）定義，健康是指「生理、心理及社會三個方面都維持良好的狀態，而不僅僅是指沒有生病或者體質健壯。」

2. 健康信念模式的因素包括：自覺罹患性、自覺嚴重性、自覺行動利益、自覺行動障礙與行動線索，而自覺罹患性與自覺嚴重性可整合爲「自覺威脅性」因素。

3. 計畫行爲理論，認爲行爲表現由行爲意圖及知覺行爲控制所直接影響，而態度、主觀規範及知覺行爲控制。

4. 跨理論模式，認爲行爲改變是一系列循環階段且一段時間的過程，沒有單一理論可以解釋行爲的複雜性。

5. 跨理論模式將行爲改變分爲5個階段，包含：前思期、思考期、準備期、行動期、維持期。

6. 決策平衡意指個人會對行爲改變做利弊得失衡量，進而考慮是否從事行爲改變，包含好處與壞處。

7. 自我效能來自 Bandura 社會學習理論中的概念，意指個人評估自己在特定情境下，衡量表現或產生某特定行爲的把握程度。

8. 社會生態模式被認爲是目前爲止較爲完整解釋並說明行爲產生的理論，認爲影響行爲的因素可分爲個人、人際、社區、社會等至少 4 個面向。

末 習題

1. 簡述何謂「健康行為」？

2. 簡述健康信念模式（Health Belief Model, HBM）所包含的重要變項。

3. 依據計畫行為理論（Theory of Planned Behavior, TPB），簡述何謂「行為意圖」（Behavioral intention）及「知覺行為控制」（Perceived behavioral control）。

4. 依據跨理論模式（Transtheoretical Model , TTM），請簡述行為所處的各改變階段。

5. 依據跨理論模式（Transtheoretical Model , TTM），影響行為改變或建立的因素有哪兩個？請說明。

6. 以大腸直腸癌防治政策為例，應用社會生態模式（Social-Ecological Model，SEM）進行說明。

chapter

9

健康危害行為

🔍 單元目標

1. 了解菸品、酒精、檳榔與毒品的危害。
2. 了解菸品、酒精、檳榔與毒品的流行病學分布。
3. 了解菸品、酒精、檳榔與毒品的相關法規與政府作為。

相對於健康行為是健康的保護因子，健康危害行為就是健康的危險因子。危害健康的因子相當多元種，其中，又以成癮物質所引起的健康危害較為嚴重，甚至造成個人、家庭、學校、社會等面向的傷害。

成癮物質包含菸、酒、檳榔、非法藥物（毒品）等，這些物質所含成分容易使人成癮（Addiction），成癮者在明知從事成癮行為可能會造成不良後果的情形下，仍然持續重複同樣的行為，無法控制自己的行為；當使用者不再使用這些物質，就會引起生理與心理不適的反應，特別是非法藥物（毒品），因此，了解這些物質的危害，遠離這些對健康有害的物質。

第一節　菸害防制

一、菸品的歷史

菸品的原料，菸草，是一種源自於美洲的植物，早在哥倫布發現新大陸之前，美洲人使用菸草已有三至五千年的歷史。16 世紀，菸草傳入歐洲，不到 200 年的時間，因為戰爭與殖民貿易的關係，菸草傳遍全球。19 世紀工業革命，捲菸機與包裝機之問世加速了菸品的全面盛行，直到 20 世紀美國發表第一份菸害白皮書後，才啟動全球拒菸行動。

目前世界衛生組織（WHO）公佈，發現紙菸含有致癌物質高達 93 種。傳統紙菸盛行近百年後，其危害研究才慢慢發表，目前全球已有超過萬份科學研究報告證實，吸菸會讓人成癮，造成失明、掉牙、掉髮、陽痿、記憶力退化，並導致慢性阻塞性肺病（COPD）、惡性腫瘤、心臟疾病、腦血管疾病、肺炎、高血壓、糖尿病等疾病，有 1/3 的癌症死亡病患是吸菸所致。

在已開發國家，傳統菸品因為菸害防制政策及民眾健康意識抬頭而削弱，跨國菸商為維持獲利，不斷開發新產品及增加消費族群。2011 年起，投入生產推廣「電子煙」（圖 9-1），佯稱具戒菸成效。2015 年再推出「加熱菸」，然而，就短短的幾年，歐盟檢測已發現電子煙含有超過 41 種的有害化學物質，甚至連全球最大菸商亦公布自家的加熱菸至少含有 58 種有害化學物質！

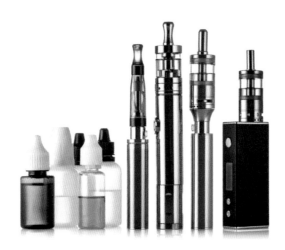

圖 9-1　電子菸與搭配的菸油

二、菸品的危害

　　菸品是兒童，青少年最重要的健康威脅之一，它不僅影響個人健康，同時也造成他人暴露在二手菸和三手菸的不利環境中。菸品是指全部或部分以菸草或其代用品爲原料加工之製品。二手菸（second-hand smoke）是指非吸菸者吸入的菸品排出的煙霧。三手菸（third-hand smoke）是指菸熄滅後在環境中殘留的汙染物，通過直接接觸和皮膚吸收或吸入。三手菸可能與環境中的氧化劑和其他化合物反應，產生二次汙染物。非吸菸者暴露在煙草產生的煙霧中（包括二手菸和三手菸）統稱爲非自願暴露（involuntary tobacco smoke exposure）。

　　電子煙（Electronic nicotine delivery systems）是以電能驅動霧化，加熱菸液（彈）內液體爲煙霧，該液體可能混有尼古丁、丙二醇或其他香料等。供使用者吸食電子煙所使用之添加物，多半是爲了使電子煙產品帶有特殊風味，例如添加薄荷醇可減緩吸食電子煙呼吸道之刺激與不適感，且該氣味使人覺得舒適，有吸引或引誘特定族群嘗試吸菸，特別是初次嘗試吸菸者、兒童及青少年。電子煙的煙霧也會造成二手煙的暴露危害。

　　菸害的暴露並無安全範圍，美國藥物濫用研究所（National Institute of Drug Abuse）2014 年研究指出尼古丁暴露可能讓大腦更容易對其他物質成癮，且青少年正值大腦發展重要階段，使用菸品將造成大腦永久傷害，導致成癮及持續吸菸。

菸品暴露的危害從母親受孕開始，會導致或加劇早產、低出生體重、先天性畸形、死胎、嬰兒猝死。兒童暴露在菸品中易出現兒童肥胖、行為問題、神經認知缺陷、氣喘、嚴重的哮喘等問題。最新數據指出，二手菸不僅是兒童癌症發展的一個風險因素，而且可能會增加年輕人癌症倖存者吸菸的可能性。二手菸也與青少年降低腎小球濾過率和臨床前期動脈粥狀硬化有關。研究亦指出，接觸煙草煙霧可能導致不使用煙草的兒童依賴症狀。

關於三手菸致癌研究指出，尼古丁有很強的表面粘附力，會與空氣中的亞硝酸、臭氧等化合物發生化學反應，產生更強的新毒物，如亞硝胺等致癌物。三手菸易附著在衣服、玩具、地毯、沙發、牆壁、天花板，甚至窗簾上好幾個月，毒物甚至會沾到皮膚或被吃下肚，輕則氣喘，嚴重會致癌，對兒童的傷害非常大。

三、全球使用菸品現況

依據世界衛生組織之估計，過去 20 多年全球吸菸人數逐漸下降，從 2000 年約 14 億人口吸菸下降至 2018 年約 13 億人口。在美國 2016 年調查顯示，12 歲以上吸菸人數約 63.4 百萬人，占 23.5%，且近 10 年吸菸人數百分比持續下降當中。

在臺灣，18 歲以上吸菸人口亦逐年下降，從 2007 年 21.1% 下降至 2017 年 11.0%，高中職吸菸學生百分比從 2007 年 14.8% 下降至 2017 年 8.3%。更進一步分析，夜間部學生吸菸百分比雖有下降，但仍屬偏高，2017 年仍有 31.5% 夜間部學生吸菸；國中生的部分，吸菸百分比從 2008 年 7.8% 下降至 2017 年 2.3%。

此外，近幾年開始流行電子煙，以美國全國青年煙草調查（the National Youth Tobacco Survey）報告顯示，從 2011 年到 2014 年，中學生電子煙使用率從 0.6% 上升到 3.9%，高中生的使用率自 1.5% 增長至 13.4%。對於電子煙快速發展之趨勢，我國亦不可輕忽此一議題，以維護我國人民公共衛生安全之公益。

四、菸害防制法

為有效控制菸害問題，我國自 1997 年起開始實施菸害防制法，至 2002 年菸酒稅法實施，開徵菸品健康福利捐（以下簡稱菸捐），並於 2005 年由總統完成批准「菸草控制綱要公約（The Framework Convention on Tobacco Control，簡稱 FCTC）」，依循該公約精神，循序推動各項防制措施，於 2007 年通過菸害防制法修正（於 2009 年施行），重大措施包括調高菸捐 20 元、擴大禁菸範圍、增加

菸品標示警示圖文、規範菸品陳列展示、限制菸品廣告促銷與贊助，以及申報菸品成分和毒性資料，同時善用菸捐推動各項健康措施，這是臺灣菸害防制法的重大變革，與世界同步，也是立法管制菸害之重要里程碑。

經逐年推動，吸菸率逐年下降，成人吸菸率降幅達 4 成（40.6%）；青少年吸菸率在國中學生部分，降幅超過一半（63.8%）；高中職學生部分，超過 4 成的降幅（45.7%）。但新興菸品的興起，已成為我國未來菸害防制重大議題。2018 年青少年吸菸行為調查發現，國中、高中職學生電子煙吸食率分別為 1.9% 與 3.4%。

為保護兒童青少年免於菸害，政府積極推動《菸害防制法》修法，加強電子煙管制、禁止加味菸、擴大禁菸公共場所範圍等，並提升國人菸害健康識能。

第二節　酒癮防制

一、飲酒的危害

多項研究證實，酒精的使用和超過 200 多種疾病、傷害和健康狀態有關。根據世界衛生組織發表的全球酒精與健康報告，每年有 3 百多萬人因為酒精的使用而死亡，占全球死亡人口之 5.3% 及全球疾病負擔的 5.1%，特別是年輕族群之危害尤顯嚴重。以 2016 年為例，飲酒造成全球死亡人口，20～39 歲占 13.5%，為最高；以地區來看，以歐洲最為嚴重（圖 9-2）。

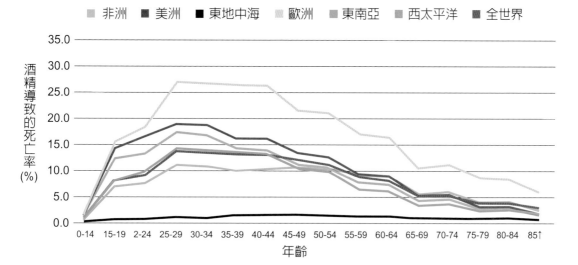

圖 9-2　2016 年全球酒精與健康報告

長期飲酒可能造成人體許多器官的病變，包含中樞神經（如憂鬱、失憶、多發性神經病變等）、心血管（如心臟病、高血壓、中風等）、消化道系統（如肝硬化、食道癌等）等。除了個人健康，酒精的使用及相關問題亦對社會及經濟造成嚴重的傷害及損失。整理 1992～2007 年全球近 20 個國家酒精問題費用的研究，指出酒精問題相關支出達高中收入國家國民生產毛額（gross national product）百分之一以上，其中尤以醫療照護與社會傷害的比例占最高。

值得關注的是，因青少年各方面尚在發展中，酒精的使用不僅會增加短期危害，例如社會適應與行為問題（如輟學、其他非法物質的使用及交通意外事故），對發展與健康的長期損害更是不容忽視（如酒癮、失業及犯罪行為等）。

二、全球飲酒現況

以 2016 年為例，15 歲以上人口約 43% 為目前飲酒者（過去 12 個月有飲酒），從未飲酒者估計約 44.5%（約 24 億人口）。此外，飲酒人口主要集中在歐洲區（European Region, EUR, 59.9%）、美洲區（Region of the Americas, AMR, 54.1%）、與西太平洋區（Western Pacific Region, WPR, 53.8%），見圖 9-3。

單獨以青少年來看（15～19 歲），臺灣所在的西太平洋地區平均為 37.9% 為目前飲酒者，歐洲地區為 43.8%，美洲地區為 38.2%，見圖 9-4。

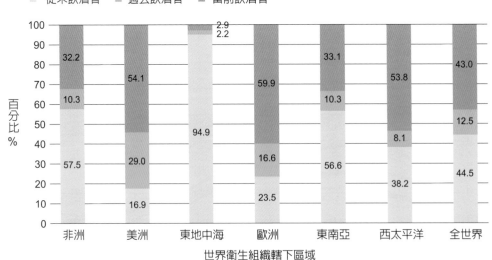

圖 9-3　2016 年世界衛生組織飲酒狀況統計表

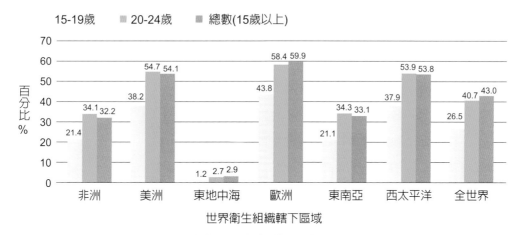

圖 9-4　2016 年世界衛生組織青少年飲酒狀況統計表

　　根據世界衛生組織之定義，酒精多飲、暴飲及醉酒標準為過去 1 個月曾 1 次酒精消耗量達 10 克與 60 克（例如一口氣喝下 5 罐啤酒，或 1.3 瓶的提神飲料，或 0.8 瓶紅酒，或 0.6 瓶紅標米酒，或 165ml 威士忌，或 135ml 陳年高粱⋯，即為暴飲）。調查結果顯示，以 40 ～ 49 歲中壯年人口過去 1 個月多飲率 22.5％、暴飲率 7.6％、醉酒率 3.8％，在各年齡層中居冠；值得注意的是，國內 18 ～ 29 歲青年過去 1 個月的醉酒率達 3.8％，與 40 ～ 49 歲此一年齡族群差不多（圖 9-5）。

18以上各年齡層過去一個月曾多飲、暴飲及醉酒率

單位：%

年齡層	多飲率	暴飲率	醉酒率
18~29歲	19.5	6.2	3.8
30~39歲	22.0	5.6	3.5
40~49歲	22.5	7.6	3.8
50~64歲	19.3	4.9	1.8
65歲以上	7.8	1.7	0.5

註：WHO多飲定義為過去一個月內曾一次飲用超過10公克純酒精量。
　　暴飲定義則為過去一個月一次飲酒超過60公克純酒精量

圖 9-5　18 歲以上各年齡層飲酒率

三、何謂酒癮

　　根據國民健康署的定義：一瓶 350 c.c 的罐裝啤酒約等於 10 公克的純酒精量，設為一標準的酒精單位，相當於飲用四分之一瓶（相當於 150 c.c）的保力達或是飲用一玻璃杯裝（相當於 40 c.c）的烈酒（如伏特加、威士忌等）。而所謂的適量飲酒，指的是如小於或等於 65 歲的男人一天飲用四瓶以下的罐裝啤酒，一週飲用十四瓶以下的罐裝啤酒；或是 65 歲以上或所有女性一天飲用三瓶以下的罐裝啤酒，一週飲用七瓶以下的罐裝啤酒等，都還在適量飲酒量內。

　　根據酒精的消耗量與對身體傷害的嚴重程度，可分為「節制性飲酒」、「低危險性飲酒」、「危險性飲酒」、「問題性飲酒」、「有害性飲酒（或稱酒精濫用）」、「酒精依賴（或稱酒癮）」這六種型態。其中「節制性飲酒」或「低危險性飲酒」是最普遍的飲酒型態，而「危險性飲酒」以上的都是有礙健康的飲酒型態，「有害性飲酒」與「酒精依賴」屬於「酒精使用疾患」，對個人健康與人際關係都會帶來莫大的傷害。

1. 危險性飲酒

　　指超過適量飲酒的標準，也泛指各種有礙健康的飲酒型態，通常此類個案有 1/3 會陷入酒精依賴的危機中，因此，已有飲酒過量情形的危險性飲酒者，應隨時警惕自己要調整飲酒習慣，不要超出適度或節制飲酒範圍。

2. 問題性飲酒

　　是指因喝酒而導致各種生理或人際問題的酒精使用型態，但還沒有達到有害性飲酒與酒精依賴的臨床診斷標準，此類個案的飲酒行為已經影響到日常生活作息，或產生酒後失憶、情緒低落或自責等情形。

3. 有害性飲酒

　　為在過去一年內，反覆因為飲酒而導致或加劇社會、人際問題，如酒後與人爭吵；酒後導致他人或自己的身體傷害，如家暴或酒駕；或因喝酒而引發相關法律案件等，卻仍然持續飲酒。

4. 酒精依賴

由於使用酒精造成如同酒精濫用的狀況，並伴隨著臨床上的顯著傷害或個人的痛苦，就是酒精依賴，也就是酒癮，其具有下列 7 種特徵：

(1) 身體對酒精的耐受性增加：需要更多酒精才能達到預期的興奮或輕鬆感。

(2) 戒斷症狀：因停止或減少酒精攝取就會而產生不適感。

(3) 超出個人原先預期或設定的飲酒量及飲酒時間。

(4) 難以控制或減量，或者多次試著去戒都無效。

(5) 生活中花費大量的時間用以取得酒精、飲酒或由酒精產生的症狀中恢復。

(6) 因喝酒而減少或放棄重要的事務。

(7) 雖然知道酒精會引發心理、身體或人際問題，卻仍持續使用。

四、酒癮評估

自填式華人飲酒問題篩檢問卷（C-CAGE Questionnaire）為臨床上常用的簡易篩檢工具，民眾可自行確認是否有酒癮的特徵，一共包含四個問題如下：

1. 你曾經覺得必須要減少喝酒的量嗎？

2. 你會因為別人批評你喝酒而感到生氣嗎？

3. 你會因為喝酒而感到罪惡嗎？

4. 你會一大早醒來就需要喝酒嗎？

如果這四個問題中有一個答案是肯定的，那就很可能有酒癮的問題，請接續酒精使用疾患確認檢測（請見下一頁）。

五、酒精使用疾患確認檢測

下列問題是詢問您過去一年來使用酒精性飲料的情形：

1. 你多久喝一次酒？

☐（0）從未　☐（1）每月少於一次　☐（2）每月二到四次

☐（3）每週二到三次　☐（4）一週超過四次

2. 在一般喝酒的日子，你一天可以喝多少酒精單位？

☐（0）1 或 2　☐（1）3 或 4　☐（2）5 或 6

☐（3）7 到 9　☐（4）高過 10

以下為參考用─每瓶酒之酒精單位數（單位／瓶）		
罐裝啤酒：1	瓶裝啤酒：2.3	保力達、維士比（600cc）：4
紹興酒：8	米酒：11	高梁酒（300cc）：14.5
陳年紹興酒：9	參茸酒（300cc）：7.5	葡萄酒、紅酒：4.2
米酒頭：17.5	威士忌、白蘭地（600cc）：20.5	

3. 多久會有一次喝超過 6 單位的酒？

☐（0）從未　☐（1）每月少於一次　☐（2）每月

☐（3）每週　☐（4）幾乎每天

4. 一旦開始喝酒後便會一直想要繼續喝下去的情形有多常見？

☐（0）從未　☐（1）每月少於 1 次　☐（2）每月

☐（3）每週　☐（4）幾乎每天

5. 過去一年中，因為喝酒而無法做好你平常該做的事的情形有多常見？

☐（0）從未　☐（1）每月少於 1 次　☐（2）每月

☐（3）每週　☐（4）幾乎每天

6. 過去一年中，經過一段時間的大量飲酒後，早上需要喝一杯才會覺得舒服的情形有多常見？

　□（0）從未　□（1）每月少於 1 次　□（2）每月

　□（3）每週　□（4）幾乎每天

7. 過去一年中，在酒後覺得愧疚或自責不該這樣喝的情形有多常見？

　□（0）從未　□（1）每月少於 1 次　□（2）每月

　□（3）每週　□（4）幾乎每天

8. 過去一年中，酒後忘記前一晚發生事情的情形有多常見？

　□（0）從未　□（1）每月少於 1 次　□（2）每月

　□（3）每週　□（4）幾乎每天

9. 是否曾經有其他人或是你自己因為你的喝酒而受傷過？

　□（0）無　□（2）有，但不是在過去一年　□（4）有，在過去一年中

10. 是否曾經有親友、醫生、或其他醫療人員關心你喝酒的問題，或是建議你少喝點？

　□（0）無　□（2）有，但不是在過去一年　□（4）有，在過去一年中

合計總分：

計分方式：每個選項前面的括弧內有一個數字，將選擇的項目數字加總起來，即為酒精使用疾患確認檢測的得分。

男性總分 ≧ 8 分，女性 ≧ 4 ~ 6 分，代表飲酒情形已經至少達到問題性飲酒的程度。

第三節　檳榔防制

一、檳榔的危害

　　檳榔的嚼食是亞洲的一個新興趨勢，而此一成癮行為與口腔癌及其他的健康問題息息相關。檳榔嚼塊（Betel Quid）盛行於亞洲，臺灣亦是如此。檳榔嚼塊主要分為檳榔子（Areca Nut）及添加物等兩部分，檳榔子（arcea nut）包含生物鹼（alkaloids）及多酚等成分，生物鹼包含檳榔鹼（arecaidine）、檳榔素（arecoline）等，在口腔中咀嚼時會有硝化（nitrosation）反應，產生亞硝胺，這些硝化衍生物可誘導實驗動物產生腫瘤。國際癌症研究總署（IARC）在 2003 年邀集臺灣代表在內的 16 位多國學者，依據新有的研究證據，已作出結論，認定檳榔子屬「第一類致癌物」，其他相關研究指出檳榔素為致癌成分，包括口腔癌、咽癌、食道癌、肝膽癌及肺癌等；此外，多酚類成分在嚼食檳榔的鹼性環境下會釋放出活性氧（reactive oxygen species）或含氧自由基，這些活性氧會與細胞或細胞之蛋白、脂質以及 DNA 作用，造成細胞傷害、突變甚至細胞的死亡。換言之，即使嚼不含任何添加物的檳榔子也會致癌。添加物的部分，有些人習慣在檳榔嚼塊添加荖葉、紅灰、白灰等（圖 9-6），然而，這些成分可能共同導致口腔表皮細胞層萎縮變薄，誘導發炎反應與細胞修復性增生，造成細胞傷害、突變甚至細胞的死亡。

　　亞洲跨國六個群體（臺灣、中國大陸、馬來西亞、印尼、尼泊爾與斯里蘭卡）之研究證實，檳榔習慣性的嚼食具有單一面向結構的成癮特質，研究結果顯示，86% 的亞洲檳榔嚼食者具有不同程度的「檳榔使用疾患」（臺灣的比例為 70.8%）。其他研究亦顯示，戒斷症狀相較於不嚼食者，輕度檳榔使用疾患者具有 9.6 倍口腔癌前病變的風險，中度與重度檳榔使用疾患者則分別具有 35.5 倍與 27.5 倍口腔癌前病變的風險。

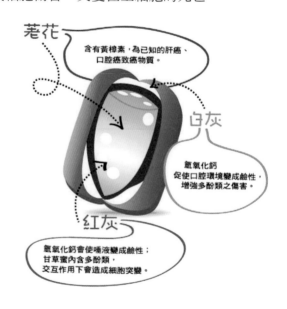

圖 9-6　檳榔添加物對人體的危害

　　口腔癌是耳熟能想的檳榔危害，國家衛生研究院葛應欽教授研究發現有吸菸、酗酒、嚼檳榔 3 種習慣者，其發生口腔癌之危險性較沒有此三種習慣者達 123 倍；若單獨來看，吸菸、酗酒、嚼檳榔之致癌危險分別為 18 倍、10 倍、28 倍，亦顯示嚼檳榔之危害。臺灣地區約 9 成口腔癌患者有嚼檳榔習慣，且在臺灣的齒齦癌和與頰黏膜癌是口腔癌主要型態，主要是因嚼檳榔者把檳榔嚼塊置於齒齦和頰黏膜間直接接觸的關係。

　　口腔癌患者的治療不僅療程痛苦，患部亦會影響吞嚥及咀嚼功能，造成自身及家人生心理負擔；同時也因治療疾病而必須停止工作，減少家庭經濟收入；手術治療後也因外觀容貌上的改變，患者往往需要更長一段時間心理建設，重新融入社會。除此之外，依據統計資料，口腔癌常在治療後兩年內有復發的情形；另又約有 20 ～ 30% 的口腔癌患者會在口腔黏膜附近發生新的病變，即為「第二原發癌」的發生。

　　此外，檳榔的危害除了大家熟知的口腔癌之外，也會造成神經、心血管及腸胃系統的損害。對於神經系統危害，包括心悸及對檳榔產生依賴性；至於心血管系統危害則是心搏過速及收縮壓增加、降低舒張壓、增加罹患冠狀動脈疾病風險；對腸胃系統危害有罹患第二型糖尿病、高血脂、高三酸甘油酯和代謝症候群。婦女若嚼檳榔則會產生早產（Preterm birth）、新生兒低體重（low birthweight）等風險（圖9-7）。

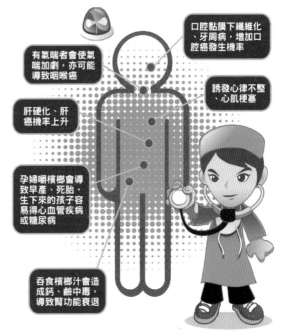

圖 9-7　檳榔的健康危害

（衛生福利部國民健康署戒檳教戰手冊）

二、檳榔使用現況

檳榔流行於東南亞一帶，大約有 600 百萬人使用（Gupta & Warnakulasuriya, 2002）。青少年的部分，印度研究指出，27.06% 國中在學學生（middle school-going children）有使用檳榔的習慣（areca nut chewing habit），男生與女生的比例為 2：1，而臺灣青少年使用檳榔的比例低於印度。

依據衛生福利部國民健康署「青少年吸菸行為調查」結果顯示，2017 年國中 7～9 年級之嚼檳榔率為 0.6%～1.7%，男性與女性分別為 0.9%～2.5%、0.3%～0.8%，嘗試過檳榔的國中生，近 6 成第一次嚼檳榔是在小學階段。

成人的部分，臺灣、中國大陸、馬來西亞、印尼、尼泊爾與斯里蘭卡等研究地區檳榔使用疾患之盛行率為 18.0%（輕度疾患：3.2%；中度疾患：4.3%；重度疾患：10.5%）。檳榔嚼食者之中，具有 DSM-5 定義之檳榔使用疾患的比例為 86.0%（輕度疾患，15.5%；中度疾患，20.6%；嚴重疾患，50.0%）。

此外，臺灣官方資料統計，18 歲以上人口嚼檳率從 2012 年的 5.7% 開始逐年下降，2017 年顯示成人嚼檳率為 3.2%，男性與女性之嚼檳率分別為 6.1%、0.3%（衛生福利部國民健康署, 2019）。依據 2018 年最新調查結果（衛生福利部國民健康署，2019b）顯示（圖 9-8），男性以 40～49 歲之嚼檳榔率最高（10.7%），其次為 30～39 歲（8.6%）。以教育程度來看，為國中教育程度者的嚼檳榔率最高（14.4%），其次為高中職（8.8%），大學以上教育程度的嚼檳榔率最低，僅 2.1%（圖 9-9）。

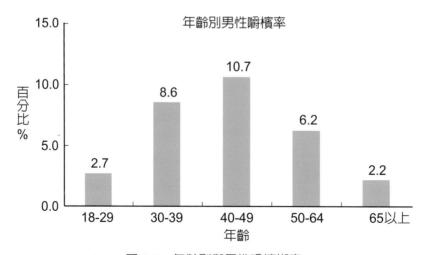

圖 9-8　年齡別與男性嚼檳榔率

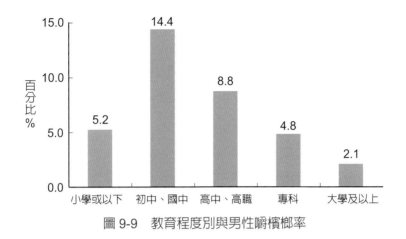

圖 9-9　教育程度別與男性嚼檳榔率

　　以縣市來看，成人嚼檳榔率最高的前 5 縣市分別為臺東縣（14.1%）、花蓮縣（8.7%）、嘉義縣（7.2%）、南投縣（5.5%）、雲林縣（5.4%），與全國嚼檳榔率相比也顯著較高，而這些縣市多是檳榔產量比較高的縣市。至於嚼檳榔率較低的縣市，以金門縣（1.6%）最低，其次為臺北市（2.0%）、臺南市（2.1%）、新北市 （2.2%）與臺中市（2.3%）、新竹市（2.3%）。嚼檳榔率最高的縣市為最低嚼檳榔率縣市的 9 倍，愈往中南部、東部的縣市，嚼檳榔率也較高。

　　整體而言，中壯年、較低教育程度、與高檳榔種植縣市有較高的嚼檳榔率。此外，調查亦發現，18 ~ 29 歲嚼檳率只有 1.4%，但到 40 ~ 49 歲嚼檳榔率就大為提高至 5.1%，顯示很多成人進入職場後，可能因建立人際關係及工作上的需要（如提神）而嚼檳榔。但在老年族群嚼檳榔率又會下降，65 歲以上嚼檳率只有 1.2%，也可能與老年族群已離開職場，不再因工作或建立人際關係而有嚼檳榔的需要，或是考慮健康狀況而不願再嚼檳榔，故嚼檳榔率下降。

　　在臺灣，口腔癌成為青壯年（25 ~ 44 歲）男性最常見罹患的癌症，發生及死亡年齡中位數均較其他癌症早 10 ~ 20 年。根據最新癌症登記資料和死因統計，近十年，臺灣每年有超過 7,000 位民眾被診斷出口腔癌、超過 3,000 人死於口腔癌；口腔癌位居 107 年國人癌症十大死因第 5 位，也是男性癌症死因第 4 位。

三、檳榔防制與戒檳服務

　　國民健康署持續推動檳榔防制工作與口腔癌防治政策，努力提升全民檳榔健康危害認知與降低嚼檳榔率，進而降低口腔癌對國人的健康威脅；「3不1要」的健康策略為不吸菸、不飲酒、不嚼檳榔（3不）及30歲以上凡有吸菸或嚼檳榔者（含戒檳）定期做口腔黏膜檢查（1要）。

　　此外，國民健康署針對花蓮縣等偏鄉城市推動口腔癌篩檢巡迴車，依據政策之擬訂，30歲以上嚼檳榔（含已戒）及吸菸的民眾，或18歲以上嚼檳榔（含已戒）的原住民，每2年1次口腔黏膜檢查；可持健保卡至健保特約具牙科、耳鼻喉科之醫療院所檢查。據估計，每年共計提供約100萬人接受口腔黏膜檢查，檢出逾4千名口腔癌前病變及逾1千名口腔癌癌症個案。

　　此外，國民健康署發展戒檳教戰手冊（圖9-10），提供讓校園、醫療院所、衛生單位之戒檳衛教人員協助嚼檳者了解戒檳方法與技巧，輔導嚼檳者運用技巧與方法面對戒檳過程不適症狀與困難，成功戒檳。

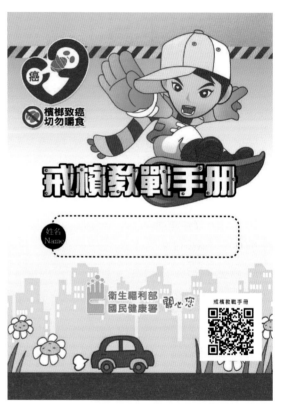

圖 9-10　衛生福利部國民健康署戒檳教戰手冊

第四節　藥物濫用防制

一、何謂藥物濫用

　　藥物濫用是指不以正當醫療用途爲目的，在未經醫師處方或指示的情況下，擅自過量或經常使用特定的藥物。通常「藥物濫用」有三個特性：

1. 「耐受性」：持續服用特定藥物，會增加對該藥物的耐受性，亦即人體對於該劑量的藥物不再感受藥效，或需要更高劑量才能達到相同的藥效。

2. 「依賴性」：意指人體只有服用藥物才能正常運行，不使用該藥物即出現生理上不適的現象（即所謂的「戒斷現象」）。

3. 「成癮性」：意指用藥行爲已經成爲「不由自主」的動作，個人喪失自己限制攝取量的能力而無法自治。

　　部分藥物被列爲所謂「毒品」，依據毒品危害防制條例，指具有成癮性、濫用性及對社會危害性之麻醉藥品與其製品及影響精神物質與其製品。毒品依其成癮性、濫用性及對社會危害性分爲四級，其品項如表 9-1：

表 9-1　我國毒品分級

級別	毒品種類
第一級	海洛因、嗎啡、鴉片、古柯鹼及其相類製品
第二級	罌粟、古柯、大麻、安非他命、配西汀、潘他唑新及其相類製品
第三級	愷他命（ketamine）、西可巴比妥、納洛芬及其相類製品
第四級	二丙烯基巴比妥、阿普唑他及其相類製品

二、藥物濫用之危害

　　這種濫用藥物的行爲，很容易造成上癮而無法自拔，不但傷害個人健康，還會對公共秩序與社會安寧造成嚴重危害。特別是毒品的使用。

　　研究顯示，非法藥物會影響大腦與神經系統運作，影響多巴胺神經傳導，使大腦前額葉的認知控制脈絡受到損傷而喪失功能；其次，人體系統功能會因非法藥物的使用而逐漸受到損害，包含呼吸系統、泌尿系統、消化系統、循環系統與免疫系統等；第三，藥物濫用與偷竊、暴力與危害公共安全等犯罪行爲具有高度相關性，且藥物濫用者容易發生多重性伴侶、非預期懷孕、甚至愛滋病等情況。

綜上所述，藥物濫用不僅危害個人健康，還會增加愛滋病、暴力犯罪等社會問題的發生率，造成醫療與經濟的龐大負擔，它是公共衛生議題，也是社會議題。

三、新興藥物

近幾年，不僅臺灣，其他世界各國都可聽到或接觸到「新興藥物」的字眼。聯合國「毒品與犯罪管制辦公室」（United Nations Office on Drugs and Crime, UNODC）將那些未被國際禁藥管制協定中列管、對社會與健康具有危害性的物質，統稱爲「新興精神作用物質」（New Psychoactive Substances, NPS）。

這些物質不一定是最近才合成的，但卻是近年來開始被濫用的。依據 UNODC 的統計，自 2009 年至 2016 年，全世界共有 739 種 NPS 被報告到 UNODC，使用者以年輕人居多。這些藥物容易製造、容易取得也容易使用，販毒者常賦予新穎的名字、新潮的造型與包裝，無法從外觀輕易辨識，再加上錯誤的資訊傳播，讓人誤以爲使用是流行、新潮的表現。而更嚴重的問題是，這些物質的成份不純，常同時混雜了多樣物質，大幅增高了使用的危險性。

在臺灣曾經出現過、僞裝其他東西、實爲毒品的「新興藥物」（圖 9-11），像是以「食品化」包裝的擬眞毒品，提醒民眾，新興毒品包裝可說是日新月異，多半都會僞裝成常見的食（飲）品，例如咖啡包、糖果或是巧克力等，呼籲民眾千萬要拒絕陌生人或是來路不明的產品，以免誤食毒品。

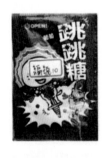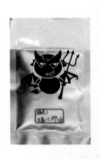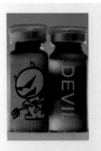

有別於前頁傳統毒品多以結晶、粉末或藥錠等型態存在，新興毒品多以即溶包（咖啡包、奶茶包）、果凍、糖果或其他偽裝食品型態的方式販售，並將多種毒品添加於食品當中。

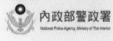

圖 9-11　偽裝成一般食品的新興毒品

重點 整理

1. 當人吸菸時，會產生一手菸、二手菸和三手菸。一手菸是吸菸者將香菸直接吸入肺部，二手菸是指非吸菸者吸入的菸品排出的煙霧，三手菸是指菸熄滅後在環境中殘留的汙染物，通過直接接觸和皮膚吸收或吸入。

2. 電子煙是以電能驅動霧化，加熱菸液（彈）內液體為煙霧，並使用添加物，使電子煙產品帶有特殊風味、甜味、薄荷味或其他香味。

3. 檳榔子為檳榔其中的成分，屬「第一類致癌物」。

4. 學者研究發現，有吸菸、酗酒、嚼檳榔三種習慣者，其發生口腔癌之危險性較沒有此三種習慣者高出 123 倍。

5. 藥物濫用是指不以正當醫療用途為目的，在未經醫師處方或指示的情況下，擅自過量或經常使用特定的藥物。通常「藥物濫用」有三個特性：耐受性、依賴性、成癮性。

6. 聯合國「毒品與犯罪管制辦公室」將那些未被 1961 年與 1971 年國際禁藥管制協定中列管、對社會與健康具有危害性的物質，統稱為「新興精神作用物質」。

章末 習題

1. 簡述傳統紙菸與電子煙對健康的危害。
2. 簡述「酒精依賴」的定義與特徵。
3. 目前「檳榔」的使用流行於東南亞一帶，請簡單描述其使用現況。
4. 通常「藥物濫用」有哪三個特性？
5. 簡述何謂「新興藥物」？

chapter

10

健康與生活環境

1. 了解環境的定義。

2. 認識空氣汙染防治法,並理解各種空氣汙染物及其來源。

3. 認識空氣品質指標。

4. 了解水汙染與水汙染防治法。

5. 知道汙水處理過程與飲用水安全標準。

6. 了解廢棄物處理辦法與相關法規。

7. 認識食品安全事件與其對健康的影響。

8. 知道環境健康與永續發展的重要性。

　　環境是影響健康的一個重要元素，隨著時代不斷地進步，人們對環境資源的需求日益增加，運用自然資源，創造現代的進步生活，然而，過度的開發與利用，甚至科技進步所產生的廢棄物，導致自然環境受到的汙染與日俱增，甚而嚴重至威脅到我們的生活環境與健康，因此，本章節主要針對相關汙染問題做一介紹，期望能夠引發重視。

第一節　何謂環境

　　環境（environment）是用來描述周遭事物的用語，不同的中心事物，會有不同與其相關的周遭事物，例如，以人類為中心，其他周遭事物，包含生物和非生命物質等，就是所謂人類生存的「環境」，而臺灣「環境基本法」第 2 條第 1 項對「環境」有所定義，指影響人類生存與發展之各種天然資源及經過人為影響之自然因素總稱，包括：陽光、空氣、水、土壤、陸地、礦產、森林、野生生物、景觀及遊憩、社會經濟、文化、人文史蹟、自然遺蹟及自然生態系統等。換言之，「環境」包含了三元素：生活的周遭（circumstances）、事物（objects）、狀態（conditions）。

　　以人類為中心事物，環境包含自然與生態環境（含地質環境）、人造環境、社會環境等類型，彼此緊密連結，互相作用著。

（一）自然與生態環境

　　自然環境對於人類來講，是非常重要的一個基礎，是人類賴以生存和發展的物質基礎。從環境保護的宏觀角度來說，就是指人類的家園「地球」，由陽光及生物圈（biosphere）、大氣圈（atmosphere）、水圈（hydrosphere）和岩石圈（geosphere）四個圈所組成（圖 10-1）。

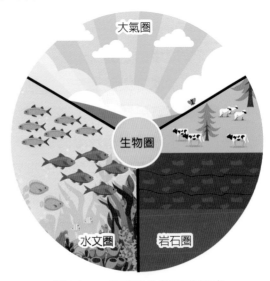

圖 10-1　地球的生態環境組成

生物圈，廣義來說，是指所有生態系統的集合體，即包含有生物的自然環境都屬於生物圈，近幾年因人類活動所需不斷開發，導致生物圈被破壞，很多物種因為棲息地被破壞而瀕臨絕種。

大氣圈與水圈不論是對人類、動物及植物來說都是不可或缺的存在，因為生物的呼吸或光合作用皆須依賴此兩種元素。大氣圈為大氣層內之空氣中所有物質的集合體，包括所有氣體及懸浮於空氣中的固體等都算是大氣圈的一環。水圈是指地球上所有水的集合，地球是太陽系中唯一同時存在水之三態的星球，在不同的環境以及條件下，產生相態的轉變、遷移，以及含量的變化，即水文循環（hydrologic cycle）。

最後，岩石圈的組成包含岩石、土壤、地表流水、地下水、地質作用和地質現象，是人類活動的載體。這些自然環境的成分緊密相互聯繫著，共同組成一個獨立的環境系統，稱之為「地質環境」。

（二）人造環境

被定義成自然環境的反義詞，又稱為「建成環境」。對建築學來說，是指室內條件和建築物周圍的景觀條件，包含：城市、道路、遊樂區等。

（三）社會環境

與自然環境不同，為人類活動的產物，包含：社會文化、社會價值、社會的物質環境、精神環境等，伴隨著人類的社會生活而生。基本上，社會環境是在整個自然環境的基礎上，藉由人類的群居行為，逐漸形成特定的社會環境，而在社會環境當中，人類跟自然環境、人造環境的關係，不斷地在改變，從農業發展到都市化便是很好的一個例子。

（四）宇宙環境

我們腳下所站的這片土地，在地球裡面，而地球屬於宇宙中各個星體之一，所以宇宙環境當中的各種物質、星體、現象、存在的空間等也是所謂「環境」的另外一種類型。

第二節　常見的環境問題

隨著文明的發展，工業革命所帶來的技術改變，讓人類的生活從傳統農業社會轉變到工業社會，伴隨著科學、工業、工程的發展，不斷都市化的結果導致環境受到汙染與破壞。這不僅影響植物與動物的生存，甚至影響到人類自己本身的健康，以下將針對常見的環境問題進行概述。

一、空氣汙染

本章節將從空氣汙染之來源開始談起，進而說明其對人體的危害，以及目前臺灣的空氣品質狀況。

（一）空氣汙染源

依據空氣汙染防制法規定，所謂汙染源是指「指排放空氣汙染物之物理或化學操作單元，其類別包含移動汙染源、及固定汙染源」（圖 10-2）。

1. 移動汙染源：依據空氣汙染防制法規定，是指「因本身動力而改變位置之汙染源」，如汽機車、火車、船舶等。

2. 固定汙染源：依據空氣汙染防制法規定，是指「指移動汙染源以外之汙染源」，如工廠、焚化爐、廚房煙囪等。

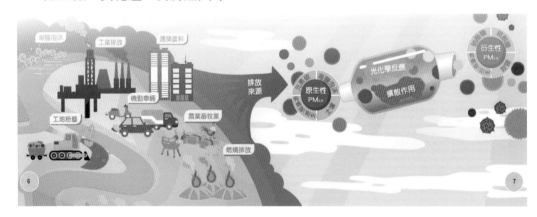

圖 10-2　空氣汙染源

（二）空氣汙染物

依據空氣汙染防制法規定，所謂汙染物是指「指空氣中足以直接或間接妨害國民健康或生活環境之物質」。依據空氣汙染防制法施行細則，空氣汙染物可細

分六類，包含：氣狀汙染物、粒狀汙染物、衍生性汙染物、毒性汙染物、惡臭汙
染物、及其他經中央主管機關指定公告之物質，詳如表 10-1。

表 10-1　空氣汙染物分類表

分類	內容
氣狀汙染物	1. 硫氧化物（SO_2 及 SO_3 合稱為 SO_x）。 2. 一氧化碳（CO）。 3. 氮氧化物（NO 及 NO_2 合稱為 NO_x）。 4. 碳氫化合物（CxHy）。 5. 氯化氫（HC_1）。 6. 二硫化碳（CS_2）。 7. 鹵化烴類（CmHnXx）。 8. 全鹵化烷類（CFCs）。 9. 揮發性有機物（VOCs）。
粒狀汙染物	1. 總懸浮微粒：指懸浮於空氣中之微粒。 2. 懸浮微粒：指粒徑在十微米（μm）以下之粒子。 3. 落塵：粒徑超過十微米（μm），能因重力逐漸落下而引起公眾厭惡之物質。 4. 金屬燻煙及其化合物：含金屬或其化合物之微粒。 5. 黑煙：以碳粒為主要成分之暗灰色至黑色之煙。 6. 酸霧：含硫酸、硝酸、磷酸、鹽酸等微滴之煙霧。 7. 油煙：含碳氫化合物之煙霧。
衍生性汙染物	1. 光化學霧：經光化學反應所產生之微粒狀物質而懸浮於空氣中能造成視程障礙者。 2. 光化學性高氧化物：經光化學反應所產生之強氧化性物質，如臭氧、過氧硝酸乙醯酯（PAN）等（能將中性碘化鉀溶液游離出碘者為限，但不包括二氧化氮）。
毒性汙染物	1. 氟化物。 2. 氯氣（C_{12}）。 3. 氨氣（NH_3）。 4. 硫化氫（H_2S）。 5. 甲醛（HCHO）。 6. 含重金屬之氣體。 7. 硫酸、硝酸、磷酸、鹽酸氣。 8. 氯乙烯單體（VCM）。 9. 多氯聯苯（PCBs）。 10. 氰化氫（HCN）。 11. 戴奧辛類（Dioxins 及 Furans）。 12. 致癌性多環芳香烴。 13. 致癌揮發性有機物。 14. 石綿及含石綿之物質。
惡臭汙染物	1. 硫化甲基〔$(CH_3)2S$〕。 2. 硫醇類（RSH）。 3. 甲基胺類〔$(CH_3)XNH_{3-x}$，x=1，2，3〕。

1. **氣狀汙染物與衍生性汙染物**

   (1) 硫化物：這是大家比較熟悉的氣狀汙染物，自然界像是火山爆發及有溫泉的地方、硫磺地熱等會產生硫化物。人為排放的部分，像是二氧化硫主要來自石化燃料，例如燃煤火力發電廠。

   (2) 一氧化碳：為無色無物氣體，像是森林大火、生物活動等自然現象產生之外，人為排放主要來自石化等含碳燃料之不完全燃燒產生，因此，像是汽機車、家裡熱水器、工廠等之燃燒程序都是一氧化碳的來源。

   (3) 氮氧化物：主要包含一氧化氮（NO）與二氧化氮（NO_2），與上述類似，主要生成來自於燃燒過程當中，從機動車排氣、燃燒煤炭、石油或是天然氣而釋放到空氣中。每個人都會在環境裡的空氣暴露到少量的氮氧化物。

   上述所提到的汙染物大多屬於「一次性汙染物」，顧名思義就是指由人為或自然直接排放到大氣中的汙染物。而二次空氣汙染物指的就是一次空氣汙染物經過化學反應後生成的汙染物，大家所熟知的「臭氧」便是由氮氧化物與反應性碳氫化合物在日光（紫外線）照射下，進行光化學反應而產生的衍生性空氣汙染物，又稱為「二次空氣汙染物」，亦屬於「光化學性高氧化物」的一種。臭氧繼續與碳氫化合物反應，形成一系列衍生物，包含醛類、有機酸、環氧化合物等，為光化學霧之主要組成。

2. **粒狀汙染物**

   空氣中分布著許多物質，其形態可分為固態、液態或氣態等等，通常粒徑小於 10 微米（μm）的粒子稱之為 PM_{10}，而粒徑小於 2.5 微米（μm）則為 $PM_{2.5}$。

   細懸浮微粒（$PM_{2.5}$）來源可分為自然及人為產生，自然產生經由火山爆發、地殼變動或風化等作用形成，人為產生如：工業行為、燃燒等。此外，依來源亦可分為原生性及衍生性兩種，皆可能由自然或人為產生。原生性 $PM_{2.5}$ 是指直接在大氣中，沒有經過化學反應的粒狀物；衍生性 $PM_{2.5}$ 是指排放到大氣環境中的化學物質經過太陽光照或其他化學反應後產生的粒狀物。另外，境外長程傳輸也會造成空氣汙染。

近幾年 PM$_{2.5}$ 相當受到重視，主要是因為空氣當中的微粒依據不同的粒徑大小，可經由呼吸進入身體不同的部位。10 微米以上的微粒可由鼻腔去除，較小的微粒則會經由氣管、支氣管經肺泡吸收進入人體內部。不同粒徑大小的懸浮微粒，可能會導致人體器官不同的危害。PM$_{2.5}$ 不僅粒徑小，容易沉積於肺部後依其不同物理及化學特性產生不一樣病症，進而導致對人體健康危害（圖 10-3）。

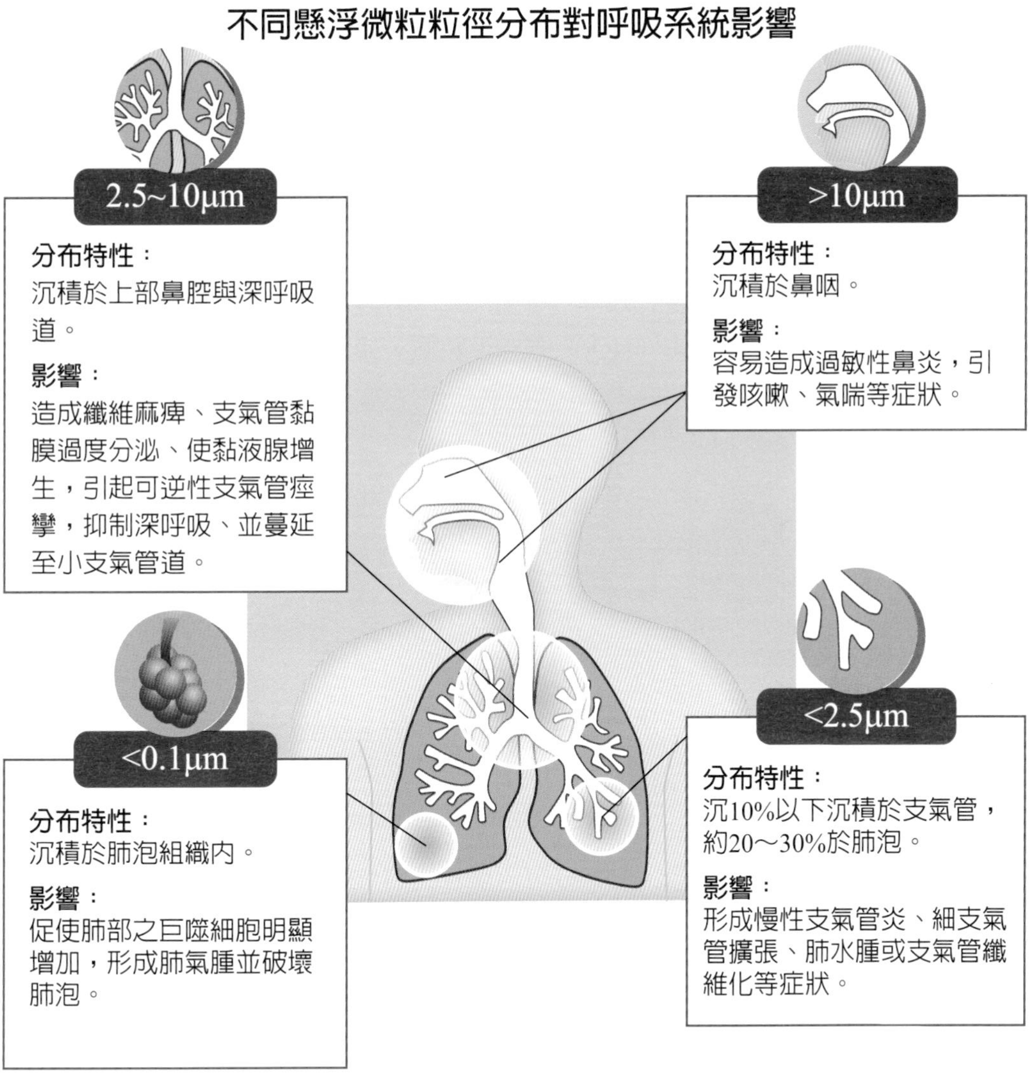

不同懸浮微粒粒徑分布對呼吸系統影響

2.5~10μm

分布特性：
沉積於上部鼻腔與深呼吸道。

影響：
造成纖維麻痺、支氣管黏膜過度分泌、使黏液腺增生，引起可逆性支氣管痙攣，抑制深呼吸、並蔓延至小支氣管道。

>10μm

分布特性：
沉積於鼻咽。

影響：
容易造成過敏性鼻炎，引發咳嗽、氣喘等症狀。

<0.1μm

分布特性：
沉積於肺泡組織內。

影響：
促使肺部之巨噬細胞明顯增加，形成肺氣腫並破壞肺泡。

<2.5μm

分布特性：
沉10%以下沉積於支氣管，約20～30%於肺泡。

影響：
形成慢性支氣管炎、細支氣管擴張、肺水腫或支氣管纖維化等症狀。

圖 10-3　人體吸入懸浮微粒沉積位置圖

（三）空氣汙染現況

　　空氣汙染對人體健康有多方面的影響，根據世界衛生組織（WHO）2016 年報告的估計，全球每年大約有 420 萬人由於空氣汙染而死亡。肺癌死亡人口有 16% 可歸因於空汙，慢性阻塞性肺病死亡有 25% 可歸因於空汙，缺血性心臟疾病與中風死亡有 17% 可歸因於空汙，呼吸感染死亡有 26% 可歸因於空汙。此外，$PM_{2.5}$ 早在 2013 年已被 WHO 轄下的國際癌症總署（IARC）列為一級致癌物，並指出它是造成癌症死亡的主要環境因素之一。

　　為了大家的健康，世界各國之政府提供空氣品質指標（Air Quality Index, AQI）做為參考。所謂空氣品質指標為依據監測資料將當日空氣中相關的汙染物濃度，以其對人體健康的影響程度，分別換算出不同汙染物之副指標值，再以當日各副指標之最大值為該測站當日之空氣品質指標值（AQI），納入空氣品質指標參考的空氣汙染物包含臭氧（O_3）、$PM_{2.5}$、懸浮微粒（PM_{10}）、一氧化碳（CO）、二氧化硫（SO_2）及二氧化氮（NO_2）濃度等數值，如圖 10-4。

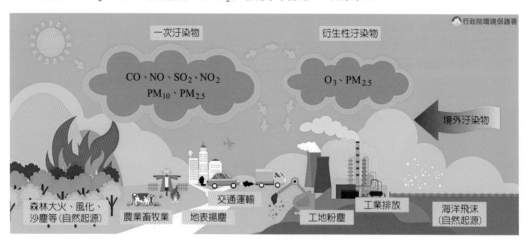

圖 10-4　空氣品質指標參考的空氣汙染物

　　空氣品質指標包含每日與即時，每日 AQI 為當日空氣中臭氧（O_3）、細懸浮微粒（$PM_{2.5}$）、懸浮微粒（PM_{10}）、一氧化碳（CO）、二氧化硫（SO_2）及二氧化氮（NO_2）濃度等數值，以其對人體健康的影響程度，分別換算出不同汙染物之副指標值，再以當日各副指標之最大值為該測站當日之空氣品質指標值（AQI），我國環保署之建議如下（圖 10-5）：

空氣品質指標 (AQI)

AQI 指標	O_3 (ppm) 8 小時平均值	O_3 (ppm) 小時平均值[1]	$PM_{2.5}$ (μg/m³) 24 小時平均值	PM_{10} (μg/m³) 24 小時平均值	CO (ppm) 8 小時平均值	SO_2 (ppb) 小時平均值	NO_2 (ppb) 小時平均值
良好 0～50	0.000 - 0.054	-	0.0 - 15.4	0-54	0-4.4	0-35	0-53
普通 51～100	0.055 - 0.070	-	15.5 - 35.4	55-125	4.5-9.4	36-75	54-100
對敏感族群不健康 101～150	0.071 - 0.085	0.125 - 0.164	35.5-54.4	126-254	9.5-12.4	76-185	101-360
對所有族群不健康 151～200	0.086 - 0.105	0.165 - 0.204	54.5 - 150.4	255-354	12.5-15.4	186-304[3]	361-649
非常不健康 201～300	0.106 - 0.200	0.205 - 0.404	150.5 - 250.4	355 - 424	15.5 - 30.4	305-604[3]	650-1249
危害 301～400	(2)	0.405 - 0.504	250.5 - 350.4	425 - 504	30.5 - 40.4	605-804[3]	1250-1649
危害 401～500	(2)	0.505 - 0.604	350.5 - 500.4	505-604	40.5-50.4	805-1004[3]	1650-2049

1. 一般以臭氧 (O_3) 8 小時值計算各地區之空氣品質指標 (AQI)。但部分地區以臭氧 (O_3) 小時值計算空氣品質指標 (AQI) 是更具有預警性，在此情況下，臭氧 (O_3) 8 小時與臭氧 (O_3) 1 小時之空氣品質指標 (AQI) 則皆計算之，取兩者之最大值作為空氣品質指標 (AQI)。

2. 空氣品質指標 (AQI) 301 以上之指標值，是以臭氧 (O_3) 小時值計算之，不以臭氧 (O_3) 8 小時值計算之。

3. 空氣品質指標 (AQI) 200 以上之指標值，是以二氧化硫 (SO_2) 24 小時值計算之，不以二氧化硫 (SO_2) 小時值計算之。

圖 10-5　空氣品質指標值

　　即時 AQI 則是為提供預警參考，由環保署提供每小時監測數據，各測項即時濃度依下列公式計算後，再對應下表得出 O_3、$PM_{2.5}$、PM_{10}、CO、SO_2、NO_2 等 6 個測項之即時副指標值，再取出其中最大值為即時空氣品質指標，該最大值測項即為指標汙染物：

1. $O_{3,8hr}$：取最近連續 8 小時移動平均值（例如今日上午 10 點發布的 O_3 的 8 小時濃度平均值，是取今日上午 2 點至上午 9 點監測數據的平均值。）

2. O_3：取即時濃度值。

3. $PM_{2.5}$：0.5× 前 12 小時平均 +0.5× 前 4 小時平均（前 4 小時 2 筆有效，前 12 小時 6 筆有效）。

4. PM_{10}：0.5× 前 12 小時平均 +0.5× 前 4 小時平均（前 4 小時 2 筆有效，前 12 小時 6 筆有效）。

5. CO：取最近連續 8 小時移動平均值（例如今日上午 10 點發布的 CO 的 8 小時濃度平均值，是取今日上午 2 點至上午 9 點監測數據的平均值。）

6. SO_2：取即時濃度值。

7. SO₂,24hr：取最近連續 24 小時濃度平均值（例如今日上午 10 點發布的 SO_2 的 24 小時濃度平均值，是取前 1 天上午 10 點至今日上午 9 點監測數據的平均值。）

8. NO_2：取即時濃度值。

　我國環保署依據空氣品質指標（Air Quality Index, AQI）與健康影響，提出相關的活動建議，以維護民眾的健康，如圖 10-6。

空氣品質指標 AQI	0-50	51-100	101-150	151-200	201-300	301-500
對健康影響與活動建議	良好	普通	對敏感族群不健康	對所有族群不健康	非常不健康	危害
	Good	Moderate	Unhealthy for Sensitive Groups	Unhealthy	Very Unhealthy	Hazardous
狀態色塊	綠	黃	橘	紅	紫	褐紅
人體健康影響	空氣品質為良好，污染程度低或無污染。	空氣品質普通；但對非常少數之極敏感族群產生輕微影響。	空氣污染物可能會對敏感族群的健康造成影響，但是對一般大眾的影響不明顯。	對所有人的健康開始產生影響，對於敏感族群可能產生較嚴重的健康影響。	健康警報：所有人都可能產生較嚴重的健康影響。	健康威脅達到緊急，所有人都可能受到影響。
一般民眾活動建議	正常戶外活動。	正常戶外活動。	1.一般民眾如果有不適，如眼痛，咳嗽或喉嚨痛等，應該考慮減少戶外活動。2.學生仍可進行戶外活動，但建議減少長時間劇烈運動。	1.一般民眾如果有不適，如眼痛，咳嗽或喉嚨痛等，應減少體力消耗，特別是減少戶外活動。2.學生應避免長時間劇烈運動，進行其他戶外活動時應增加休息時間。	1.一般民眾應減少戶外活動。2.學生應立即停止戶外活動，並將課程調整於室內進行。	1.一般民眾應避免戶外活動，室內應緊閉門窗，必要外出應戴口罩等防護用具。2.學生應立即停止戶外活動，並將課程調整於室內進行。
敏感性族群活動建議	正常戶外活動	極特殊敏感族群建議注意可能產生的咳嗽或呼吸急促症狀，但仍可正常戶外活動。	1.有心臟、呼吸道及心血管疾病患者、孩童及老年人，建議減少體力消耗活動及戶外活動，必要外出應配戴口罩。2.具有氣喘的人可能需增加使用吸入劑的頻率。	1.有心臟、呼吸道及心血管疾病患者、孩童及老年人，建議留在室內並減少體力消耗活動，必要外出應配戴口罩。2.具有氣喘的人可能需增加使用吸入劑的頻率。	1.有心臟、呼吸道及心血管疾病患者、孩童及老年人應留在室內並減少體力消耗活動，必要外出應配戴口罩。2.具有氣喘的人應增加使用吸入劑的頻率。	1.有心臟、呼吸道及心血管疾病患者、孩童及老年人應留在室內並避免體力消耗活動，必要外出應配戴口罩。2.具有氣喘的人應增加使用吸入劑的頻率。

圖 10-6　依不同空氣品質指標所建議的活動項目

二、水汙染

　水存在於河川、湖泊、海洋及地底下，也是人類健康不可或缺的一元素，因此水體品質保護，使飲用水更安全，並保障我們與海底生物的水資源，便顯得相當重要。

（一）水汙染的來源

1. 家庭汙水

生活汙水包括糞尿汙水及廚房、衛浴等生活排水（圖10-7），這些源自於家庭、機關團體所排出的廢水，含有油脂、有機物、清潔劑及致病微生物等汙染物，若未經處理即排入河川、水庫，會導致水質惡化，影響環境衛生。

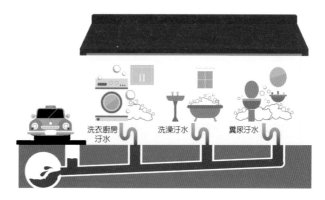

洗衣廚房汙水　洗澡汙水　糞尿汙水

圖 10-7　生活汙水種類

2. 事業廢水

依據水汙染防治法所定義，所謂事業廢水是指公司、工廠、礦場、廢水代處理業等所排放的廢水；若同時符合授權訂定水汙染防治法事業分類及定義（簡稱事業定義），表示該事業受水汙法管制，視為是列管事業，事業產生的廢水主要有洩放廢水、作業廢水、未接觸冷卻水以及逕流廢水等，產生事業廢水後的可能行為整理如圖10-8。

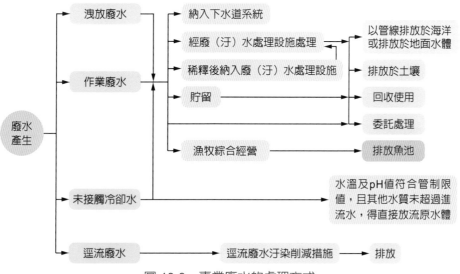

圖 10-8　事業廢水的處理方式

3. 畜牧廢水

畜牧產業為臺灣農業生產中重要的一環，據 2019 年估計，其生產總值超過新臺幣 1 千億元，占農產品生產總值 32%。然而，畜牧業發展的過程中所產生大量的動物排遺物，若未經妥善處理即予以排放，會有大量的病菌和有機物質進入水體，造成汙染。近年來環保意識抬頭，民眾對環境品質的要求提高，畜牧廢水、家庭廢水與事業廢水已並列為對環境的三大衝擊。

依據水汙染防治法訂定的事業分類及定義，畜牧業亦含括在「事業」當中。飼養豬超過 20 頭或飼養牛超過 50 頭者，即為受水汙法管制之畜牧業。目前全國養豬場以養豬頭數來看，雲林縣占 27% 為首，屏東縣占 23% 為次，彰化縣占 14% 列為第三，臺南市、嘉義縣及高雄市則分別占 11%、7% 及 5%（圖 10-9）。

排序	縣市別	總頭數	比率
1	雲林縣	1,461,998	26.74%
2	屏東縣	1,237,631	22.64%
3	彰化縣	771,688	14.11%
4	台南市	603,942	11.05%
5	嘉義縣	382,237	6.99%
6	高雄市	297,817	5.45%
7	其餘縣市	712,371	13.03%

圖 10-9　全國養豬場飼養數量分布表

4. 農業活動

農耕產業為臺灣農業生產活動中的最大宗，據 2019 年估計，其生產總值超過新臺幣 2 千億元，占農產品生產總值 51%。然而，農業活動過程中使用的農藥、肥料等物質，會經由地表水或地下水的滲透與流動而進入水體，使得水體環境受到汙染。

5. 工業區廢水

工業區內工廠種類多元複雜且集中，排放水量大、水質不容易掌握，工廠排放的氣體與灰塵因降雨的洗刷而進入地表的水體，均可造成水汙染的問題，在水汙染管制上非常重要。

依據下水道法第 8 條規定：「政府機關或公營事業機構，新開發社區、工業區之專用下水道，由各該機關或機構建設、管理之」，基本上，水汙法是管

制下水道法規定且設有聯合汙水處理廠的工業區，環保署要求其放流水水質要達到所設定的標準外，也要求這些工業區都要提出排放許可證，並審查廢水處理單元操作參數有沒有異常，避免沒有發揮處理廠的功能。

為維護水體水質，依據工業區特性，分別訂有石油化學專業區、石油化學專業區以外之工業區與科學工業園區的放流水標準。工業區汙水處理廠的放流水，要符合放流水標準後，才可以排放到地面水體，若被發現故意排放，現在最高可處分到新臺幣 2,000 萬元。希望透過高額度的罰款，促使工業區汙水處理廠平常就依正常程序進行操作，以維護環境衛生。

我國工業區廢水處理流程如圖 10-10，目前被管制的工業區均設有聯合汙水處理廠，負責收集位於工業區內之納管工廠所產生的廢水並予以統一處理。首先，工業區服務中心會先檢視區內各工廠的廢水特性，然後訂不同納入汙水處理廠之水質標準，如果發現工廠可能會有重金屬，就會訂重金屬的管制，不然到了汙水處理廠，才發現汙水處理廠沒辦法處理，那時候可能就沒辦法挽救了。工廠要先自行第一次處理至前述水質標準後，再送至汙水處理廠進行再處理，這種方式主要就是希望排放水質可以達到法定的放流水標準，減少對下游水體的汙染。

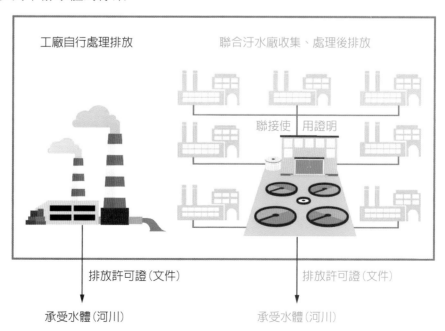

工廠自行處理排放　　　　聯合汙水廠收集、處理後排放

聯接使｜用證明

排放許可證(文件)　　　　排放許可證(文件)

承受水體(河川)　　　　承受水體(河川)

圖 10-10　工業區廢水處理流程圖

（二）汙水處理

上述已說明相關的汙水來源，所製造的汙水及廢水需處理妥當，達到一定的放流水水質後才能回歸大自然，再次回到水循環的過程。工業廢水因種類不同有不同處理及回收方法，故不在本文討論範圍。

都市汙水的處理通常由都市下水道匯集汙水，引到汙水處理廠處理，過程分三級，如圖 10-11。一般汙水處理包含一級物理處理及二級生物處理，良好的二級生化汙水處理廠，處理後的汙水在視覺、嗅覺上可以達到與清水相近。

1. 初級處理

又稱為「前處理」，進入調勻池前，汙水先經粗攔汙柵除去較大雜物，藉由抽水機將汙水提升至相當高程後，再流經細攔汙柵、沉砂池，由隔柵過濾去除較大的固體，如泥沙、紙張、塑料等，然後進入第一級沉澱池（稱為初沉池、預沉池、一沉池）。汙水在初沉池中停留數小時，待其中固體汙染物沉降後，進入二級處理。有時候，進入二級處理前，物化處理單元還會包括 PH 中和池→ PAC 混凝池→高分子膠凝池→物化沉澱池→ PH 調整池等流程。

2. 二級處理

視採用處理手段的不同，二級生物化學處理反應池可以為好氧型曝氣池、或厭氧型生物濾池（滴濾池）等。前者以滴濾方式（trickling filter）將汙水灑在卵石上，由卵石表層的細菌分解水中有機物；或在曝氣池中大量通入空氣以促進好氧細菌生長，透過細菌大量增長後以水中有機汙染物為食；後者則是在無氧狀態利用厭氧細菌分解有機物。

3. 三級處理

主要目的為汙水再利用，使用離子交換、活性炭吸附、過濾系統及 UV 消毒等方式去除水中有機及無機汙染物，再次淨化汙水水質及去除水中之病原菌，避免排放水進入河川等水體後，反而導致藻類的繁殖，引起優養化。

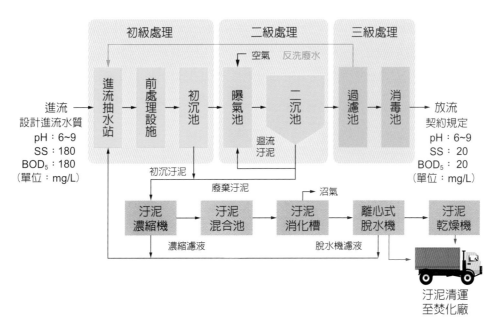

圖 10-11 都市汙水處理流程

補充說明：

　　「優養化」是指水體生態系中，由於清潔劑、肥料或穢物等富含植物生長營養素的物質流入，導致水質汙染的現象。這些植物營養素通常含有氮、磷等元素，因植物營養素的過量供給，導致植物及藻類急遽大量成長，並大量消耗水體中的溶氧，形成大量缺氧的狀態，導致水質惡化；而水中缺氧，進一步導致魚類及甲殼類無法生存。

（三）飲用水安全標準

　　水分的攝取對於人體的健康相當重要，在許多場合下我們人體也會間接碰觸到水源。水中汙染物常見的種類包含：合成有機化合物、無機化合物、耗氧性廢棄物、植物營養鹽。過去，因水質問題引發嚴重的公衛事件，最有名的就是「烏腳病」。早在日據時代，烏腳病例即已零星出現，但數量不多。民國四十七年，南部沿海地區流行怪病，腳上先是出現一些烏黑的顏色變化，接著烏斑向腿上方蜿蜒爬升，因而稱它為「烏乾蛇」。由於當時醫藥不發達，所知不多，多數病患只能任其由麻木、刺痛、轉黑、潰爛。經報導後，「烏腳病」才漸為人所知，並引起社會普遍關切，後來研究才發現與地下水含砷有關。

　　因此，多數國家都會透過水質檢驗，訂出具體的檢驗數據，確保水質乾淨無虞，不可含有如：細菌、重金屬、化學汙染物和殺蟲劑等有害物質，保護環境的同時並使所有生物體均能取得安全的飲用水，我國飲用水水質標準規定共有 68 項水質檢驗（表 10-2）：

表 10-2　我國飲用水水質標準。

1. 細菌性標準：（總菌落數採樣地點限於有消毒系統之水廠配水管網）	● 大腸桿菌群 ● 總菌落數
2. 物理性標準	● 臭度 ● 濁度 ● 色度
3. 化學性標準	● 44 項影響健康物質：包含砷、戴奧辛等。 ● 5 項可能影響健康物質：包含氟鹽、銀等。 ● 12 項影響適飲性、感觀物質：包含鐵、硬度等。 ● 有效餘氯限值範圍（僅限加氯消毒之供水系統）：自由有效餘氯。 ● 氫離子濃度指數（公私場所供公眾飲用之連續供水固定設備處理後之水，不在此限）限值範圍：氫離子濃度指數（pH 值）。

三、廢棄物與土壤汙染

　　臺灣人口密集而資源短缺，過去數十年來，隨著經濟發展所衍生出來的廢棄物問題，已嚴重衝擊到環境品質與人民舒適生活。如下圖，臺灣在民國 70 年以前，廢棄物處理主要以掩埋為主，之後慢慢以焚化為主要處理方式；隨著環保意識抬頭，政府逐年推動資源回收、垃圾分類、垃圾減量等政策，期望能夠改善廢棄物及其處理所帶來的問題（圖 10-12）。

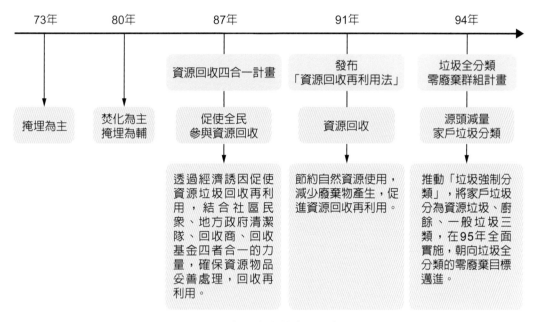

圖 10-12　臺灣廢棄物處理政策歷程

　　依「廢棄物清理法」，廢棄物主要分為兩種。一為「一般廢棄物」，指事業廢棄物以外之廢棄物；二為「事業廢棄物」，指事業活動產生非屬其員工生活產生之廢棄物，包括有害事業廢棄物（由事業所產生具有毒性、危險性，其濃度或數量足以影響人體健康或汙染環境之廢棄物。）及一般事業廢棄物（由事業所產生有害事業廢棄物以外之廢棄物。）。因事業廢棄物之處理較為複雜，以下僅就一般廢棄物（如家庭垃圾等）常見的清理方式作介紹。

　　依據「一般廢棄物回收清除處理辦法」，基本上，垃圾處理可分為中間處理、最終處置、再利用、能源回收等 4 種。

1. 中間處理

　　指一般廢棄物在最終處置或再利用前，以物理、化學、生物、熱處理、堆肥或其他處理方法，變更其物理、化學、生物特性或成分，達成分離、中和、減量、減積、去毒、無害化或安定之行為。目前最常見的垃圾減容減積的方法便是焚化處理。典型的垃圾焚化爐分為五區，包含生垃圾貯存區、焚化區、發電區、空氣汙染防制區及飛灰底渣貯存處理區。各區功能說明如表 10-3。

表 10-3　焚化爐各區功能一覽表

生垃圾貯存區	垃圾車收集垃圾後，秤重後倒入此區，以減少垃圾中的水分，並利用抓斗將不同來源垃圾充分攪拌，使熱值能夠平均，並檢查有無有害事業廢棄物夾雜其中。
焚化區	垃圾經抓斗送入燃燒室，經過預熱乾燥階段，之後進入主燃燒區，溫度至少要維持 850 度且有充分的停留時間，以破壞垃圾中的有害物質。產生的灰飛與有害氣體則進入飛灰底渣貯存處理區與空氣汙染防制區。
發電區	垃圾焚化爐所產生的熱能，能夠再利用於保溫或發電
空氣汙染防制區	垃圾焚化容易產生戴奧辛、鉛、氮、氯化氫等物質，因此此一設施相當重要，以避免環境再破壞。
飛灰底渣貯存處理區	垃圾焚化後，尚存飛灰底渣，約占生垃圾總量 20% 左右，當中可能含有汙染物，例如戴奧辛、金屬、汞等，因此亦須經過適當的處理才可做下一步的運用。

2. 最終處置

指將一般廢棄物以安定掩埋、衛生掩埋、封閉掩埋或海洋棄置之行為。目前較為常見的是衛生掩埋，為不透水材質或低滲水性土壤所構築，並設有滲出水、廢氣收集或處理設施，及地下水監測裝置。衛生掩埋法是一種生物處理法，可分為喜氣性與厭氣性兩類，而一般垃圾衛生掩埋是指厭氣性掩埋，讓有機物在自然情況下進行分解，但其反應速率極為緩慢，常需 10 至 20 年才能達到穩定。垃圾的衛生掩埋必須注意選址、妥善施工，遵守規範並確實操作、處理廢水與廢氣，最終將場址進行復育。

3. 再利用

指將一般廢棄物經物理、化學或生物等程序後做為材料、燃料、肥料、飼料、填料、土壤改良或其他經中央主管機關會商中央目的事業主管機關認定之用途行為。

4. 能源回收

指一般廢棄物具有生質能、直接利用或經處理產生能源特性，供進行再生能源利用之行為。

四、食品安全問題

食品安全問題屢見不鮮，讓人在購買食品時充滿懷疑與不信任。臺灣在 1979 年發生重創中臺灣的食安案件「多氯聯苯食油中毒案」（polychlorinated biphenyls, PCB），又稱「臺灣油症事件」或「米糠油事件」，根據官方統計資料至少有兩千多名受害者。後續的研究發現，多氯聯苯在反覆加熱的過程中會產生多氯夫喃（polychlorinated dibenzofurans, PCDFs），這兩種都是類戴奧辛（dioxin-like coupounds）的毒物。此事件後，1980 年臺灣停止進口多氯聯苯，並公告禁用於食品加工設備。近年接連發生的重大食安事件，喚起大家對食品安全的重視，包含：

1. 2008 年 三聚氰胺毒奶粉事件
2. 2011 年 塑化劑汙染食品事件
3. 2013 年 毒澱粉（順丁烯二酸）事件
4. 2013 年 黑心油（棉籽油、地溝油）事件

環境汙染物經土壤、水、食品加工等過程進入食品當中，人類經由食物攝入，讓這些汙染物進入體內，進而危害我們的健康，因此，食品安全對健康的影響不言可喻。

可能進入食品的環境汙染物包含：

（一）無機化合物

無機化合物沒有固定的定義，一般非有機化合物都會被歸類在無機化合物，例如：金屬。無機化合物可能透過食品容器、烹調器具或種植的土壤、灌溉的水等進入食品或經濟作物、食用植物當中。

過去也曾爆發多件因金屬導致的重大食安問題，最有名的例子就是 1950 年代爆發在日本九州的水俣病（Minamata disease），起因於工廠任意排放廢水，將製程中使用的含汞催化劑所產生的劇毒物質流入海中，被水中生物食用，並轉成有機汞化合物甲基氯汞與二甲汞，具有生物累積作用。人類捕食海中的魚蝦貝類後，這些有機汞化物透過食物鏈進入人體，在人體內累積遞增，造成汞中毒。水俣病患者會有手足麻痺、步行困難、失智、聽力及言語障礙等症狀；嚴重者甚至會死亡，至今仍未找到有效的治療方法。在日常當中我們也可能暴露於汞（俗稱「水銀」）的來源，像是吸入汞蒸氣。為了維護人類的健康，聯合國環境規劃署 2013 年在水

俣市針對汞議題召開會議，並簽訂汞水俣公約，2017年開始生效，其內容主要是要求所有締約國必須對汞的生產、供應、使用、排放、廢棄物場址等進行生命週期的全程管控，並於2020年全面禁止含汞產品生產及進出口，如圖10-13所示。

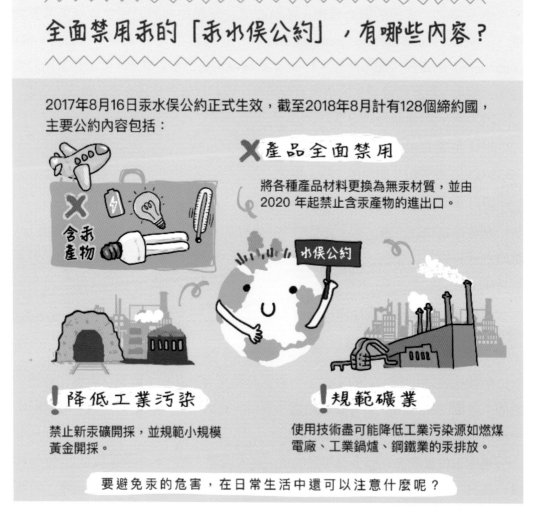

全面禁用汞的「汞水俣公約」，有哪些內容？

2017年8月16日汞水俣公約正式生效，截至2018年8月計有128個締約國，主要公約內容包括：

✗ 產品全面禁用

將各種產品材料更換為無汞材質，並由2020年起禁止含汞產物的進出口。

！降低工業污染

禁止新汞礦開採，並規範小規模黃金開採。

！規範礦業

使用技術盡可能降低工業污染源如燃煤電廠、工業鍋爐、鋼鐵業的汞排放。

要避免汞的危害，在日常生活中還可以注意什麼呢？

圖10-13 聯合國所訂《汞水俣公約》

臺灣雖非聯合國成員，亦非締約國，但仍接軌國際趨勢，達到「逐步限汞、最終禁汞」的目標，行政院環保署配合《汞水俣公約》，修正《列管毒性化學物質及其運作管理事項》於2021年1月1日起禁止將汞用於製造開關及繼電器、普通照明用高壓汞燈、溫度計等非電子量測儀器，同時禁止進口上述三類含汞產品。

另外一個有名的例子是「痛痛病」，1950 年代，日本富士山縣的民眾接二連三出現關節疼痛的症狀，嚴重者甚至會骨折。起初罹病原因不明，經多年研究調查，日本中央政府厚生省（類似臺灣衛福部，2001 年改為為厚生勞動省）在 1968 年確認「痛痛病」肇因於當地河流受到鄰近的礦場汙染，導致水中重金屬「鎘」汙染嚴重，長期飲用之後導致鎘中毒，引發骨質疏鬆症及腎衰竭的病況。臺灣過去亦曾發生數起「鎘」汙染事件，也就是有名的「鎘米事件」。在 1982 年，當時位於桃園縣觀音鄉的高銀化工排放含鎘廢水，周邊農地使用遭受汙染的水灌溉而種出「鎘米」，後來彰化、臺中、雲林等地陸續驗出鎘米，甚至流入市面。一直到現在，偶爾都還是會傳出「鎘米事件」。

（二）有機化合物

食物中的有機物質可能來自環境汙染、或是產生於食物烹調過程等。對人類容易造成健康危害的主要為「持久性有機汙染物」（Persistent Organic Pollutants，簡稱 POPs）。該類有機化合物具有以下四種特性：

1. 持久性

POPs 相當穩定，能夠抵抗生物降解、光解、化學分解等作用，因此這些物質放到環境中難以被分解，且能在水體、土壤及底泥等多種環境介質中存在數年甚至更長的時間。

2. 半揮發性

POPs 具有半揮發性，能夠從土壤、水體揮發到空氣中，並以蒸氣的形式存在於空氣中或吸附在大氣顆粒物上，從而能在大氣環境中進行遠距離遷移。同時，半揮發性的特徵又使得POPs 不會永久停留於空氣中，而會重新沉降到地球表面（圖10-14）。

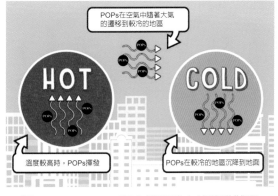

圖 10-14　POPs 在大氣環境中的移動狀況

3. 生物累積性

POPs 具有生物累積性，因此在生物鏈越上端的物種，其體內累積濃度將越高，危害性也將越大（圖 10-15）。

4. 高毒性

POPs 大多具有很高的毒性，對人體各方面皆有傷害（圖 10-16），部分 POPs 還具有致癌性、致畸性、致突變性、生殖毒性及免疫毒性等。這些物質嚴重危害生物體健康，而且這種毒性還會由於汙染物的持久性而持續一段時間。最為典型的案例是日本的米糠油事件及戴奧辛。

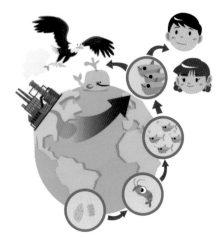

圖 10-15　生物鏈越上端的物種，體內更容易累積更高濃度的 POPs

戴奧辛為多達 210 種化學物質的統稱，被稱為世紀之毒。近年來戴奧辛的主要來源是垃圾焚化，經由各種燃燒行為產生，再從環境中隨著食物鏈進到人體，其中 17 種有劇毒性，被世界衛生組織列為致癌物。戴奧辛十分穩定，難以分解，雖然很難溶於水，但易溶於油脂，因此具有生物積聚的作用（積聚在體內），一旦被生物所攝食而進入食物鏈，隨著食物鏈來到最頂層，戴奧辛濃度也到最高點。臺灣於 2016 年曾經爆出雞蛋檢出戴奧辛超標事件，衛生福利部食品藥物管理署即刻要求預防性下架，以維護民眾的健康。

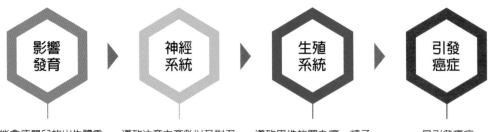

影響發育	神經系統	生殖系統	引發癌症
可能會使嬰兒的出生體重降低、發育不良、骨骼發育產生障礙和代謝紊亂	導致注意力紊亂以及對免疫系統的抑制	導致男性的睪丸癌、精子數降低、生殖功能異常，致使新生兒性別比例失調，女性的乳腺癌、青春期提前等	易引發癌症 最為典型的是1963年發生在日本的「米糠油事件」，中毒者表現為心、眼皮腫脹、手掌出汗，全身有嚴重的痤瘡和肌肉疼痛，嚴重者引起死亡

圖 10-16　POPs 對人體各方面皆會造成傷害

第三節　環境健康與永續發展

　　由於工業發展與及人類活動的急遽擴張，造成環境汙染、資源銳減，因此，1987 年聯合國大會提出「永續發展」的概念，並將其定義為：「能夠滿足當代的需要，且不致危害到未來世代滿足其需要的發展」。

　　1992 年聯合國於巴西里約召開「地球高峰會」，其間通過「里約環境與發展宣言」、「二十一世紀議程」等重要文件，並簽署「氣候變化綱要公約」及「生物多樣性公約」。其中「二十一世紀議程」呼籲各國制訂永續發展政策，鼓勵國際合作，加強夥伴關係，共謀全人類的福祉。

　　2002 年聯合國再度邀請世界各國元首至南非約翰尼斯堡舉行「永續發展世界高峰會議」，檢討「地球高峰會」後十年之全球永續發展推動成效，並發表「聯合國永續發展行動計畫」及「約翰尼斯堡永續發展宣言」，呼籲各國以行動共同落實人類的永續發展。

　　我國同世界各國，因工作發展與人口成長，導致環境被破壞。為追求國家永續發展，行政院成立國家永續發展委員會（圖 10-17），由院長擔任主任委員，帶領執政團隊推動國家永續發展工作，並完成我國二十一世紀議程、永續發展行動計畫及永續發展指標系統等重要文件。

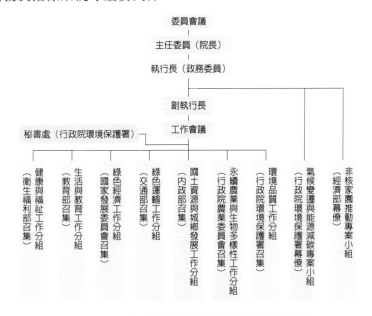

圖 10-17　行政院國家永續發展委員會架構

我國永續發展政策綱領基於 10 項基本原則而制定（表 10-4），綱領內含分為永續的環境、永續的社會、永續的經濟、執行的機制等四項「政策層面」，每個政策層面包含五至六個面向，合計二十二面向。各政策層面下之面向分別為：

1. 「永續的環境」層面包含：大氣、水、土地、海洋、生物多樣性及環境管理等六個面向。

2. 「永續的社會」層面包含：人口與健康、居住環境、社會福利、文化多樣性及災害防救等五個面向。

3. 「永續的經濟」層面包含：經濟發展、產業發展、交通發展、永續能源及資源再利用等五個面向。

4. 「執行的機制」層面包含：教育、科技發展、資訊化社會、公眾參與、政府再造及國際合作等六個面向。

順應 21 世紀的國際潮流，參考聯合國的永續發展理念與原則擬定「永續發展政策綱領」，有助於臺灣環境之永續經營，因應全球的趨勢與衝擊，帶動全民的永續發展行動，落實國家的永續發展。

表 10-4　永續發展政策綱領基本原則

1. 世代公平原則	當代國人有責任維護、確保足夠的資源，供未來世代子孫享用，以求生生不息、永續發展。
2. 平衡考量原則	環境保護、經濟發展及社會正義應平衡考量。
3. 環境承載原則	社會及經濟之發展應不超過環境承載力。
4. 優先預防原則	推動環境影響評估等之預防措施，減少開發行為對環境造成之破壞。
5. 社會公義原則	環境資源、社會及經濟分配應符合公平及正義原則。
6. 健康維護原則	經濟及社會發展不得危害國人健康。
7. 公開參與原則	永續發展的決策，應彙集社會各層面之期望和意見，經過充分的溝通，在透明化的原則之下，凝聚各方智慧，共同制定。
8. 科技創新原則	以科學精神和方法為基礎，擬定永續發展的相關對策並評估政策風險；透過科技創新，增強兼顧環境保護、經濟發展及社會正義之三重目標動力。調整決策機制，並建立落實永續發展之相關制度。
9. 政策整合原則	制定永續發展方案，應整體考量生態系統之生生不息；推動永續發展政策，應整合政府及民間部門，使各盡其責、克竟全功。
10. 國際參與原則	遵循聯合國及國際公約規範，善盡國際社會一份子的責任；對開發中國家提供的外援，永續發展應列入重點項目。

重點 整理

1. 汙染源是指「指排放空氣汙染物之物理或化學操作單元，其類別包含移動汙染源、及固定汙染源」。

2. 二次空氣汙染物指的就是一次空氣汙染物經過化學反應後生成的汙染物。

3. 衍生性 $PM_{2.5}$ 是指排放到大氣環境中的化學物質經過太陽光照或其他化學反應後產生的粒狀物。

4. 空氣品質指標為依據監測資料將當日空氣中相關的汙染物濃度，納入空氣品質指標參考的空氣汙染物包含臭氧（O_3）、細懸浮微粒（$PM_{2.5}$）、懸浮微粒（PM_{10}）、一氧化碳（CO）、二氧化硫（SO_2）及二氧化氮（NO_2）濃度等數值。

5. 一般汙水處理包含一級物理處理及二級生物處理：初級處理，又稱為「前處理」；二級處理，依處理手段的不同，其生物化學處理反應池可以為好氧型曝氣池、或厭氧型生物濾池（滴濾池）。若有三級處理，主要目的為汙水再利用。

6. 依據「一般廢棄物回收清除處理辦法」，基本上，垃圾處理可分為中間處理、最終處置、再利用、能源回收等 4 種。

7. 水汙染包含無機化合物與有機化合物，水俁病便是工廠任意排放廢水，將製程中使用的含汞催化劑所產生的劇毒物質流入海中，被水中生物食用，經生物放大作用，被人類吃進肚子時，在人體內累積遞增，造成汞中毒。

章末習題

1. 針對空氣汙染，簡述「汙染源」與「汙染物」之定義。

2. 簡述空氣汙染所造成的健康危害。

3. 簡述汙水處理的步驟。

4. 依據「一般廢棄物回收清除處理辦法」，垃圾處理可分為中間處理、最終處置、再利用、能源回收等 4 種，請說明。

5. 何謂「水俣病」跟「痛痛病」？跟哪種汙染有關？

chapter

11

健康素養

1. 了解健康素養的定義與內涵。
2. 認識常見的健康素養量表。
3. 學習應用健康素養的概念，落實在青少年與長者的課程、衛教、
   影片等設計。

健康素養（Health literacy），或是又被稱為「健康識能」，是「健康促進」（Health promotion）之後出現的新概念，目前已被證實比其他社會人口學因素更能預測一個人的健康狀態，並被廣泛應用於公衛、醫療、與教育當中。此一概念曾多次出現於健康促進全球會議當中，目前許多國家配合響應並規劃健康素養國家行動計畫，有方向與策略地提升民眾的健康識能。

本章節將針對健康素養做一介紹，並提供國內外經常被使用、據信效度的量表，同時介紹相關的應用與資源，包含衛生福利部國民健康署參照美國醫療照護暨品質研究所（Agency for Healthcare Research and Quality, AHRQ）的作法，發展本土性的健康識能工具包，提供多元工具，包含：口語溝通包、長者溝通包、指路包、健康數值包、問問題包及影音教材包等 6 篇。

第一節　何謂健康素養

1998 年世界衛生組織對健康素養的定義是：「爲個人促進及維持好的健康所應具備的認知與社會技能，這些技能將決定個人去獲得、使用及理解基本健康資訊與選擇的能力，以促進及維護健康」，強調健康素養不僅意味著閱讀衛教手冊，而是期望個人具備搜尋健康資訊的能力以及有效地運用這些訊息。

2004 年美國醫學研究院（Institue of Medicine, IOM）將健康素養定義爲「個人獲得、處理及了解基本健康資訊與服務，以做出適當健康決策能力」。

健康素養的內涵包含有三：

（一）功能性健康素養（functional health literacy）

意指有讀寫技能，讓個體在生活情境中能有效進行健康訊息的溝通，其主要傳送健康風險與健康服務的使用資訊。

（二）互動性健康素養（interactive health literacy）

爲進階的認知與社會技能，除了從不同資訊平臺中獲取資訊並理解意義，並應用新資訊來改變環境或在支持性的互動環境中發展出健康照護等技能。

（三）批判性健康素養（critical health literacy）

為更進階的認知與社會技能，用批判性及分析選擇出有益健康的資訊、並使用資訊讓生活事件及情境獲得較佳的控制。

學者 Sørensen 等人回顧健康素養的各種定義，透過內容分析發現健康素養應該包含 12 個面向（圖 11-1），並強調搜尋（access）、理解（understand）、評價（appraise）及應用（apply）健康相關資訊之能力，認為健康素養與識讀能力有關，日常生活中，人們為了能夠在這一生中所經歷的健康照護、疾病預防、健康促進或生活品質改善等議題做出判斷決定，所應具備對獲取、理解、評讀與應用健康訊息的知識、動機與能力。此外，在此一整合模式中，同時呈現健康素養的影響因子，包括：社會環境因素（social and environmental deteminants）（如語言、文化、政治情況等）、個人因素（personal determinants）（年齡、性別、種族、社經地位、教育、職業等）、與情境因素（situational determinants）（如社會支持度、家庭與同儕影響與硬體環境等），並將健康素養的影響層級從健康服務使用擴增到公眾層面的參與（participation）、賦權（empowerment）、公平性（equity）、永續性（sustainability）。

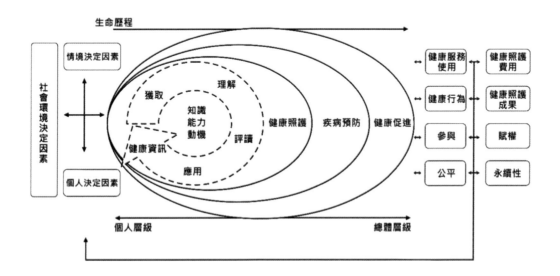

圖 11-1　健康識能整合模型

美國政府於 2020 年在「Healthy People 2030」政策當中再次更新健康素養的定義，並將其分為個人健康素養及組織健康素養，個人健康素養是指「個人具備發現、理解並使用健康資訊與服務之能力程度，為自己和他人提供與健康相關的決定和行動的信息」；組織健康素養是指「組織能夠使個人能夠發現、理解並使用健康資訊與服務並為自己和他人提供與健康相關的決定和行動的信息」。

第二節　健康素養量表

國際上廣泛被使用的健康素養量表相當多元，主要有成人醫學素養快速評斷（Rapid Estimate of Adult Literacy in Medicine, REALM，Davis et al., 1993）以及衍生出來的 Shortened REALM 與 REALM-R （Mancuso et al., 2009）、All Aspects of Health Literacy Scale （AAHLS）、European Health Literacy Survey Questionnaire（HLS-EU-Q），分述如下。

（一）成人醫學素養快速評斷（REALM）

REALM 主要是用來評估病患的健康素養對於醫學相關名詞與一般名詞之理解程度，目的在找出閱讀能力有問題的患者，並視能力不同重新安排衛教資料或口頭指導，該測驗共有 125 個由淺入深的醫療用字進行評量，而其衍生的 Shortened REALM 與 REALM-R 則分別將字數減為 66 個字與 8 個字。

（二）英國發展健康素養量表（AAHLS）

AAHLS 應用於基層衛生照護的健康素養量表測量工具，文獻中將健康素養分成三個層面：功能性健康素養、互動性健康素養、批判性健康素養。

（三）歐盟發展健康素養量表（HLS-EU-Q）

HLS-EU-Q 為依據學者 Sørensen 之定義所發展架構進行設計的自評問卷，目前廣為歐盟國家使用，文獻中提到四項能力：獲取、理解、評估、應用健康資訊。與上述其他量表不同，跳脫以往框架，該量表內容包含兩部分，包括第一部分共 47 題，由民眾自評在取得、理解、評讀與應用相關知識於健康照護各階段時，所會遇到各種情況；第二部分是與健康行為、健康狀況、健康服務利用、社區參與、社會人口學與社會經濟狀況的相關問題。

　　國內亦有許多學者開始重視健康素養的評估，研究包括由郭耿南教授領導國家衛生研究院團隊，於 2007 年開始規劃健康素養量表的發展，並發表 50 題的中文健康素養評估表與延伸之簡式量表「中文健康素養評估量表」共計 11 題；國內張武修教授等人依據歐盟 HLS-EU-Q 修訂並以臺灣民眾進行信效度評估發展出的歐洲健康素養問卷調查中文版；此外，魏米秀教授團隊發展適用臺灣成人的中文多面向健康識能量表（Mandarin Multidimensional Health Literacy Questionnaire，簡稱 MMHLQ），其量表將健康素養分五個面向：「獲取健康資訊」、「理解健康資訊」、「評估健康資訊」、「應用健康資訊」及「溝通與互動」。

第三節　健康素養實務應用

一、青少年健康素養

　　健康素養是繼健康促進之後，近幾年在公共衛生領域受到重視的重要指標之一，被認為是國民健康狀態的評估指標，若某個地區或國家人民的健康素養較低，則其人民健康狀態較差。因此，在公共衛生領域，主張國家應提升人民的健康素養，以提升人民健康狀態。依據 Nutbeam（2008）的「健康素養資產概念模式」，可透過下列 10 步驟來增強個人的健康素養和健康結果：

1. 先了解個人的能力，如閱讀、計算及現有知識。
2. 提供合適的健康資訊，並進行教育與溝通。
3. 發展個人的知識與能力。
4. 增強個人社會組織與倡議的技巧。
5. 增強人際協商與自我管理的技巧。
6. 提升健康素養。
7. 改變個人的健康行為與習慣。
8. 參與社會健康相關事務的行動。
9. 實行並參與改變社會的健康規範。
10. 提升健康結果，更多健康的選擇權與機會。

因此，搭配十二年國民基本教育之浪潮，以「素養」爲核心的精神，健康素養與之不謀而合，健康教育所期待的，不僅是改變學生的健康知識學習，更期待能增強其健康照護能力，進而能爲自己和他人擔負更多的照護責任。傳統健康教學以提供「事實性知識」的健康資訊爲主，在缺乏脈絡的情況下，單一現象或零碎知識之學習不易讓學生眞正建立「能力」，並應用於日常生活情境當中，實踐健康素養的精神；如果在學習歷程中，學生只流於記憶、背誦、複製教師的想法，非但未能進行深刻的探究學習，更遑論產生解決問題的方案，且難以改善與展現健康行動。

青少年時期是人類一生各發展階段，學習改善健康素養最佳時期，而學校被視爲提供學習最重要的場域。實證資料顯示，健康素養低將會對青少年健康造成不良影響，在十二年國民基本教育，特別是「健康與體育領域」、「健康與護理課程」，更加強調發展以強化學生素養能力爲導向的教學歷程，以達成提升健康素養的目標。

目前健康資訊相當多，且變化快速，依據健康素養的定義，期待學生能夠具備能力來獲取、處理、理解、溝通及評價這些日漸複雜化的健康訊息與健康服務。因此，在教材的設計上，強調將功能性、批判性與互動性健康素養納入課程設計，以提升個人的健康照護能力。爲此，廖梨伶等（2019）建構青少年功能性、互動性及批判性健康素養之定義，並依其定義發展出青少年健康素養能力指標共 56 項，以作爲健康素養測量工具發展及教學介入策略之重要參考依據。

二、長者

由於臺灣即將進入超高齡社會，長者因生理機能退化，在閱讀、聽力與理解能力上，在進行溝通時，要更確認長者是否理解資訊內容。在溝通時，使用字體較大、容易閱讀的單張，留意溝通環境是否過於吵雜而有干擾等，充分確認長者理解資訊，提供友善的環境與容易理解、容易執行的資訊。

特別是在醫療資訊方面，要特別注意，長者的理解度並不容易觀察出來，因爲長者通常會不好意思提問（或是不會提問），對於自己的問題羞於啟齒，或是根本沒有感覺到自己有閱讀困難，直接誤解了健康照護團隊的指示，做出了錯誤的判斷而不自知。

（一）視覺能力下降的長者

　　長者因生理功能退化而出現視覺能力下降，因此，平面資訊的提供上要能夠達到「易讀」的目的，設計原則包含：

1. 使用簡單易懂的設計，字體需要對比明確，且行距間隔較大（圖 11-2）。

2. 使用至少 16 或是 18 號字型。

3. 使用三公分的邊界，以及較大的行距。

4. 當使用表格時，需要使用較容易讀的表格，如運用顏色區分或加註重點標示進行說明（圖 11-3）。

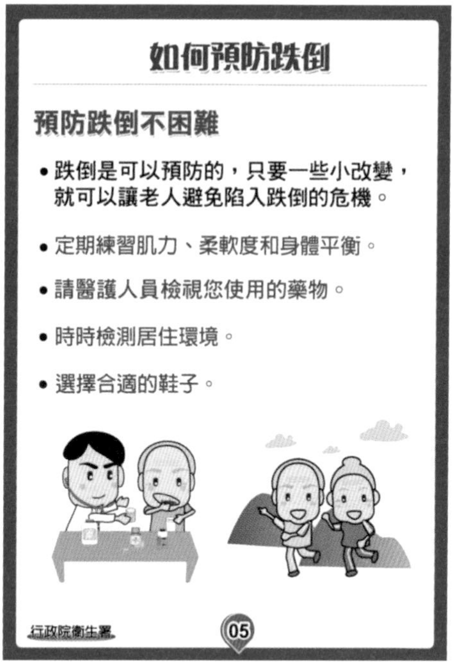

圖 11-2　適合長者閱讀的版面設計

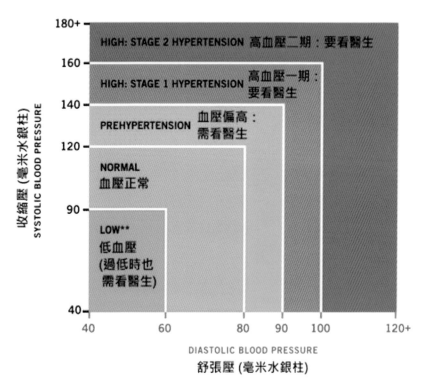

圖 11-3　圖表呈現的數值相關資訊，可由顏色區分血壓狀況

（二）聽覺能力下降的長者

1. 降低環境噪音：會談情境盡量安靜無噪音，並提供提供舒適的環境，例如：靠背椅，幫助長者聚焦於訊息的溝通。

2. 說話的語調清楚而明確：說話速度穩定而清楚，可以稍微大聲一些，但是不可以用喊的，或是提高音調。

3. 盡量使用面對面的溝通技巧：盡量與個案距離近一些，可以看得清楚嘴唇的動作，輔助理解。

4. 請個案重複聽到的訊息：長者所說出的訊息，可以用來對應本身的理解程度，進而修正自己言詞的難易與複雜程度。

5. 個別化的需求須納入考量：適時的使用聽力的輔助用品，但是要注意到個案的意願與需求。

三、醫院

　　醫院是個資訊複雜且陌生的地方，就醫民眾來到醫院常不知所措，而最常問的問題包含「去哪裡？」、「怎麼去？」、「問誰？」、「該怎麼做？」，因此，落實健康素養的精神，可把握以下原則：

1. 入口的引導

　　醫療機構通常有許多入口，如果是大型醫院入口更多。門診、病房、急診都是人來人往的路口，如果沒有清楚的引導資訊，初次來院的訪客很容易迷路（圖11-4）。

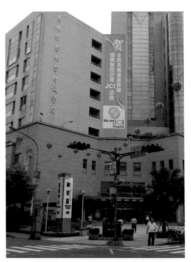

圖11-4　在醫院外的主要道路，可以看到門診大樓的入口標示。

2. 大廳的引導

一個人來到醫院通常倍感壓力，大廳的引導可展現對訪客的友善與歡迎，增加訪客的舒適感（圖 11-5）。

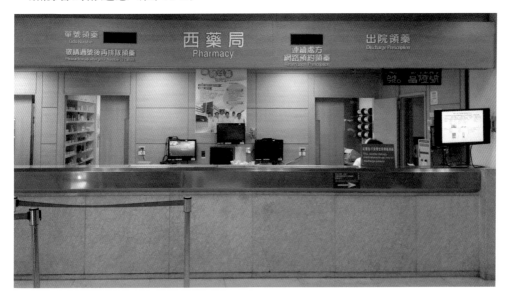

圖 11-5　領藥櫃檯有清楚的標示，協助來院訪客進行領藥作業。

3. 服務部門的引導

機構裡各個服務部門（門診、檢驗科、各種檢查部門、領藥處……）可能是訪客目的地，有清楚可見的部門名稱（圖 11-6），或是清楚標示，可讓就醫民眾一眼即可辨識（圖 11-7）。

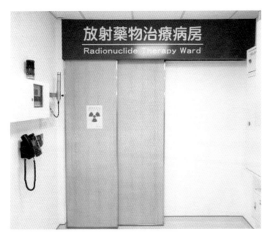

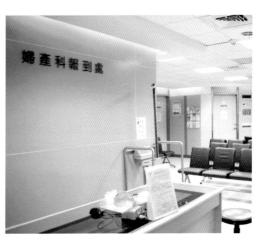

圖 11-6　清楚可見的服務部門名稱　　　　圖 11-7　標示清楚的報到處

四、衛教設計

影音教材常應用於病人衛教或健康宣導，除了文字內容外，視覺與聽覺刺激，往往更顯生動有趣，也更能加深印象。從健康素養的角度，設計衛教影音教材以符合友善的原則，讓一般民眾能夠以有趣的方式，有效理解衛教宣導內容。

（一）強調健康行為的執行

教材著重於「如何做」的資訊。理想上，符合健康素養友善衛教影片，民眾看完後，如果想付諸行動，他就能依照影片的說明與示範達成，所以內容的描述應具體可行。

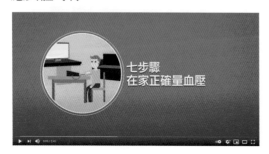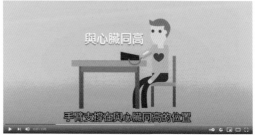

圖 11-8　以操作流程為主的衛教影片，清楚描述量血壓的步驟，只要按照影片中的指示，即可正確測量血壓。

（二）內容有合理的範圍且與主題密切相關

太多的訊息會讓讀者過度負荷，特別是閱讀技巧較弱的閱聽者。教學影片一般建議的長度為 7～15 分鐘，給民眾看的衛教影片應該更短，如果教材內容過長，可考慮將內容進行切割，分成不同的主題（圖 11-9）。

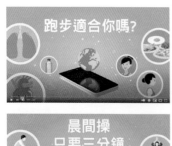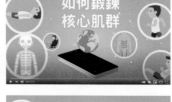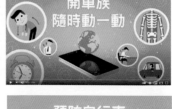
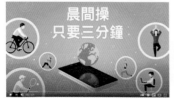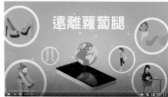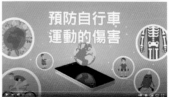

圖 11-9　衛教影片長度不宜過長，可依主題區分為不同影片，每部時長約 2 分半鐘。

（三）文化適切性

　　教材用語與風格，可針對影片的目標對象所在之地區及文化特性進行調整，使用該目標對象所慣用的語言與口吻，可提升認同感。要注意的是，須避免對特定族群產生負面暗示的用語、圖像或舉例。

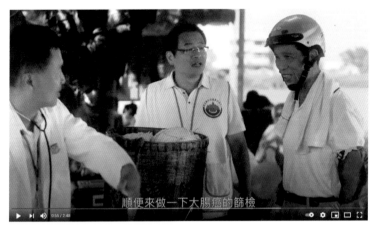

圖 11-10　這部宣導大腸癌篩檢的影片，以純樸的老農為主角，貼近中老年人族群的經驗，容易引起共鳴。

（四）視覺圖像

　　衛教影片加入輔助說明的圖像或動畫，增加視覺的記憶。

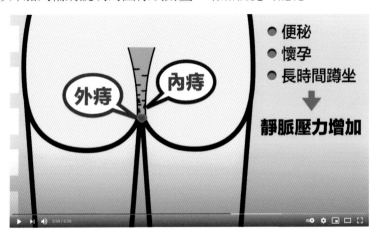

圖 11-11　衛教影片以動畫或圖像呈現，能加強閱聽者的印象。

整理

1. 健康素養（Health literacy），又被稱爲「健康識能」，其定義爲「爲個人促進及維持好的健康所應具備的認知與社會技能，這些技能將決定個人去獲得、使用及理解基本健康資訊與選擇的能力，以促進及維護健康」。

2. 健康素養的內涵包含有三：

(1) 功能性健康素養。

(2) 互動性健康素養。

(3) 批判性健康素養。

3. 衛教影音教材的設計原則：

(1) 強調健康行爲的執行。

(2) 內容有合理的範圍且與主題密切相關。

(3) 具有文化適切性。

(4) 加入視覺圖像說明。

章末 習題

1. 何謂「健康素養」？
2. 請列舉健康素養、健康識能友善教材應具備的特質。

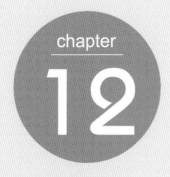

chapter

12

健康促進計畫

1. 了解健康促進之定義與發展歷史沿革。

2. 認識健康促進學校與其內涵。

3. 認識職場健康促進,並知道如何推動。

4. 認識健康城市與高齡友善城市,並知道如何推動。

　　隨著時代的改變，健康促進之概念越來越受到重視，儼然成為世界各國政府努力推動的重要理念。當流行疾病從傳染病變成慢性疾病，當慢性疾病變成現代的「文明病」，健康不在是被動地給予，而是應該主動、更積極地努力獲得。跟「健康」的定義不一樣，健康促進強調的是讓人們具備獲得健康的能力，得以幫助自己更加健康。因此，本章節除了介紹健康促進的概念之外，另外針對各領域推動健康促進的現況做一介紹。

第一節　健康促進之定義與發展

　　隨著時代的推進，公共衛生的發展從一開始的健康保護、傳染病控制、預防醫學一直到現在的「健康促進」（Health promotion），雖然健康促進的起源複雜且多面向，但多數學者與評論者都同意主要是由世界衛生組織在阿瑪阿塔（Alma-Ata）的健康宣言（Declaration）之後開始的。之後，1986 年世界衛生組織（WHO）舉辦第一次健康促進全球會議，發表了相當著名的渥太華憲章（Ottawa Charter），給予「健康促進」較為明確的定義，並成為 21 世紀健康促進重要的推動策略方針。

　　所謂健康促進是指「使人們具備能力能夠增加對於本身健康之控制並促進其健康的過程」，所強調的是為一過程，透過增能（Empowerment）之方法使人們自主改善並維護健康。從 1986 年舉辦第一屆健康促進全球會議，一直到 2016 年共舉辦了 9 屆會議（表 12-1）。

表 12-1　歷屆健康促進全球會議主題。

時間	會議
1986 年	世界衛生組織在加拿大渥太華舉行第一屆健康促進全球會議，發佈「渥太華健康促進憲章」。（Ottawa Charter for Health Promotion）
1988 年	世界衛生組織在澳洲亞德雷德舉行第二屆健康促進全球會議，主題為「健康的公共政策」。（Adelaide Recommendations on Healthy Public Policy）
1991 年	世界衛生組織在瑞典 Sundsvall 舉行第三屆健康促進全球會議，主題為「為健康創建支持性的環境」。（Sundsvall Statementon Supportive Environments for Health）
1997 年	世界衛生組織在印尼雅加達舉行第四屆健康促進全球會議，主題為「新紀元的新競賽者：引領健康促進邁入二十一世紀」。（New players for a new era - leading health promotion into the 21st century）

時間	會議
2000 年	世界衛生組織於墨西哥市舉行第五屆健康促進全球會議，主題為「健康促進：消彌不公平性」。（Health Promotion: Bridging the Equity Gap）
2005 年	世界衛生組織於泰國曼谷舉行第六屆健康促進全球會議，會後發布「在全球化世界，曼谷健康促進憲章」。（The Bangkok Charter for Health Promotion in a Globalized World）
2009 年	世界衛生組織於肯亞奈羅比舉行第七屆健康促進全球會議，主題為「促進健康與發展：縮短執行上的差距」。（Promoting Health and Development： Closing the Implementation Gap）
2013 年	世界衛生組織於芬蘭赫爾新基舉行第八屆健康促進全球會議會，主題為「將健康融入所有政策」。（Health in All Policies,HiAP）
2016 年	世界衛生組織於中國上海舉行第九屆健康促進全球會議，主題為「2030 可持續發展中的健康促進」。〔Healthy China 2030（from vision to action）〕

　　第一屆會議可說是「新公共衛生」的開始，從健康促進出發帶動公共衛生的第二次革命。渥太華憲章所提到的五大行動綱領如下：

（一）建立健康的公共政策（Build Healthy Public Policy）

　　促進健康不僅限於保健，而應該將「健康」的概念列入所有部門和各級決策者的議程，讓他們理解並意識到所有面向的決定與決策都可能對健康有所影響，同樣應承擔健康責任。

　　促進健康的政策結合了多樣但互補的方法，包括：立法、財政措施、稅收和組織變革，建立健康導向的政策，以促進更完美、公平最大化的健康社會政策。健康的公共政策泛指使民眾能有健康生活的所有政策，包含：社會、環境、教育、建築、交通等；此一行動綱領期望能夠評估並排除在非衛生部門採用健康公共政策的障礙，以求順利進行，促進民眾的健康。

（二）營造支持性的環境（Create Supportive Environments）

　　我們的社會是複雜且相互聯繫的，人與環境之間無法分割，兩者間的聯繫讓我們必須同時採取社會生態學之方法來處理並奠基健康的發展。世界、國家、區域和社區需要鼓勵對等互惠的主張，強調互相幫忙、彼此照顧，保護世界各地的自然資源是全球責任，以創造更多有利於健康的物理與社會環境。

回歸以個人為本體出發，我們的生活環境、工作環境和休閒環境的變化對健康有重大影響。工作和休閒應該是人們健康的來源，健康的工作方式與組織環境有助於創建一個健康的社會；在面對現今迅速變化的社會，應更加積極地對健康影響進行系統評估，必須採取行動，以確保對公眾健康的影響。

（三）強化社區行動（Strengthen Community Actions），包括社會支持與網絡

透過具體有效的社區行動來設定優先順序，並制定決策、規劃與執行策略來促進健康。這個過程的核心重點在於社區賦能（empowerment），使社區具備能力能夠掌握並控制其付出與相對應的成果。社區發展運用社區現有的人力、物力等相關資源來支持其健康行動，並強調公共及健康事務的參與強化與彈性方向。

（四）發展個人技能（Develop Personal Skills）

透過信息提供、健康教育與提升生活技能，健康促進支持個人和社會發展。通過這樣做，如此可增加人們對自己的健康和環境選擇更加掌握，並做出有益於健康的選擇。環境包含學校、家庭、工作場所與社區，結合教育、專業人才、志工、商業等來協助。

（五）調整健康服務方向（Reorient Health Services）

不單是公衛與醫護人員之責任，促進健康應該是個人、社區團體、衛生專業人員、衛生服務機構和政府來共同承擔的責任。所有人共同努力，並以更開過的胸懷，尊重不同文化的需求，並在不同面相間建立開放且互通有無的渠道。

我國追隨國際的潮流，推動健康促進相關政策，自 1999 年開辦社區健康營造計畫，於 2003 年推動健康促進學校計畫，並陸續啓動健康城市、高齡友善社區、高齡友善城市、職場健康促進等健康促進計畫（衛生福利部國民健康署，2018），以下將針對健康促進學校、職場健康促進、健康城市暨高齡友善城市等三部分做一介紹。

第二節　健康促進學校

　　1995 年起，世界衛生組織（WHO）基於「整體性學校衛生計畫」，推動「健康促進學校計畫」（Health Promoting School Programs）是以場所的角度（setting approach）為基礎，將學校視為一個學生成長過程中要花許多時間待在這裡的地方，因此將健康促進學校定義為：「一所學校能持續的增強它的能力，成為一個有益於生活、學習與工作的健康場所」。

一、健康促進學校的發展歷史

　　由名稱與定義可以看出，健康促進學校是基於一種永續經營的概念，將健康當作是學校的一項資產，並不斷強化其促進健康的能力，所以健康促進學校是一個成果，更是一個過程。因此，健康促進學校強調師生、家長及社區機構等全面參與健康促進。世界發展健康促進學校之歷史，可以追溯到 1950 年，為了促進學校健康服務之推動，正式成立世界衛生組織學校健康服務專家委員會（WHO Expert Committee on School Health Services），並於隔年舉辦第一屆國際健康促進暨健康教育大會，之後每隔 2～3 年辦理一次，每次都有不同的主題；延續至今已辦理 23 屆（2019 年），而 2019 年的主題是「促進地球健康與可持續發展」。表格如下（表 12-2）：

表 12-2　世界發展健康促進學校之歷史年表。

時間	發展歷程
1950 年	世界衛生組織學校健康服務專家委員會（WHO Expert Committee on School Health Services）正式成立，促進學校健康服務之推動。
1951 年	國際健康促進暨教育聯盟於法國巴黎舉行第一屆國際健康促進暨健康教育大會。
1953 年	國際健康促進暨教育聯盟於法國巴黎舉行第二屆國際健康促進暨健康教育大會。
1956 年	國際健康促進暨教育聯盟於義大利羅馬舉行第三屆國際健康促進暨健康教育大會，主題為「為健康、福利和社會進步服務的健康教育」。
1959 年	國際健康促進暨教育聯盟於德國杜塞道夫舉行第四屆國際健康促進暨健康教育大會，主題為「兒童、青少年在家庭、學校和社區中的健康教育」。
1962 年	國際健康促進暨教育聯盟於美國費城舉行第五屆國際健康促進暨健康教育大會，主題為「人類的主要健康問題及其環境」。
1965 年	國際健康促進暨教育聯盟於西班牙馬德里舉行第六屆國際健康促進暨健康教育大會，主題為「社區健康與發展動力」。

表 12-2　世界發展健康促進學校之歷史年表。(續)

時間	發展歷程
1969 年	國際健康促進暨教育聯盟於阿根廷布宜諾斯艾利斯舉行第七屆國際健康促進暨健康教育大會，主題爲「溝通與行爲改變：積極參與人群獲得更好健康的因素 溝通與行爲改變：積極參與人群獲得更好健康的因素」。
1973 年	國際健康促進暨教育聯盟於法國巴黎舉行第八屆國際健康促進暨健康教育大會，主題爲「健康教育二十年：評估與展望」。
1976 年	國際健康促進暨教育聯盟於加拿大渥太華舉行第九屆國際健康促進暨健康教育大會，主題爲「健康教育、衛生政策與發展動力」。
1978 年	WHO 與 UNICEF（聯合國兒童基金會）聯合發表的 Alma Ata 宣言「公元 2000 年全民健康」，強調健康促進與疾病預防的重要性。
1979 年	國際健康促進暨教育聯盟於英國倫敦舉行第十屆國際健康促進暨健康教育大會，主題爲「行動中的健康教育：成就和優先事項」。
1980 年	綜合性學校衛生計畫（Comprehensive School Health Program, CSHP）開始發展，強調學校是健康促進中心的概念。美國學校衛生學會（American School Health Association）及美國衛生教育促進會（Association for the Advancement of Health Education）對此項計畫之推動至爲積極。之後，美國疾病管制局青少年暨學校衛生處（Division of Adolescent and School Health, Centers for Disease Control）建議將綜合性學校衛生計畫之內容加以調整，並改稱爲統整性學校衛生計畫（Coordinated School Health Program, CSHP）。
1982 年	國際健康促進暨教育聯盟於澳洲荷伯特舉行第十一屆國際健康促進暨健康教育大會，主題爲「2000 年全民健康」。
1985 年	國際健康促進暨教育聯盟於愛爾蘭都柏林舉行第十二屆國際健康促進暨健康教育大會，主題爲「全民健康－迎接挑戰」。
1986 年	世界衛生組織在加拿大渥太華舉行第一屆健康促進國際研討會，發佈「渥太華健康促進憲章」。
1988 年	國際健康促進暨教育聯盟於美國休士頓舉行第十三屆國際健康促進暨健康教育大會，主題爲「全民參與健康」。
1991 年	國際健康促進暨教育聯盟於芬蘭赫爾辛基舉行第十四屆國際健康促進暨健康教育大會，主題爲「健康－聯合努力」。
1992 年	歐洲健康促進學校網絡（European Network of Health Promoting Schools, ENHPS）正式成立；至 1996 年，共有 38 個國家加入推動健康促進學校計劃的行列。
1994 年	澳洲健康促進學校學會（Australian Health Promoting Schools Association, AHPSA）成立。
1995 年	世界衛生組織綜合性學校衛生教育及促進專家委員會正式建議推動「全球學校衛生新創舉」計畫。 新加坡召開學校健康促進工作坊及在上海召開健康促進學校發展工作小組會議。這兩次會議參加的國家計有高棉、中國、香港、南韓、日本、寮國、馬來西亞、菲律賓、新加坡和越南。 國際健康促進暨教育聯盟於日本幕張舉行第十五屆國際健康促進暨健康教育大會，主題爲「Bringing Health to Life」。

表 12-2　世界發展健康促進學校之歷史年表。(續)

時間	發展歷程
1996 年	世界衛生組織西太平洋區署正式頒布「地區健康促進學校發展綱領：行動架構」。中國開始推動「健康促進學校計畫」。
1997 年	澳洲健康促進學校學會發展及推動「全國健康促進學校新創舉」計畫。
1998 年	國際健康促進暨教育聯盟於波多黎各舉行第十六屆國際健康促進與健康教育大會，主題為「健康新地平線－從願景到實務」。 世界衛生組織修正頒布「世界衛生組織學校衛生新創舉：協助學校成為健康促進學校」指引，成為目前世界各國建立健康促進學校，推展健康促進學校計畫的準則。
2000 年	香港開始推動「健康學校獎勵計畫」，第一階段為期三年，共有一百所小學、中學及特殊學校參加，內容包括健康促進學校計畫之六大範疇。
2001 年	國際健康促進暨教育聯盟於法國巴黎舉行第十七屆國際健康促進與健康教育大會，主題為「健康－為公平社會而做的投資」。 我國教育部開始推動「學校健康促進計畫」；隔年，行政院衛生署亦開始推動「學校健康促進計畫」。
2002 年	臺灣正式採用健康促進學校模式。
2003 年	我國行政院衛生署著手編印「健康促進學校工作指引」（委由中華民國學校衛生學會編纂）。
2004 年	國際健康促進暨教育聯盟於澳洲墨爾本舉行第十八屆國際健康促進與健康教育大會，主題為「尊重多元性：重塑權力」。 世界衛生組織頒布「健康促進醫院十八項核心策略」。
2007 年	國際健康促進暨教育聯盟於加拿大溫哥華舉行第十九屆國際健康促進與健康教育大會，主題為「健康促進新時代：二十一世紀之研究、政策與實務」。
2008 年	第六屆東亞健康促進會議於臺灣臺北舉行。 國際健康促進暨教育聯盟於愛爾蘭 Galway 召開「建立全球性健康促進核心能力」共識會議。
2009 年	世界衛生組織於肯亞奈羅比舉行第七屆健康促進國際研討會，主題為「促進健康與發展：縮短執行上的差距」。 世界衛生組織西太平洋區署頒布「健康促進學校：行動架構」及「健康促進學校工具」。 國際健康促進暨教育聯盟北西太區分會在日本召開第一屆亞太地區健康促進暨健康教育會議。
2010 年	國際健康促進暨教育聯盟於瑞士日內瓦舉行第二十屆國際健康促進與健康教育大會，主題為「健康、公平性與永續發展」。 第七屆東亞健康促進會議於上海舉行。 澳門教育暨青年局與衛生局合作舉辦「澳門學校衛生與健康促進研討會」。
2011 年	「亞洲健康促健與教育之展望與實證」一書由紐約 Springer 出版公司出版，共收錄 38 篇由亞太地區專家學者所撰之論文。
2012 年	第二屆亞太地區健康促進暨健康教育會議於臺灣臺北舉行。 國際健康促進暨教育聯盟發行「健康促進核心能力計畫手冊集」，內含「健康促進核心能力架構」、「健康促進核心能力專業標準」及「泛歐健康促進核心能力鑑定架構」等三大領域。

表 12-2　世界發展健康促進學校之歷史年表。(續)

時間	發展歷程
2013 年	國際健康促進暨教育聯盟於泰國帕他雅舉行第廿一屆國際健康促進與健康教育大會，主題爲「爲健康做最佳投資」。 美國視導與課程發展學會 (Association for Supervision and Curriculum Development, ASCD) 及美國疾病管制局 (Centers for Disease Control and Prevention, CDC) 提出全校全社區全人模式。
2016 年	國際健康促進暨教育聯盟於巴西庫里奇巴舉行第廿二屆國際健康促進暨健康教育大會，主題爲「促進健康與公平」。
2018 年	世界衛生組織與聯合國教科文組織共同制定「全球健康促進學校標準」。
2019 年	國際健康促進暨教育聯盟於澳洲紐西蘭舉行第廿三屆國際健康促進暨健康教育大會，主題爲「促進地球健康與可持續發展」。

二、健康促進學校的執行層面

　　我國經過先前的準備，2002 年公布「學校衛生法」實施，並且由衛生福利部（前衛生署）和教育部正視共同簽署「推動健康促進學校計畫聯合聲明書」，投入資源來推動健康促進學校計畫。健康促進學校依據執行層面分爲六個部分，包含學校衛生政策、學校物質環境、學校社會環境、社區關係、個人健康技能、健康服務等，說明如下：

1. 學校衛生政策

　　組成工作組織，評估學校自己的健康問題、社區需求、政策的方向，訂定學校健康政策。

2. 學校物質環境

　　學校物質環境泛指校園內房舍建築、操場、各項設備及器材等硬體設施的提供、保養與安全，以及健康的學習環境、飲食環境、無菸及無毒環境的營造。學校藉由控制和改善環境中可能對人體健康有害的因素以促進教職員生的健康狀態，並且提供適合教師教學及學生學習的良好環境。

3. 學校社會環境

　　面對不同年齡層的對象，學校除了提供知識的學習外，亦須教導如何與人相處、從群體生活中培養自信等，並視需要調整學校作息，營造重視全人健康的環境，以形成支持性社會網絡。

4. **社區關係**

社區關係是指學校與家長、政府機構、地方健康服務機構或社區組織間的聯繫狀況。社區意識逐漸覺醒，在教育機會人人均等，學校社區化、社區學校化及社區總體營造的政策領導下，健康促進學校與社區機構或人員建立伙伴關係，以共同營造健康校園。

5. **個人健康技能**

透過健康相關課程及訓練，教導學生對健康促進的認知、採取正向的健康行為，進而提升個人健康技能和生活品質。

6. **健康服務**

健康服務是藉由健康觀察、調查、與篩檢的過程掌握師生健康狀態，進而採取適當措施以協助其獲得健康最佳狀態的一系列服務。

經過多年的努力，參與健康促進學校計畫的學校數由 2004 年的 48 所學校快速成長到 2009 年的 3,868 所學校參與，幾乎是全國所有學校都在推行，推動的議題包括視力保健、健康體位、口腔保健、菸害防制等。2010 年是臺灣健康促進學校再進化，教育部啟動「實證導向之健康促進學校」（又稱「二代健康促進學校」），除延續臺灣健康促進學校多年的執行能量，更使學校能進一步提出具實證數據（evidence-based）的改變成果；之後衛生福利部國民健康署推動健康促進學校認證暨國際接軌計畫，制定我國健康促進學校國際認證標準，每兩年辦理認證作業，至 2017 年共計 297 所學校通過認證，除了持續守護學生與教職員健康外，亦不斷精進與國際接軌。

第三節　職場健康促進

出社會後，每個人幾乎一天有三分之一的時間在職場，因此，好的職場環境有益我們的健康，世界衛生組織認為，職場是推動健康促進的優先場所之一，依據國民健康署的調查，國內職場員工有四成（40.4%）工作者體重超標、半數（51.8%）運動不足；工作者早餐（54.9%）、午餐（61.2%）一週有 5 天以上外食比例高，且僅約二成（19.2%）的工作者每日食用蔬果量達國民健康署三蔬二果

之建議量。而推動職場健康促進已有實證研究指出，不論是對公司或員工都具有好處，包括減輕員工的壓力、增加工作滿意度、降低離職率並提高員工的生產力與品質，同時亦可減少醫療健康保險支出及工作意外，提升企業形象和競爭力等，甚至其效益更可以擴大至家庭與社區，因此，職場健康促進一直受到重視。

一、什麼是「職場健康促進」（worksite health promotion）？

世界衛生組織於 2010 年倡議健康職場（Healthy workplace），定義為員工和管理人員經由合作、持續改善的過程，提供保護和促進所有工作者健康、安全與福祉，維持工作場所永續性；同時，強調管理領導階層之承諾與參與，從生理、心理、社會等工作環境、個人健康服務等，參與人員涵蓋工作者及其代表，藉由系統化流程，確保有效、持續改善並永續發展整合的健康職場框架及模式。

為此，WHO 建立職場周全健康促進推動模式，強調職場健康促進推動，應涵蓋生理工作環境、社會心理工作環境、個人健康資源及企業社區參與之四大層面，並將企業／組織的領導承諾及員工共同參與為計畫之核心價值，計畫推動流程設計則是遵循「啟動」（Mobilize）、「整合」（Assemble）、「需求評估」（Assess）、「優先順序」（Prioritize）、「計畫」（Plan）、「執行」（Do）、「評價」（Evaluate）、「改善」（Improve）等八大步驟，接著再回到「啟動」，持續循環、不斷地推動職場健康促進（圖 12-1）。

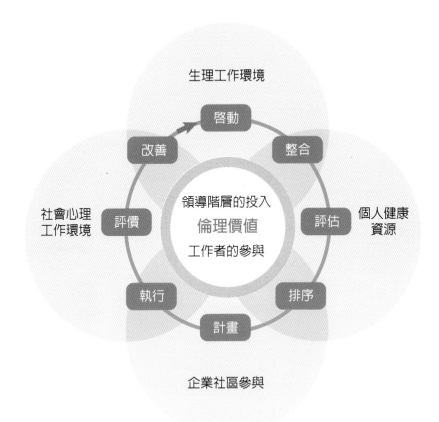

生理工作環境

社會心理
工作環境

個人健康
資源

企業社區參與

啓動　整合　評估　排序　計畫　執行　評價　改善

領導階層的投入
倫理價值
工作者的參與

圖 12-1　世界衛生組織職場周全健康促進推動模式

　　推動「職場周全健康促進」，主要目的包含：

1. 創造一個健康、支持性及安全的工作環境。

2. 確定健康促進與健康維護成爲管理經營實行的一部分。

3. 擁有健康的工作型態與生活型態。

4. 確保企業組織與員工所有人皆參與。

5. 企業組織的正面影響擴展至地方與周圍之社區及環境。

　　國民健康署爲落實「職場健康促進」之概念，自 2003 年開始推動健康職場，從輔導職場推動菸害防制開始，陸續加入多元健康促進議題以提升職場健康之內涵；2006 年起成立北、中、南三區健康職場推動中心，並在 2007 年開始辦理健康職場認證（含「健康啓動標章」及「健康促進標章」）。於 96 年開辦便陸陸續續有許多職場加入，截至 103 年爲止累計已有一萬多家職場通過健康職場認證。

二、什麼是「健康啓動標章」？

　　由於職場健康促進屬於長期耕耘的工作，無法一蹴可及的以系統性方法做好健康促進工作，衛生福利部國民健康署特別設立了「健康啓動標章」（圖12-2），鼓勵中小型職場推動健康促進工作，以讓社會各界知曉企業對於促進勞工健康的用心。

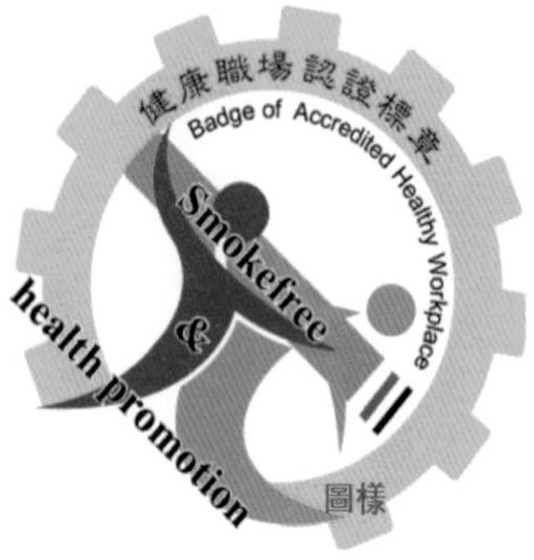

圖 12-2　健康啓動標章

三、什麼是「健康促進標章」？

　　爲鼓勵系統化地推動職場健康促進，期許職場針對自我現況，找出其健康需求，擬定相關計畫並加以施行，進而評估成效，逐步運用系統性方法推動職場健康促進工作，使員工獲得良好之保護，特別設立了「健康促進標章」（圖12-3），鼓勵職場推動健康促進工作；換言之，該標章可謂爲是職場健康促進認證制度之最高榮譽。

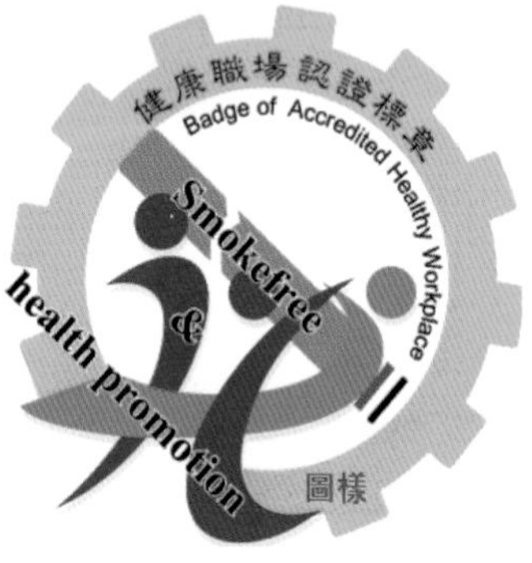

圖 12-3　健康促進標章

第四節　健康城市暨高齡友善城市

　　工業化帶動經濟發展，人口紛紛從鄉村遷移至城市，城市蓬勃發指，卻也帶來許多健康與衛生問題，包含環境問題（例如：交通擁擠、飲水問題、環境汙染）與社會安全問題（例如：偷竊、暴力等犯罪），影響人們的健康。理想的城市不只是一個經濟實體，更應該是人們可以安居樂業的健康環境。因此，WHO 認爲理想的健康城市應該具備乾淨安全的環境、提供可靠和持久的食物、飲水與能源、確保居民在營養、飲水、住房、收入、安全與工作方便達到基本要求、公民參與等特色。爲此，WHO 於 1997 年公布執行健康城市的步驟如表 12-3。

表 12-3 執行健康城市的步驟

階段	步驟
開始期	1. 建立支持團隊 2. 了解健康城市概念 3. 了解城市現況 4. 尋求經費 5. 決定組織架構 6. 準備企畫書 7. 獲得會議承諾
組織期	8. 成立推動委員會 9. 分析計畫的處境 10. 確定計畫任務 11. 設立計畫辦公室 12. 建立計畫執行策略 13. 建立計畫之能力 14. 建立具體的評估機制
行動期	15. 增加健康自覺 16. 倡導策略性計畫 17. 活化跨部門行動 18. 增進社區參與 19. 促進革新 20. 確保健康的公共政策

　　然而，因應人口快速老化的全球化趨勢，世界衛生組織在 2007 年發布「高齡友善城市指南」，奠基於健康城市的發展，針對高齡趨勢提出更具體的因應策略，增進活躍老化的生活環境，訂出推動高齡友善城市的八個面向分別為：

1. 無障礙與安全的公共空間（outdoor spaces and buildings）

2. 大眾運輸（transpotation）

3. 住宅（housing）

4. 社會參與（social participation）

5. 敬老與社會融入（respect and social inclusion）

6. 工作與志願服務（civic participation and employment）

7. 通訊與資訊（communication and information）

8. 社區及健康服務（community support and health services）。

　　衛生福利部國民健康署呼應 WHO 的倡議，將此八大面向依意涵簡化為無礙、暢行、安居、親老、敬老、不老、連通及康建等字樣，並於民國 99 年先在嘉義市開辦第一個高齡友善城市計畫。經過短短不到 3 年的時間，到了 102 年，全國 22 個縣市皆加入推動高齡友善城市計畫的行列。

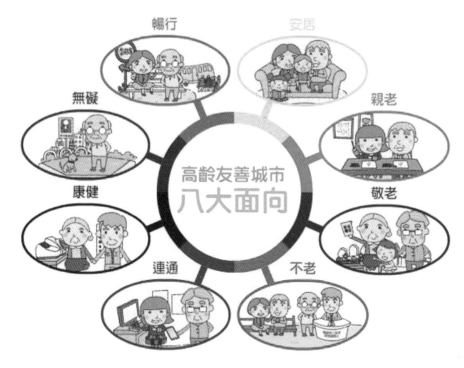

圖 12-4　高齡友善城市的八大面向

（一）無障礙與安全的公共空間（Outdoor spaces and buildings）

　　戶外開放性空間與公共建築對高齡人口的行動力、獨立性與生活品質有決定性的影響。其中包含關於愉悅與乾淨的環境、綠色空間的重要性、休憩環境、友善和健康的步道空間、人行安全空間、可及性、安全的環境、行走與自行車步道、友善的建築空間、適量的公共廁所和高齡消費者等層面。

（二）大眾運輸（Transportation）

　　大眾運輸的可及性與可負擔性，是影響高齡者行動的關鍵因素。其中又包含可及性、可負擔性、可靠性與車次頻率、旅次目的地、對高齡人口友善的大眾運輸、為高齡人口提供的特殊服務、博愛座與民眾禮貌、大眾運輸駕駛、安全與舒

適、大眾運輸場站與服務站點、計程車、社區大眾運輸、服務資訊、駕駛狀況、
貼心的大眾駕駛和停車空間等層面。

（三）住宅（Housing）

住宅首重安全與舒適寧靜。同時，一個舒適的住宅與社區和社會服務必然有
連結關係，也會對高齡者的獨居生活與生活品質產生直接的影響。此面向包含可
負擔性、基本需求服務、設計、裝潢、維生供給系統、服務的可及性、社區與家
庭連結、住宅選擇和生活環境等層面。

（四）社會參與（Social participation）

社會參與、支援與良好的健康和生活環境之間有高強度的連結關係，參與休
閒、社會、文化與心靈活動，甚至是與家庭之間的互動，都會讓高齡居民不斷地
活動。而社會參與包括可及的機會、可負擔的活動、機會範圍、活動與事件的體
認、鼓勵參與、獨立對話和世代整合及文化與社區等層面。

（五）敬老與社會融入（Respect and social inclusion）

整體來說，高齡者從自己的日常生活中回想，大多認為自己是受尊重的。例
如：在牙買加（Jamaica），高齡者在公共事務或商業上獲得優先被服務的機會、
在伊斯蘭馬巴德（Islamabad）與莫斯科（Moscow），年輕人在公車上會讓座給高
齡者。而一些對高齡者友善的地方，舉例來說葡萄牙（Portugal），選票被送到行
動不方便的高齡者家中，讓他們不用走到投票所就可以投票、在墨西哥城（Mexico
City），甚至每個月最後一個上班日，銀行只服務高齡者等。不過，最重要的是高
齡者本身的態度，如果他們本身是值得尊敬且有禮貌的，則通常他們也會受到同
等的回應。但是，也有些地方的高齡者認為自己不受尊重，人們對高齡者行動遲
緩感到沒有耐心，也對年老的駕駛人有不禮貌的行為。而在此面向亦包含尊重與
不尊重的行為、高齡者歧視、世代間互動與公眾教育、對社區的幫助、家庭地位
和經濟排斥等層面。

（六）工作與志願服務（Civic participation and employment）

大部分高齡者其實都希望退休後能有事做，高齡者認為自己的工作或當志工
與自己會不會受尊敬有關，因此大多數高齡者希望有很多有薪水的工作與志工的

機會可以選擇，讓他們依照自己的專長與興趣來決定做什麼，以獲得更多尊重。他們希望可以藉此帶動社會大眾一起參與公眾事物的風氣。在這個部分還包含當志工的選項、有薪水的工作選項、訓練、可及性、公眾參與、寶貴的貢獻、企業理念和給付薪水等層面。

（七）通訊與資訊（Communication and information）

大多數人認為保持對事情的關注、資訊流通是很重要的事。在已開發國家中，高齡者可以從不同的年齡層與不同的媒體中獲得各式各樣的資訊，但是在開發中國家，高齡者可以獲得資訊的管道則很有限，大多是電視或廣播與報紙。害怕失去資訊來源與被主流社會淘汰的心理，全世界的高齡者都一樣，快速取得資訊與通訊科技對融入社會是有幫助的，不論取得資訊的方法與數量是多是少，最重要的是，至少要能讓高齡者取得與他們切身相關的資訊與資源。其中亦包含資訊提供、口頭溝通、列印出來的訊息、簡易的語言、自動化溝通與設備和電腦與網路等層面。

（八）社區及健康服務（Community support and health services）

世界各地的高齡者普遍認為健康照護是很重要的，但是全世界共同的心聲是，醫療的花費實在太高了。在一些開發中的國家，醫療資源短缺是很嚴重的問題，有些地區則是資源嚴重的分配不均，這反映了人們對現有醫療狀態的不滿，也反映了資源分配的不均。這個地方擁有的資源，可能恰好是另一個地方所欠缺的，同時，醫療人員的訓練也不全都是政府能掌控的。然而健康與社會服務卻是當地人民與當地政府的事，地方政府必須透過地方的基礎建設、社區組織、志工團體等來協助人民建立健康養生概念。此面向還包含服務可及性、提供的服務、志工支援和緊急計畫與看護等層面。

點 整理

1. 健康促進是指「使人們具備能力能夠增加對於本身健康之控制並促進其健康的過程」

2. 渥太華憲章所提到的五大行動綱領，包含：

    (1) 建立健康的公共政策

    (2) 營造支持性的環境

    (3) 強化社區行動

    (4) 發展個人技能

    (5) 調整健康服務方向

3. 健康促進學校定義為：「一所學校能持續的增強它的能力，成為一個有益於生活、學習與工作的健康場所」。

4. WHO 建立職場周全健康促進推動模式，強調職場健康促進推動，應涵蓋生理工作環境、社會心理工作環境、個人健康資源及企業社區參與之四大層面，並將企業／組織的領導承諾及員工共同參與為計畫之核心價值，計畫推動流程設計則是遵循「啓動」、「整合」、「需求評估」、「優先順序」、「計畫」、「執行」、「評價」、「改善」等八大步驟，持續地推動職場健康促進。

習題

1. 何謂「健康促進」（Health promotion）？
2. 簡述渥太華憲章所提到的五大行動綱領。
3. 請列舉一個場域應用健康促進之案例。

✄ 參 考 文 獻 ✄

附錄一：圖片來源

圖號	來源	圖號	來源
圖 1-1	全華圖庫	圖 9-6	衛生福利部國民健康署
圖 1-2	全華圖庫	圖 9-7	衛生福利部國民健康署
圖 1-3	全華圖庫	圖 9-8	全華圖庫
圖 1-4	全華圖庫	圖 9-9	全華圖庫
圖 1-5	全華圖庫	圖 9-10	衛生福利部國民健康署
圖 1-6	內政部	圖 9-11	內政部警政署
圖 1-7	全華圖庫	圖 10-1	全華圖庫
圖 1-8	全華圖庫	圖 10-2	https://reurl.cc/ze9Km7
圖 1-9	全華圖庫	圖 10-3	全華圖庫
圖 1-10	全華圖庫	圖 10-4	全華圖庫
圖 2-1	全華圖庫	圖 10-5	全華圖庫
圖 2-2	全華圖庫	圖 10-6	https://reurl.cc/qgepzp
圖 3-1	全華圖庫	圖 10-7	全華圖庫
圖 3-2	全華圖庫	圖 10-8	全華圖庫
圖 3-3	經建會	圖 10-9	https://reurl.cc/MAE21m
圖 3-4	全華圖庫	圖 10-10	全華圖庫
圖 3-5	全華圖庫	圖 10-11	全華圖庫
圖 3-6	全華圖庫	圖 10-12	全華圖庫
圖 4-1	衛生福利部國民健康署	圖 10-13	https://e-info.org.tw/node/222852
圖 5-1	全華圖庫	圖 10-14	全華圖庫
圖 5-2	全華圖庫	圖 10-15	全華圖庫
圖 5-3	衛生福利部國民健康署	圖 10-16	全華圖庫
圖 5-4	衛生福利部疾病管制署	圖 10-17	全華圖庫
圖 5-5	衛生福利部疾病管制署	圖 11-1	衛生福利部國民健康署
圖 5-6	https://reurl.cc/mL1kWA	圖 11-2	https://reurl.cc/ZGx2nQ
圖 5-7	https://reurl.cc/3annQ9	圖 11-3	https://reurl.cc/no3gve
圖 5-8	全華圖庫	圖 11-4	https://reurl.cc/LbG21a
圖 5-9	全華圖庫	圖 11-5	https://reurl.cc/O0NWzD
圖 5-10	衛生福利部疾病管制署	圖 11-6	https://reurl.cc/MAE27m
圖 6-1	https://reurl.cc/AkZbEE	圖 11-7	https://reurl.cc/dG3Zgg
圖 6-2	全華圖庫	圖 11-8	https://reurl.cc/lR6pLE
圖 7-1	全華圖庫	圖 11-9	https://health99.hpa.gov.tw/
圖 8-1	全華圖庫	圖 11-10	https://reurl.cc/5rn3lG
圖 8-2	全華圖庫	圖 11-11	https://reurl.cc/ogGvLV
圖 8-3	https://reurl.cc/0jqMR6	圖 12-1	全華圖庫
圖 8-4	https://reurl.cc/NrMKEm	圖 12-2	衛生福利部國民健康署
圖 9-1	https://reurl.cc/yE89VE	圖 12-3	衛生福利部國民健康署
圖 9-2	全華圖庫	圖 12-4	衛生福利部國民健康署
圖 9-3	全華圖庫		
圖 9-4	全華圖庫		
圖 9-5	全華圖庫		

附錄二：參考資料

1. 衛生福利部 (2018)。107 年衛生福利年報、107 年死因統計結果分析。

2. 許瑜真、吳慧娟、徐悅芳、陳蓓諭、江正榮 (2020)。疫全球疫苗研發進程與公平分配機制初探。疫情報導，36 (16)，258-266。

3. 李蘭 (1991)。健康行為的概念與研究‧中華衛誌，10(5)，199-207。

4. 李蘭等著 (2012)。健康促進理論與實務。高雄市：巨流圖書。

5. 方郁文等著 (2013)。健康管理。新北市：全華圖書。

6. 黃月桂等著 (2018)。健康管理。臺北市：華都文化。

7. 劉曦宸 (2015)。健康管理。臺北市：華視。

8. 陳芷如 (2020)。醫學與保建。臺北市：華視。

9. 賴秀芬編譯 (2010)。健康促進 (Foundation for Health Promotion)。Elsevier Taiwan LLC，臺北市。

10. 詹哲豪 (2017)。健康檢查 (你需要知道的 101 個健康檢查知識)。臺中市：晨星。

11. 黃靜宜：五大觀念正確認識健檢 (臺大醫院健康管理中心)2020 年 5 月。

12. 王桂芸、洪容芬等著 (1995)。身體檢查與評估。臺北市：華杏。

13. 邱艷芬 (1996)。身體檢查與評估。臺北市：華杏。

14. 盧逸民、王桂芸 (1995)。身體檢查指引。臺北市：藝軒。

15. 衛生福利部國民健康署 (2020)。

16. 李和惠、林麗秋（2012）。乳房疾病病人之護理‧於胡月娟總校閱，成人內外科護理（四版），243-273 頁。臺北市：華杏。

17. 賽亞基因科技股份有限公司 (2001 年 3 月)。遺傳性乳癌及卵巢癌基因定序檢測。2020 年 06 月。

18. 江瑞坤、林名男、黃郁文 (2009)。代謝當量簡介。基層醫學 Primary Medical Care & Family Medicine. 24(3),111-114.

19. 金蘭馨等編著 (2017)。營養學 (四版)。臺北市：永大書局。

20. 黃柏超、游素玲合著 (2018)。營養學精要 (14 版)。臺北市：健康世界。

21. 楊淑惠等編著 (2018)。膳食療養學 (三版)。臺北市：永大書局。

22. 張美鈴等編著 (2014)。生命期營養。臺北市：華杏。

23. 蕭寧馨等編著 (2008)。食品營養概論。新北市：時新圖書。

24. 行政院衛生署九十五年度科技研究計畫：臺灣地區孕婦之飲食攝取及營養現況調查研究報告。

25. 陳拱北預防醫學基金會（2008）。公共衛生學（中冊）。臺北市：巨流圖書。

26. 傳染病防治法（民 108 年 6 月 19 日）。

27. 衛生福利部疾病管制署（2020）。

28. 陳易呈等著（2019）。埃及斑蚊及白線斑蚊之生態特性及傳播病毒能力的文獻回顧。疫情報導，35 （13）172-186。

29. 周旺、王強、胡克（2020 年 1 月）。新型冠狀病毒肺炎預防手冊，湖北科學技術出版社。

30. 世界衛生組織（World Health Organization,WHO）。

31. 教育部（2008）。97 年度運動參與報告書。臺北。

32. 天下雜誌（2020）。如何預防癌症。2020.10.25 取自 https：//www.cw.com.tw/article/5013143

33. 張淑涵（2017）。預防高血脂症，聰明飲食不可少。彰基院訊，34（3），8-9。

34. 黃偉賢（2010）。腦中風之危險因子症狀及預防。高雄醫學院醫訊月刊，30（7）。

35. 張景泓、陳碩菲（2017）。有氧運動對於糖尿病病患血脂肪及糖化血色素的影響。中華民國糖尿病衛教學會會訊，13（4），9-15。

36. 乳癌診療之原則與新趨勢。馬偕紀念醫院，衛教資訊。2020/11/25。

37. 「糖尿病前期」有 4 項危險指標研究告訴你：用晒太陽方式逆轉。

38. 臺灣新國病！糖尿病患飆破 230 萬人，醫師：治療要從家人開始。https：//heho.com.tw/archives/59131

39. 中華民國防高血壓協會（2020）。認識高血壓。http：//www.hypertension.org.tw/know.Php.

40. 臺灣高血壓學會（2020）。高血壓治療指引民眾版衛教手冊。http：//www.ths.org.tw/download.

41. Hello 醫師：壓力大怎麼辦？認識壓力和焦慮、教你 7 招放鬆紓壓。https：https://reurl.cc/j8E4G1

42. 黃邪，2019，是誰讓世界「上癮」了？數百年來，當權者與菸酒產業的權力遊戲。https://reurl.cc/LbGDN4

43. 華文戒菸網，2019，菸品都有害。https://reurl.cc/rgWX6r

44. 黃力偉, & 董至剛 .（2016 年 10 月 25 日）. 酒癮及戒斷症候群 . 家庭醫學與基層醫療 , 31（10），頁 335 - 342.

45. 臺中市政府教育局 .（2013 年 1 月 2 日）. 公告訊息 . 2017 年 9 月 13 日

46. Cells. 中華民國癌症醫學會雜誌 , 25（4），273-280.

47. 陳素玲 .（2014）. 癌症居首 建築業最危險 . 聯合新聞網。https://reurl.cc/gW5lGX

48. 賴美淑 .（2000）. 檳榔嚼塊的化學致癌性暨其防制：現況與未來 . 苗栗，台灣：財團法人國家衛生研究院 .

49. 法務部（2002）。環境基本法。行政院環境保護署。

50. 何昕家（2018）。打開人與環境潘朵拉之盒。臺中市：白象文化。

51. 國立台灣大學地質科學系（2012）。數位典藏國家型科技計畫 - 臺灣大學地質科學典藏數位化計畫「地質學習教室：20-2 地質環境與環境地質」。

52. 行政院環境保護署（2020）

53. 行政院農業委員會（2019）。農業統計資料查詢。

54. 衛生福利部食品藥物管理署（2017）。雞蛋疑受戴奧辛汙染事件，檢驗結果說明。

55. 蔡慈儀、李守義、蔡憶文、郭耿南：中文健康識能評估表的發展與測試。醫學教育 2010；14：122-36。

56. 魏米秀、王英偉、張美娟、謝至（金罡）(2017)。中文多面向健康識能量表 (MMHLQ) 之發展。台灣公共衛生雜誌，36(6)，556-570。

57. Healthy People 2010 Operational Definition: 11-2. Improve the health literacy of the population. https://reurl.cc/ogMkKj

58. 廖梨伶 , 劉潔心 , 施淑芳 , 鄭其嘉 , & 張子超 . (2019). 青少年健康素養 : 由健康促進觀點建構定義與能力指標 . 教育科學研究期刊 , 64(1), 25-51.

59. Burton,J.,&WorldHealthOrganization.（2010）.WHOHealthyworkplaceframeworkandmodel：Backgroundandsupportingliteratureandpractices.WorldHealthOrganization.

60. 健康促進學校網站 http：//hps.hphe.ntnu.edu.tw/plan/world

61. WHO（2021）。https：//www.who.int

62. Hancock,T.,andL.J.Duhl（1986）.HealthyCities：PromotingHealthintheUrbanContext.Copenhagen：TheAuthors.

63. Dever, GE. (1976). An epiderniological model for health policy analysis. SociaI Indicators Research, 2. 453-466.

64. Dorling, D., Mitchell, R., Shaw, M., et al (2000). The ghost of Christmas past: health effects of poverty in London in 1896 and 1991. British Medical Journal 321:1547-1551.

65. Lalonde, D. (1974) A New Perspective on the Health of Canadians-A Working document. Ottawa : Government of Canada.

66. Roy, C. (1976) Introduction to Nursing: An Adaptation Model, Prentice Hall, Englewood Cliffs, NJ.

67. Leavell, HR and Clark, EG.(1965). Preventive Medicine for the Doctor in His Community . New York: McGraw-Hill.

68. Bellver, J., Casanova, C., Garrido, N., Lara, C., Remohi, J., Pellicer, A., & Serra, V. (2013). Additive effect of factors related to assisted conception on the reduction of maternal serum pregnancy-associated plasma protein A concentrations and the increased false-positive rates in first-trimester Down syndrome screening. Fertility and Sterility, 100(5), 1314-1320.e3.

69. Wilson, K., Czerwinski, J., Hoskovec, J., Noblin, S., Sullivan, C, Harbison, A., Campion, M., Devary, K., Devers, P., Singletary, C. (2012). NSGC practice

70. guideline: prenatal screening and diagnostic testing options for chromosome aneuploidy. Journal of Genetic Counseling, 22(1), 4-15.

71. Chen W & Chang MH. New Growth Charts for Taiwanese Children and Adolescents

72. Based on World Health Organization Standards and Health-related Physical

73. Fitness. Pediatr Neonatol 2010; 51(2) 69-79.

74. Exercise Is Medicine (2017) Your Prescription for Health! Chronic Obstructive Pulmonary Disorder (COPD). Retrieved September 25, 2020

75. Exercise and Physical Activity Guide for Health Promotion (2006). To Prevent Lifestyle-related Diseases . Prepared in August, 2006 By the Office for Lifestyle-Related Diseases Control, General Affairs Division, Health Service Bureau, Ministry of Health, Labour and Welfare of Japan.

76. IPAQ Items Physical Activity

http：//www.ipaq.ki.se/scoring.htm.

77. National Center for Chronic Disease Prevention and Health Promotion (2015) .Perceived Exertion (Borg Rating of Perceived Exertion Scale).Retrieved 2020 , September 25 from

https：//www.cdc.gov/physicalactivity/basics/measuring/exertion.htm.

78. Physical Activity Guidelines for Americans Active Adults

http：//www.health.gov/paguidelines/guidelines/chapter4.aspx

79. Physical Activity Guidelines for Americans Active Children and Adolescents

http：//www.health.gov/paguidelines/guidelines/chapter3.aspx

80. Public Health Association of Australia： policy-at-a-glance-physical Activity policy (2014). Public Health Association of Australia.

81. Technical Report (2010). Physical Activity Guidelines in the UK： Review and Recommendations.

82. Wen CP, Wai JP, Tsai MK, et al. Minimun amount of physical activity for reduced

83. mortality and extended life expectancy： a prospective cohort study. Lancet 2011;

84. 378(9798)： 1244-53.

85. Wu, T.Y., Pender, N. &Yang, K.P.(2002). Promoting physical activity among Taiwanese and American adolescents. Journal of Nursinsing Research ,10(1),57-64.

86. Infection prevention and control during health care when novel coronavirus （nCov）infection is suspected. 2020, WHO Interim Guidelines.

87. American Cancer Society Guideline for Diet and Physical Activity for Cancer Prevention.

88. Reiche, E. M. V., Nunes, S. O. V., & Morimoto, H. K. （2004）. Stress, depression, the immune system, and cancer. The lancet oncology, 5（10）, 617-625.

https：//zh-tw.sltung.com.tw/tung/health/00home/a21_detail.php？id=1316

89. Kasl, S. V., & Cobb, S. (1966). Health behavior, illness behavior and sick role behavior: I. Health and illness behavior. Archives of Environmental Health: An International Journal, 12(2), 246-266.

90. Gochman, D. S. (1988). Health behavior. In Health behavior (pp. 3-17). Springer, Boston, MA.

91. Bronfenbrenner U. Toward an experimental ecology of human development. Am Psychol. 1977;32:513–531. doi:10.1037/0003-066X.32.7.513.

92. Bronfenbrenner U. Ecological systems theory. In: Vasta R, ed. Annals of Child Development: Vol. 6. London, UK: Jessica Kingsley Publishers; 1989:187–249.

93. CDC: Violence Prevention

https://www.cdc.gov/violenceprevention/about/social-ecologicalmodel.html

94. CDC：Colorectal Cancer Control Program＇s (CRCCP＇s)

http://medbox.iiab.me/modules/en-cdc/www.cdc.gov/cancer/crccp/sem.htm

95. Chen, C.-Y., Huang, H.-Y., Tseng, F.-Y., Chiu, Y.-C., & Chen, W. （2017, 8 1）. Media alcohol advertising with drinking behaviors among young adolescents in Taiwan. Drug and Alcohol Dependence, 177, pp. 145-152.

96. Substance Abuse and Mental Health Services Administration.（2017）. Key substance use and mental health indicators in the United States： Results from the 2016 National Survey on Drug Use and Health （HHS Publication No. SMA 17-5044, NSDUH Series H-52）. Rockville, MD： Center for Behavioral Health Statistics and Quality, Substance Abuse and Mental Health Services Administration.

https：//www. samhsa.gov/data/

97. Rehm, J., Mathers, C., Popova, S., Thavorncharoensap, M., Teerawattananon, Y., & Patra, J. （2009）. Global burden of disease and injury and economic cost attributable to alcohol use and alcohol-use disorders. The lancet, 373（9682）, 2223-2233.

98. Spear, L. P. （2015）. Adolescent alcohol exposure： are there separable vulnerable periods within adolescence？. Physiology & behavior, 148, 122-130.

99. De Silva, M., Panisi, L., Brownfoot, F. C., Lindquist, A., Walker, S. P., Tong, S., . . . Obstetrics. （2019）. Systematic review of areca （betel nut） use and adverse pregnancy outcomes.

100. Gupta, P., & Warnakulasuriya, S. （2002）. Global epidemiology of areca nut usage. Addiction Biology, 7（1）, 77-83.

101. Khandelwal, A., Khandelwal, V., Saha, M. K., Khandelwal, S., Prasad, S., & Saha, S. G. （2012）. Prevalence of areca nut chewing in the middle school-going children of Indore, India. Contemporary Clinical Dentistry, 3（2）, 155.

102. Ko, Y. C., Chiang, T. A., Chang, S. J., & Hsieh, S. F. （1992）. Prevalence of betel quid chewing habit in Taiwan and related sociodemographic factors. Journal of Oral Pathology Medicine, 21（6）, 261-264.

103. Lee, C.-H., Ko, A. M.-S., Yang, F. M., Hung, C.-C., Warnakulasuriya, S., Ibrahim, S. O., . . . Ko, Y.-C. （2018）. Association of dsm-5 betel-quid use disorder with oral potentially malignant disorder in 6 betel-quid endemic asian populations. JAMA Psychiatry, 75（3）, 261-269.

104. Lee, C. H., Chiang, S. L., Ko, A. M. S., Hua, C. H., Tsai, M. H., Warnakulasuriya, S., . . . Huang, C. L. （2014）. Betel quid dependence domains and syndrome associated with betel quid ingredients among chewers： an Asian multi country evidence. Addiction, 109（7）, 1194-1204.

105. Lin, C.-F., Wang, J.-D., Chen, P.-H., Chang, S.-J., Yang, Y.-H., & Ko, Y.-C. （2006）. Predictors of betel quid chewing behavior and cessation patterns in Taiwan aborigines. BMC Public Health, 6（1）, 271.

106. Liu, C.-J., Lin, S.-C., & Chang, K.-W. （2009）. The Effects of Areca Nut Extract on Oral Cancer

107. Davis TC, Long SW, Jackson RH, et al: Rapid estimate of adult literacy in medicine: a shortened screening instrument. Fam Med 1993; 25: 391-5.

108. Mancuso JM: Assessment and measurement of health literacy: an integrative review of the literature. Nurs Health Sci 2009; 11: 77-89.

109. Chinn, D., & McCarthy, C. (2013). All Aspects of Health Literacy Scale (AAHLS): developing a tool to measure functional, communicative and critical health literacy in primary healthcare settings. Patient Educ Couns, 90(2):247-53.

110. Duong VT, Lin IF, Sorensen K: Health literacy in Taiwan: a population-based study. Asia Pac J Public Health 2015; 27: 871-80. doi: 10.1177/1010539515607962.

111. Nutbeam, D. (1998). Health promotion glossary. Health promotion international, 13(4), 349-364.

112. Sørensen K, Van den Broucke S, Fullam J, et al. Health literacy and public health: a systematic review and integration of definitions and models. BMC Public Health. 2012;12(1):80.

113. CDC (2020). What Is Health Literacy?

https://www.cdc.gov/healthliteracy/learn/index.html

國家圖書館出版品預行編目 (CIP) 資料

健康管理與促進 / 張萩琴 , 廖容瑜編著 . -- 新北市 :
全華圖書股份有限公司 , 2021.08
　面；　公分
ISBN 978-986-503-854-0(平裝)
　1. 國民健康管理
　412.5　　110013543

健康管理與促進

作　　　　者／張萩琴、廖容瑜

發　行　人／陳本源

執 行 編 輯／林昆明

封 面 設 計／戴巧耘

出　版　者／全華圖書股份有限公司

郵 政 帳 號／0100836-1 號

印　刷　者／宏懋打字印刷股份有限公司

圖 書 編 號／09139

初　　　版／2021 年 8 月

定　　　價／新台幣 520 元

I　S　B　N／978-986-503-854-0

全 華 圖 書／www.chwa.com.tw

全華網路書店 Open Tech／www.opentech.com.tw

若您對書籍內容、排版印刷有任何問題，歡迎來信指導 book@chwa.com.tw

臺北總公司 (北區營業處)
地址：23671 新北市土城區忠義路 21 號
電話：(02)2262-5666
傳真：(02)6637-3695、6637-3696

南區營業處
地址：80769 高雄市三民區應安街 12 號
電話：(07)381-1377
傳真：(07)862-5562

中區營業處
地址：40256 臺中市南區樹義一巷 26 號
電話：(04)2261-8485
傳真：(04)3600-9806(高職)
　　　(04)3601-8600(大專)

歡迎加入 全華會員

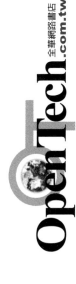

讀者回函卡

2011.03 修訂

填寫日期： ／ ／

姓名： 生日：西元 年 月 日 性別：□男 □女

電話：（ ） 傳真：（ ） 手機：

e-mail：（必填）

註：數字零，請用 Φ 表示，數字 1 與英文 L 請另註明並書寫端正，謝謝。

通訊處：□□□□□

學歷：□博士 □碩士 □大學 □專科 □高中・職

職業：□工程師 □教師 □學生 □軍・公 □其他

學校／公司： 科系／部門：

・需求書類：

□A. 電子 □B. 電機 □C. 計算機工程 □D. 資訊 □E. 機械 □F. 汽車 □I. 工管 □J. 土木

□K. 化工 □L. 設計 □M. 商管 □N. 日文 □O. 美容 □P. 休閒 □Q. 餐飲 □B. 其他

・本次購買圖書為： 書號：

・您對本書的評價：

封面設計：□非常滿意 □滿意 □尚可 □需改善，請說明

內容表達：□非常滿意 □滿意 □尚可 □需改善，請說明

版面編排：□非常滿意 □滿意 □尚可 □需改善，請說明

印刷品質：□非常滿意 □滿意 □尚可 □需改善，請說明

書籍定價：□非常滿意 □滿意 □尚可 □需改善，請說明

整體評價：請說明

・您在何處購買本書？

□書局 □網路書店 □書展 □團購 □其他

・您購買本書的原因？（可複選）

□個人需要 □公司採購 □親友推薦 □老師指定之課本 □其他

・您希望全華以何種方式提供出版訊息及特惠活動？

□電子報 □DM □廣告 （媒體名稱）

・您是否上過全華網路書店？（www.opentech.com.tw）

□是 □否 您的建議

・您希望全華出版那方面書籍？

・您希望全華加強那些服務？

～感謝您提供寶貴意見，全華將秉持服務的熱忱，出版更多好書，以饗讀者。

全華網路書店 http://www.opentech.com.tw 客服信箱 service@chwa.com.tw

親愛的讀者：

感謝您對全華圖書的支持與愛護，雖然我們很慎重的處理每一本書，但恐仍有疏漏之處，若您發現本書有任何錯誤，請填寫於勘誤表內寄回，我們將於再版時修正，您的批評與指教是我們進步的原動力，謝謝！

全華圖書 敬上

勘 誤 表

頁 數	行 數	書 名	作 者
		書 號	
		錯誤或不當之詞句	建議修改之詞句

我有話要說：（其它之批評與建議，如封面、編排、內容、印刷品質等・・・）

得　分

全華圖書（版權所有，翻印必究）

健康管理與促進

學後評量

第 1 章　認識健康

班級：_____

學號：_____

姓名：_____

選擇題

（　　）1. 影響一個人的健康因素中，個人的生活型態占一半的影響，而其中很重要的一項是：　(A) 家庭狀況　(B) 感情生活　(C) 金錢習慣　(D) 飲食習慣。

（　　）2. 下列選項何者不是健康生活的重要性？　(A) 預防慢性病的發生　(B) 達到瘦身的功用　(C) 達到預防勝於治療的目的　(D) 達到健康長壽。

（　　）3. (甲) 多儲蓄，以免生病時無法獲得好的醫療。(乙) 生活要積極進取，生命才有意義。(丙) 健康是可以累積的，平時多花些時間和精力在運動及健康飲食上。(丁) 存款內如果有足夠健康積蓄，就足以應付突如其來的壓力和疾病。曾擔任主播的馬雨沛在罹癌後說：「平時要有健康存款」，他所指的項目是：　(A) 甲乙　(B) 乙丙丁　(C) 丙丁　(D) 甲乙丙丁。

（　　）4. 下列何者非健康的生活型態？　(A) 每星期至少運動三次，每次應保持 30 ～ 40 分鐘　(B) 每天能有 8 小時以上的睡眠　(C) 與同儕抽菸、喝酒以建立好的人際關係　(D) 維持理想體重，避免肥胖。

（　　）5. 根據衛生署所用的 BMI 測量方法，BMI 大於等於多少屬於過重？　(A)18.5<=BMI<24　(B)24<=BMI<27　(C)27 <= BMI < 30　(D)30 <= BMI < 35。

（　　）6. 自 2017 年起至今，臺灣十大死因的第一位是：　(A) 心臟疾病　(B) 腦血管疾病　(C) 癌症　(D) 糖尿病。

（　　）7. 一位婦產科醫師在看診時建議病人做子宮頸抹片檢查，在三段五級的預防層次中，這是屬於哪一個層次？　(A) 第一段第二級　(B) 第二段第三級　(C) 第三段第四級　(D) 第三段第五級。

（　　）8. 若從疾病自然史與三段五級預防的觀點，第二段預防項目不包括下列何者？　(A) 全面篩檢　(B) 選擇性篩檢　(C) 攝取特殊營養　(D) 特殊體檢

( ) 9. 有關疾病之三段五級預防，下列何項為誤？ (A) 促進健康 (B) 特殊保護 (C) 早期診斷，延後治療 (D) 限制殘障；復健。

( ) 10.若民眾與「確定感染疾病個案」有一定程度接觸，依相關的處理措施就會被認定為何種對象？ (A) 居家隔離 (home isolation) (B) 居家檢疫 (home quarantine) (C) 自主健康管理 (self-health management) (D) 以上皆是。

得　分

全華圖書（版權所有，翻印必究）

健康管理與促進

學後評量

第 2 章　健康檢查

班級：＿＿＿＿＿＿＿＿

學號：＿＿＿＿＿＿＿＿

姓名：＿＿＿＿＿＿＿＿

選擇題

(　　) 1. 一般產婦產檢的項目有量體重、尿液及血壓的測量，而尿液及血壓測量主要目的，下列何者為非？　(A) 可以預知嬰兒的生長、孕婦是否過胖　(B) 可以檢測有無妊娠糖尿病　(C) 尿蛋白 (D) 是否有子癲前症。

(　　) 2. 健康檢查 (HealthExamination) 的目的，下列何者為非？　(A) 早期發現疾病　(B) 延後治療　(C) 定期接受健康檢查可以為自己的健康把關 (D) 達到限制殘障或延長壽命。

(　　) 3. 正確認識健康檢查的五大觀念中，下列何者有誤？　(A) 價格等於價值、最貴的等於最好　(B) 選擇最符合自己需求的檢查項目　(C) 各項檢查均有其限制　(D) 健康檢查正常，不代表一切正常。

(　　) 4. 我國政府提供孕婦產前免費檢查，其中一項是接受乙型鏈球菌篩檢，以預防胎兒生產時受到感染，大約在妊娠第幾週檢查比較合適？　(A) 妊娠 17 週以前　(B) 妊娠 17 週至 25 週，　(C) 妊娠 29 週 (D) 妊娠 35-37 週。

(　　) 5. 為維護中老年人健康，早期發現慢性病、早期介入及治療，衛生福利部針對 40 歲以上成人提供免費預防保健服務，下列何者不包括？　(A)40 ～ 64 歲民眾，每 3 年可檢查 1 次　(B)65 歲以上民眾或 55 歲以上原住民，每年可檢查 1 次　(C) 罹患小兒麻痺且年在 35 歲以上者，每年可檢查一次　(D)70 歲以上民眾，每年可檢查一次。

(　　) 6. 為了降低 30 歲以上婦女子宮頸癌之死亡率，政府鼓勵婦女每年或每三年應至少要檢查一次的項目，哪一項不包括？　(A) 子宮頸抹片採樣檢查　(B) 骨盆檢查　(C) 子宮頸細胞病理檢驗　(D) 乳房檢查。

(　　) 7. 我們如何區分良性的痣和惡性黑色素細胞癌？可以依循哪些準則，以下何者為非？　(A) 痣的外觀是否出現不對稱性　(B) 邊緣是否呈現不規則或模糊不清的現象　(C) 色調上是否呈現均勻、深淺一致　(D) 表面是否有不規則的隆起現象。

(　) 8. 世界衛生組織 (WHO) 定義，血壓的收縮壓及舒張壓正常值是介於為多少 mmHg ？ 　(A) 收縮壓小於 80mmHg 及舒張壓小於 60mmHg 　(B) 收縮壓小於 120mmHg 及舒張壓小於 80mmHg 　(C) 收縮壓在 140-159mmHg 之間或舒張壓在 90-99mmHg 之間 　(D) 收縮壓大於 160mmHg 或舒張壓大於 100mmHg。

(　) 9. 乳癌好發的高危險群，下列何者除外？ 　(A) 未生產者 　(B)35 歲以上才生第一胎者 　(C) 一等親 (如：母親、姊姊、阿姨) 患有乳癌者 　(D) 停經後體重過輕者。

(　) 10.「基因檢測」最主要的目的，下列何者為非？ 　(A) 提示基因可能導致疾病的危險因子與風險 　(B) 找到對症下藥的方式 　(C) 協助癌症追蹤與監控 　(D) 是利用特殊工具在疾病沒有症狀前早期發現疾病以提供適當治療。

得　分

全華圖書（版權所有，翻印必究）

健康管理與促進

學後評量

第 3 章　健康與身體活動

班級：＿＿＿＿＿＿＿＿

學號：＿＿＿＿＿＿＿＿

姓名：＿＿＿＿＿＿＿＿

選擇題

（　　）1. 何謂身體活動頻率，下列敘述何者為正確？　(A) 指固定時間內從事身體活動的次數　(B) 每公斤體重每小時消耗一大卡的熱量　(C) 從開始進行身體活動後所持續的時間　(D) 以上皆非。

（　　）2. 不太費力的輕度身體活動（low-intensity）1.1 ~ 2.9 METs，是指日常生活的基本身體活動，下列哪些屬之？　(A) 坐著工作、看電視、聊天或開車　(B) 散步或提輕物走路　(C) 健走、桌球、太極拳、跳舞　(D) 跑步、有氧舞蹈、快速地騎腳踏車、跆拳道、跳繩等。

（　　）3. 5 ~ 8 歲兒童的動作發展階段屬基礎動作期，包含穩定性、移動性及操作性等要素，當中以穩定性的技能發展最早，以操作性技能的發展範圍最廣，下列何者屬於移動性的動作？　(A) 彎曲、伸展、單腳站立　(B) 走、跑、小馬步、單腳跳　(C) 投擲、接、拋踢、運球　(D) 以上皆是。

（　　）4. 身體活動強度評估方式，說話測試是在運動當下，利用說話的方式來進行強度評估，下列何者屬於中等費力？　(A) 活動時仍可唱歌　(B) 活動時仍可交談但無法唱歌　(C) 活動時說話會很喘或呼吸困難　(D) 以上皆非。

（　　）5. 為了確保自身與胎兒的安全，懷孕婦女運動時何時應中止身體活動，何者除外？　(A) 頭暈、頭痛、呼吸困難　(B) 心悸、子宮收縮　(C) 陰道出血、破水　(D) 呼吸心跳正常。

（　　）6. 健康體適能（physical fitness）指人的器官組織如心臟、肺臟、血管、肌肉等都能發揮正常功能，其構成要素下列何者為非？　(A) 有氧適能　(B) 肌肉適能　(C) 柔軟度及身體組成　(D) 平衡協調適能。

（　　）7. 衛生福利部國民健康署提出「運動 333」原則，何者為非？　(A) 每周至少運動三次　(B) 每次至少運動 30 分鐘　(C) 每次運動後的心跳速率需達到每分鐘 30 次以上　(D) 每次運動後的心跳速率需達到每分鐘 130 次以上。

(　　) 8. 無論從事任何運動，在運動時一定要遵守的步驟如下，下列何者為非？
(A) 不需熱身運動　(B) 熱身運動至少五分鐘　(C) 主要運動：大約持續 20 分鐘左右　(D) 整理運動：較緩和的伸展活動，讓身體逐漸放鬆。

(　　) 9. 健康體適能（physical fitness）構成要素中，下列哪些是屬於「有氧適能」（心肺耐力）的運動？　(A) 跑步　(B) 重量訓練　(C) 伸展操　(D) 伏地挺身。

(　　) 10. 健康體適能（physical fitness）構成要素中，下列哪些是屬於「肌肉適能」（肌力與肌耐力）的運動？　(A) 快走、游泳　(B) 仰臥起坐、伏地挺身　(C) 體操、傳統健身運動　(D) 重量訓練。

得　分

全華圖書（版權所有，翻印必究）

健康管理與促進

學後評量

第 4 章　健康與營養

班級：＿＿＿＿＿＿＿＿

學號：＿＿＿＿＿＿＿＿

姓名：＿＿＿＿＿＿＿＿

選擇題

（　　） 1. 食品營養學將食物分為動物性與植物性兩種，下列何者為動物性食物？ (A) 肉、魚、貝類　(B) 穀類、豆類　(C) 堅果類、水果類　(D) 以上皆是。

（　　） 2. 食食品營養學將食物分為動物性與植物性兩種，下列何者非植物性食物？　(A) 穀類、豆類　(B) 蔬菜類、堅果類　(C) 水果類　(D) 蝦、貝類、甲殼類。

（　　） 3. 全穀根莖類是屬於六大類營養素之一，下列何者為根莖類？　(A) 綠豆　(B) 地瓜、馬鈴薯　(C) 栗子　(D) 南瓜。

（　　） 4. 國人飲食中鈣質攝取量大多不足，國人「每日飲食指南」所建議牛奶分量是多少？　(A) 1～2 杯　(B) 3～4 杯　(C) 5～6 杯　(D) 7～8 杯。

（　　） 5. 下列哪一組食物中含鐵質最多？　(A) 肝、蛋黃　(B) 魚、蝦　(C) 牛奶、大豆　(D) 海帶、紫菜。

（　　） 6. 下列何種食物是供給鈣質的最佳來源？　(A) 奶類　(B) 肝臟　(C) 莧菜　(D) 橘子。

（　　） 7. 小華近來經常牙齦出血，應建議他多吃下列何組食物？　(A) 竹筍、芹菜　(B) 魚、蝦　(C) 檸檬、芭樂　(D) 牛奶、蛋。

（　　） 8. 何項敘述是正確的？　(A) 碘 - 預防齲齒　(B) 氟 - 預防甲狀腺腫大　(C) 磷 - 造血的原料　(D) 鈣 - 骨骼的主要成分。

（　　） 9. 哪一組食物對甲狀腺腫大的治療有幫助？　(A) 肝、蛋黃　(B) 菠菜、竹筍　(C) 牛奶、大豆　(D) 海帶、紫菜。

（　　） 10.日常食用的魚肝油，含有豐富的維生素　(A)C　(B)B　(C)D　(D)K。

（　　） 11.何種營養素不能產生能量，但可調節人體的生理機能的是：　(A) 脂肪　(B) 醣類　(C) 蛋白質　(D) 礦物質。

（　　） 12.懷孕期間，孕婦體重應依懷孕前體重做適當調整，以增加多少公斤為宜？　(A)10～14 公斤　(B)20～30 公斤　(C)30～40 公斤　(D)50～60 公斤。

( ) 13.「國人膳食營養素參考攝取量（DRIs）中，估計平均需要量值為滿足健康人群中半數的人所需要的營養素量稱之為？　(A) 平均需要量 (EAR)　(B) 足夠攝取量 (AI)　(C) 建議攝取量 (RDA)　(D) 上限攝取量 (UL)。

( ) 14.製造紅血球的必要元素，也是懷孕期間最容易缺乏的礦物質？　(A) 鐵　(B) 鈣　(C) 磷　(D) 碘。

( ) 15.可供應熱量的營養素有哪些？ 1. 蛋白質；2. 脂肪；3. 醣類；4. 礦物質；5. 維生素。　(A)123　(B)234　(C)345　(D)145。

得　分

班級：_____

學號：_____

姓名：_____

選擇題

(　　) 1. 傳染病的主要因素，下列何者為非？　(A) 病原體的存在　(B) 適當的傳染途徑　(C) 抵抗力弱的人體　(D) 適當的環境。

(　　) 2. 下列哪種傳染病，不是屬於接觸傳染？　(A) 流行性感冒　(B) 性傳染病　(C)B 型肝炎　(D) 砂眼。

(　　) 3. 呼吸系統的傳染病，通常經由何種傳染途徑？　(A) 昆蟲或動物的傳染　(B) 飛沫傳染　(C) 食物和水的傳染　(D) 接觸傳染。

(　　) 4. 下列何者屬於非傳染性疾病？　(A)癌症　(B)肺結核病　(C)霍亂　(D)小兒麻痺症。

(　　) 5. 下列哪一項措施，可提高人體對傳染病的抵抗力？　(A) 消毒　(B) 預防接種　(C) 適當的傳染途徑　(D) 隔離。

(　　) 6. 下列何者不是傳染病發生的主要因素？　(A) 生病的人　(B) 改善環境衛生　(C) 適當的傳染途徑　(D) 病原體的存在。

(　　) 7. 傳染病的發生需有適當的傳染途徑，而瘧疾、狂犬病的傳染途徑是？　(A)接觸傳染　(B)昆蟲或動物傳染　(C)食物和水傳染　(D)飛沫傳染。

(　　) 8. 傳染病的發生需有適當的傳染途徑，如霍亂、痢疾的傳染途徑是？　(A)接觸傳染　(B) 昆蟲或動物傳染　(C) 食物和水傳染　(D) 飛沫傳染。

(　　) 9. 發生急性傳染病時，何種措施能最迅速且有效的控制蔓延？　(A) 宣導衛生保健知識　(B) 改善環境衛生　(C) 充實醫療設備　(D) 隔離病人。

(　　) 10.病原能感染宿主、留在宿主體內繁殖的能力，稱之為？　(A) 感染力　(B) 致病力　(C) 毒力　(D) 以上皆非。

(　　) 11.病原感染宿主、讓宿主發病後，宿主罹患疾病的嚴重程度稱之為？　(A) 感染力　(B) 致病力　(C) 毒力　(D) 以上皆非。

(　　) 12.下列何者是經由病原直接進入宿主體內造成感染，也稱之為直接傳染？　(A) 直接接觸　(B) 媒介物傳染　(C) 病媒傳染　(D) 空氣傳染。

( ) 13.下列何者必須透過一個媒介才能傳染給宿主使之感染也稱之為間接傳染？　(A) 直接接觸　(B) 飛沫傳染　(C) 垂直感染　(D) 病媒傳染。

( ) 14.澈底落實「巡、倒、清、刷」可預防病媒蚊，請問下列敘述何者有誤？　(A)「巡」：經常巡檢，檢查居家室內外可能積水的容器　(B)「倒」：倒掉 1/3 積水，剩餘的液體可將病媒蚊溺斃　(C)「清」：減少容器，使用的器具也都應該澈底清潔　(D)「刷」：去除蟲卵，收拾或倒置勿再積水養蚊。

( ) 15.在臺灣下列哪一種蚊子是登革熱主要的傳染媒介？　(A) 埃及斑蚊　(B) 臺灣斑蚊　(C) 日本斑蚊　(D) 以上皆是。

( ) 16.有關登革熱的敘述哪一項是錯的？　(A) 有疫苗可接種　(B) 得病會發高燒　(C) 會經由血液傳染　(D) 以上皆非。

( ) 17.愛滋病不會經由哪些傳染媒介傳染給別人？　(A) 吃豬血糕　(B) 大量輸血　(C) 捐血救人　(D) 以上皆非。

( ) 18.有關腸病毒之敘述，下列何者錯誤？　(A) 致病原為 DNA 病毒的一種　(B)常於夏季初秋流行　(C)經病人口鼻分泌物、糞便、飛沫等傳染　(D)目前除了小兒麻痺病毒外，尚無疫苗可預防。

( ) 19.我國規定民眾若有接觸新冠肺炎 (COVID-19) 確診者，須執行下列哪項措施？　(A) 居家隔離　(B) 居家檢疫　(C) 健康自主管理　(D) 至醫院採檢。

( ) 20.人類感染冠狀病毒以呼吸道症狀為主，下列何者症狀為非？　(A) 鼻塞　(B) 流鼻水　(C) 咳嗽、發燒　(D) 嗜睡。

得　分

全華圖書（版權所有，翻印必究）

健康管理與促進

學後評量

第 6 章　健康與慢性病防治

班級：_____

學號：_____

姓名：_____

選擇題

(　　) 1. 臺灣 2019 年十大死亡原因中，占第一位的是？　(A) 心臟疾病　(B) 腦血管疾病　(C) 惡性腫瘤（癌症）　(D) 肺炎。

(　　) 2. 美國癌症學會發布最新四大防癌指南，下列何者有誤？　(A) 保持健康體重　(B) 增強體育運動　(C) 健康的飲食　(D) 適量飲酒。

(　　) 3. 高血壓有什麼影響，下列何者為非？　(A) 中風　(B) 心肌梗塞　(C) 動脈血管硬化　(D) 腎臟疾病。

(　　) 4. 高血壓不可能有什麼症狀？　(A) 頭痛　(B) 後頸僵硬　(C) 頭暈　(D) 黃疸。

(　　) 5. 世界衛生組織將成人 BMI 值應介於多少之間為理想範圍？　(A)18.5 與 24 之間　(B)24 ≦ BMI ＜ 27　(C)27 ≦ BMI ＜ 30　(D)30 ≦ BMI ＜ 35。

(　　) 6. 國民健康署提供國人之免費癌症篩檢，以下何者為大腸癌的篩檢項目？　(A) 子宮頸抹片檢查　(B) 糞便潛血檢查　(C) 乳房攝影檢查　(D) 口腔黏膜檢查。

(　　) 7. 造成肺癌的危險因子，下列何者因子為非？　(A) 吸菸或二手菸　(B) 氡　(C) 石綿　(D) 無菸環境。

(　　) 8. 乳癌之橘皮或豬皮樣病變（peau dorange）是由於？　(A) 皮下淋巴管阻塞　(B) 皮下血管阻塞　(C) 皮膚潰瘍　(D) 乳管阻塞。

(　　) 9. 一位 33 歲女性，在月經週期後，忽然在右乳外側發現有一會痛之硬塊，由於她有乳癌之家族史（母親為乳癌），到乳房外科就診，經檢查後發現病人沒有發燒，乳房皮膚無異狀。在右乳房之外上方處（OUQ）有一約 3 公分，表面平滑緊張（tense）有壓痛之硬塊。宜先進行下列何項檢查最適合？　(A) 乳房攝影檢查（mammography）　(B) 乳房超音波檢查（breast sonography）　(C) 磁振造影（MRI）　(D) 粗針穿刺檢查（core needle biopsy）。

（　） 10. 下列何者不是乳癌的危險因數？　(A) 初經早或停經晚　(B) 未曾生育或 30 歲後生第一胎　(C) 母親或姐妹曾患乳癌　(D) 子宮頸癌患者。

（　） 11. 一位 54 歲已停經婦女，未服用女性荷爾蒙，無乳癌家族史，左側乳頭有血樣分泌物約兩週，檢查除血樣分泌物外無異常發現。乳頭分泌物的細胞學檢查發現乳突狀細胞；乳房 X 光攝影無異常發現；乳房超音波發現左側乳房在乳頭外側 3 公分約兩點鐘方向有一個 0.6 公分低回音病灶，經超音波導引粗針穿刺之病理檢驗報告為乳突狀。　(A) 宜定期門診追蹤　(B) 宜進一步乳管攝影檢查　(C) 宜進一步乳管鏡檢查　(D) 宜將此腫瘤切除。

（　） 12. Tamoxifen 最常應用於治療癌症（如乳癌及其他癌症），其主要機轉為抑制下列何種荷爾蒙感受體之轉錄能力？　(A) 雄激素感受體　(B) 雌激素感受體　(C) 甲狀腺激素感受體　(D) 維生素 D 感受體

（　） 13. 下列有關糖尿病的敘述何者正確？　(A) 糖尿病分為四型，第一～四型　(B) 95％的糖尿病屬於第一型　(C) 第二型糖尿病多發生在兒童及青少年時期　(D) 肥胖者與近親有糖尿病者是高危險群。

（　） 14. 許小姐患有糖尿病、高血壓及高脂血症，今血清肌酸酐上升至 3.7 mg/dL，有關許小姐高血脂治療之敘述，下列何者正確？　(A) 應將 LDL 降低 50％　(B) LDL 降低至 130 mg/dL 以下　(C) LDL 降低至 100 mg/dL 以下　(D) LDL 降低至 160 mg/dL 以下。

（　） 15. 下列有關高血脂症的敘述，何者錯誤？　(A) 併發症為動脈硬化症、心臟血管疾病、冠狀動脈疾病、腦血管疾病　(B) 低密度脂蛋白（LDL）又稱為「壞膽固醇」　(C) 血脂蛋白中乳糜粒脂蛋白（chylomicrons）含脂肪最多　(D) 血脂蛋白中乳糜粒脂蛋白之顆粒最小。

得　分

全華圖書（版權所有，翻印必究）

健康管理與促進

學後評量

第 7 章　健康與壓力調適

班級：＿＿＿＿＿＿＿＿＿

學號：＿＿＿＿＿＿＿＿＿

姓名：＿＿＿＿＿＿＿＿＿

選擇題

（　　）1. 關於壓力 (stress)，以下何者正確？　(A) 壓力最早起源醫學與心理學領域　(B) 壓力泛指外在生活壓力及個人主觀感受的壓力等　(C) 壓力過大會產生生理反應，是一種自我傷害的機轉　(D) 壓力只會造成生理的反應，心理健康不受影響。

（　　）2. 「我不認為自己有足夠資源應付這種情況」，這個人正在經歷？　(A) 壓力　(B) 焦慮症　(C) 精神病　(D) 挑戰。

（　　）3. 某企業為降低員工職場的工作壓力，計畫將公司年度盈餘分享給員工，請問這是在協助員工降低何種工作壓力源？　(A) 角色衝突　(B) 人際關係壓力　(C) 個人外在壓力　(D) 升遷壓力。

（　　）4. 依據一般適應症候群（General Adaptation Syndrome，GAS）」的理論，認為人類為尋求平衡或穩定，可能經歷三個階段，包含「警覺期」(Alarm)「抵抗期」(Resistance)「耗竭期」(Exhaustion)，請問以下何者錯誤？　(A)「警覺期」(Alarm)，為壓力在生理上會出些一些生理反應，例如心跳加快、血壓升高　(B)「抵抗期」(Resistance)，為生理反應在適應壓力之情況下恢復平穩　(C)「耗竭期」(Exhaustion)，為長期或過度的壓力會導致耐受力惡化　(D) 上述期別的順序為 BCA。

（　　）5. 進行壓力管理與預防時，建議可採用一些量表，隨時觀察自己的壓力指數，簡式健康量表 (BSRS-5) 為其中一種常使用的量表，其分數說明何者錯誤？　(A)BSRS-5 總分為 0 ~ 20 分　(B)10 分以下：輕度，宜做壓力管理，建議找家人或朋友談談，抒發情緒　(C)10 ~ 14 分：中度，宜做專業諮詢，建議尋求心理諮詢或接受專業諮詢　(D)15 分以上：重度，需高關懷，建議尋求專業輔導或精神科診療。

（　　）6. 小明因為身體的疼痛與不適，於是到處看醫師，但都找不到病因，請問小名可能罹患了：　(A) 憂鬱症　(B) 身心症　(C) 失智症　(D) 根本沒生病。

(　) 7. 美美是上班族，長期處於高壓力的工作環境之下，但美美似乎都能在不受到壓力的影響下完成所有工作，但是，美美最近開始感覺疲憊，且不時地會突然情緒低落，陷入憂鬱當中而不想工作，請問美美可能處於一般適應症候群（GAS）理論的哪一個時期？ (A) 警覺期 (B) 抵抗期 (C) 耗竭期 (D) 睡眠期。

(　) 8. 以下哪一個可能不是因過度的壓力所造成的身心症狀？ (A) 緊張性頭痛 (B) 蕁麻疹 (C) 紅斑性狼瘡 (D) 發燒。

(　) 9. 以下哪一個不是健康的紓解壓力方法？ (A) 運動 (B) 聽音樂 (C) 喝酒 (D) 與朋友聊天。

(　) 10.下列何者不是人面對壓力可能有的生理反應？ (A) 呼吸變慢 (B) 血管收縮 (C) 心跳加快 (D) 肌肉緊張。

得 分

全華圖書（版權所有，翻印必究）

健康管理與促進

學後評量

第 8 章　健康行為

班級：＿＿＿＿＿＿＿＿

學號：＿＿＿＿＿＿＿＿

姓名：＿＿＿＿＿＿＿＿

選擇題

(　　) 1. 某人近日發現自己的喉嚨癢癢的，自己覺得怪怪的，因而上網查詢資料，也詢問周圍醫療專業相關的朋友。這樣的行為，屬於以下何者？ (A) 疾病行為 illness behavior　(B) 健康保護行為 health-protective behavior　(C) 疾病角色行為 sick-role behavior　(D) 複向求醫 medical pluralism。

(　　) 2. 以公共衛生之三段五級的觀點為例，請問「經常量血壓」屬於預防階段之哪一類？　(A) 健康促進行為　(B) 健康保護行為　(C) 疾病預防行為　(D) 求醫診療行為。

(　　) 3. 依據健康信念模式主張，請問個人採取大腸直腸癌篩檢的行為可能會受到哪些信念影響？ (甲) 自覺罹患性；(乙) 自覺嚴重度；(丙) 自覺利益；(丁) 自覺障礙；(戊) 醫療水準。　(A) 甲乙丙丁　(B) 甲丙丁戊　(C) 甲乙丁戊　(D) 甲乙丙戊。

(　　) 4. 某衛生所主任調查發現，該區 2 歲以下幼兒疫苗接種完成 到50%，她發現許多未施打疫苗注射的父母認為小孩生病是很正常的成長過程，是 麼嚴重的事。此一反應與健康信 模式 (Health Belief Model) 的那一個概 有關？　(A) 自覺 患性 (perceived susceptibility)　(B) 自覺嚴重 (perceived severity)　(C) 自覺 動障礙 (perceived barrier)　(D) 自覺 動 (perceived benefits)。

(　　) 5. 下列何者不是「計劃行為理論」(Theory of Planned Behavior，TPB) 的構成要素？　(A) 知覺行為控制 (perceived behavioral control, PBC)　(B) 主觀規範 (subjective norm, SN)　(C) 遵從動機 (motivation to comply)　(D) 行動線索 (cues to action)。

(　　) 6. 就計畫行為理論 (Planned Behavior Theory)，以下何者是與吸菸有關的態度 (Attitude)？　(A) 我能夠拒絕吸菸　(B) 我媽媽不希望我吸菸　(C) 吸菸容易得口腔癌　(D) 我沒有計畫要吸菸。

( ) 7. 有些行為改變並非一蹴可幾，在嘗試改變的過程中可能故態復萌，回到原本不良的行為狀態。試問前段敘述最符合以下哪個理論之內容？(A) 健康信念模式 (Health Belief Model) (B) 計劃行為理論 (Theory of Planned Behavior) (C) 社會認知理論 (Social Cognitive Theory) (D) 跨理論模式 (Transtheoretical Model)。

( ) 8. 根據跨理論模式（transtheoretical model），一個不想戒菸、也不認為抽菸對健康有什麼影響的人，會被歸類在： (A) 無意圖期（precontemplation） (B) 意圖期（contemplation） (C) 準備期（preparation） (D) 維持期（maintenance）。

( ) 9. 某理論強調個人周圍之環境對其行為有所影響，且其環境可分為不同之層次，請問該理論是？ (A) 健康信念模式 (Health Belief Model) (B) 跨理論模式 (Transtheoretical Model) (C) 生態模式 (Ecological Model) (D) 計劃行為理論 (Theory of Planned Behavior)。

( ) 10. 對許多病患來說，醫護人員是他們的重要他人，若醫護人員建議進行大腸直腸癌篩檢篩檢，病患做大腸直腸癌篩檢的可能行會增加。請問這屬於生態模式的哪一層面的影響因素？ (A) 個人因素 (B) 人際因素 (C) 社區因素 (D) 社會因素。

得　分

全華圖書（版權所有，翻印必究）

健康管理與促進

學後評量

第 9 章　健康危害行為

班級：＿＿＿＿＿＿＿＿

學號：＿＿＿＿＿＿＿＿

姓名：＿＿＿＿＿＿＿＿

選擇題

（　　）1. 以下對於菸品的描述，何者錯誤？　(A) 菸品是人類健康威脅之一，會影響個人健康，但不會影響他人健康　(B) 美國藥物濫用研究所 (National Institute of Drug Abuse)2014 年研究指出，尼古丁可能讓大腦更容易對其他物質成癮，青少年使用菸品將影響大腦的發展，導致成癮及持續吸菸　(C) 依據世界衛生組織 (World Health Organization, 2019) 之估計，過去 20 多年的努力，全球吸菸人數逐漸下降　(D) 電子煙於當今世界各國青少年快速發展之趨勢，我國亦不可輕忽此一議題，以維護我國人民公共衛生安全之公益。

（　　）2. 我國 96 年通過菸害防制法修正，並於 98 年施行，主要是參考世界衛生組織所提出的哪一項國際公約？　(A) 健康促進法　(B) 菸草控制框架公約　(C) 京都議定書　(D) 氣候變化綱要公約。

（　　）3. 菸害防制法訂定，明定哪些規範？(甲) 調高菸捐 20 元；(乙) 增加菸品標示警示圖文；(丙) 限制菸品廣告促銷與贊助；(丁) 室外餐廳完全禁止抽菸？　(A) 甲　(B) 甲乙　(C) 甲乙丙　(D) 甲乙丙丁。

（　　）4. 以下關於酒精的敘述，何者錯誤？　(A) 長期飲酒可能造成人體許多器官的病變，包含中樞神經憂鬱、心臟病、高血壓、肝硬化等　(B) 根據世界衛生組織之定義，酒精多飲、暴飲及醉酒標準為過去 1 個月曾 4 次酒精消耗量達 10 克與 60 克（例如一口氣喝下 5 罐啤酒）　(C) 依據 2018 年健康促進年報，多飲率及暴飲率以 40 ～ 49 歲之年齡層為主　(D) 根據酒精的消耗量與對身體傷害的嚴重程度，可分為節制性飲酒、低危險性飲酒、危險性飲酒、問題性飲酒、有害性飲酒（或稱酒精濫用）、酒精依賴（或稱酒癮）這六種型態。

（　　）5. 下列哪一項說明稱為非法藥物的「耐受性」？　(A) 對不吸非法藥物的忍耐力　(B) 使用非法藥物的用量越變越多　(C) 使用非法藥物的用量越變越多　(D) 生理上的依賴性。

( ) 6. 由於使用酒精造成如同酒精濫用的狀況，並伴隨著臨床上的顯著傷害或個人的痛苦，就是酒精依賴，也就是酒癮，其中以下特徵，何者錯誤？ (A) 身體對酒精的耐受性增加 (B) 超出個人原先預期或設定的飲酒量及飲酒時間 (C) 因喝酒而減少或放棄重要的事務 (D) 因停止或減少酒精攝取就會而產生不適感，但可以控制或減量。

( ) 7. 以下關於檳榔的描述，何者正確？ (A) 檳榔子屬「第三類致癌物」，其他相關研究指出當中檳榔素為致癌成分 (B) 檳榔含有多種成分，有些人習慣在檳榔嚼塊添加荖葉、洪灰、白灰等，這些成分並不會傷害人體 (C) 嚼食檳榔會造成生理健康的傷害，但不會成癮 (D) 檳榔是全球第四大使用率最高的精神影響性物質。

( ) 8. 如果同時吸菸、喝酒、嚼檳榔，其發生口腔癌之危險性較沒有此三種習慣者高達幾倍？ (A)123 倍 (B)100 倍 (C)50 倍 (D)225 倍。

( ) 9. 我國的「毒品危害防制條例」，將毒品依據那些特性分級列管？ (A) 毒性、成癮性、濫用性 (B) 成癮性、濫用性、社會危害性 (C) 毒性、濫用性、社會危害性 (D) 毒性、成癮性、社會危害性。

( ) 10.嗎啡 (Morphine) 是屬於第幾級之管制藥品？ (A) 第一級 (B) 第二級 (C) 第三級 (D) 第四級。

得　分

全華圖書（版權所有，翻印必究）

健康管理與促進

學後評量

第 10 章　健康與生活環境

班級：＿＿＿＿＿＿＿＿

學號：＿＿＿＿＿＿＿＿

姓名：＿＿＿＿＿＿＿＿

選擇題

（　　）1. 關於環境 (environment)，以下描述何者錯誤？　(A) 以人類為中心事物，環境包含自然與生態環境 (含地質環境)、人造環境、社會環境等類型，彼此緊密連結，互相作用著　(B) 從環境保護來說，大氣圈 (atmosphere) 和水圈 (hydrosphere) 所組成　(C)「環境基本法」第 2 條第 1 項對「環境」有所定義，指影響人類生存與發展之各種天然資源及經過人為影響之自然因素總稱，包括陽光、空氣、水、土壤、陸地、礦產、森林、野生生物、景觀及遊憩、社會經濟、文化、人文史蹟、自然遺蹟及自然生態系統等　(D) 大氣圈與水圈不論是對人類、動物及植物來說都是不可或缺的存在。

（　　）2. 下列何者屬於粒狀空氣汙染物？　(A) 全鹵化烷類 (Chloro Fluoro Carbons, CFCs)　(B) 二氧化氮　(C) 黑煙 (soot)　(D) 揮發性有機物。

（　　）3. 下列何種空氣汙染物並非直接來自燃料燃燒所產生，而是由空氣汙染物經過化學反應後生成的衍生性汙染物？　(A) 一氧化碳 CO　(B) 二氧化氮 NO2　(C) 臭氧 O3　(D) 微粒 particulates。

（　　）4. 關於空氣汙染指標 (PSI)，下列敘述何者不正確？　(A)PSI 值在 200 以下，表示當日空氣品質符合美國環境空氣品質標準中之短期 (24 小時或更短) 之平均值　(B) 每天發布的 PSI 值是以當日該地各汙染物副指標之最大值表示　(C)PSI 值在 50 以下表示空氣品質良好　(D)PSI 值在 51~100 表示空氣品質普通

（　　）5. 我國水汙染管理相關法規的母法為？　(A) 水汙染防制法　(B) 放流水標準　(C) 放流水防治法　(D) 水汙染防治法

（　　）6. 現行我國飲用水水質標準包含多項水質檢驗，不包含以下哪一項？　(A) 大腸桿菌群　(B) 臭度　(C) 氫離子濃度指數　(D) 病毒數。

（　　）7. 臺灣民國 70 年以前，以哪一種廢棄物處理方法為主？　(A) 資源回收　(B) 掩埋　(C) 焚化　(D) 垃圾分類。

( ) 8. 都市汙水的處理通常由都市下水道匯集汙水，引到汙水處理廠處理，過程分三級，以下說明何者正確？ (A) 初級處理，汙水先經粗攔汙柵除去較大雜物，藉由抽水機將汙水提升至相當高程後，再流經細攔汙柵、沉砂池，由隔柵過濾去除較大的固體，如泥沙、紙張、塑料等，然後進入第一級沉澱池（稱為初沉池、預沉池、一沉池） (B) 在二級處理，好氧型曝氣池以滴濾方式 (trickling filter) 將汙水灑在卵石上，由卵石表層的細菌分解水中有機物 (C) 在二級處理，厭氧型生物濾池（滴濾池）是在無氧狀態利用厭氧細菌分解有機物 (D) 三級處理，主要目的為汙水再利用，使用離子交換等方式去除水中有機及無機汙染物，再次淨化汙水水質及去除水中之病原菌。

( ) 9. 目前最常見的垃圾減容減積的方法便是焚化處理，以下說明何者正確？ (A) 垃圾車收集垃圾後，直接焚燒，不會有其他處理 (B) 垃圾經抓斗送入燃燒室，經過預熱乾燥階段，之後進入主燃燒區，溫度至少要維持 850 度且有充分的停留時間，以破壞垃圾中的有害物質 (C) 垃圾焚化只要溫度夠高，不會產生有毒物質 (D) 垃圾焚化後，尚存飛灰底渣，約佔生垃圾總量 50% 左右，直接掩埋即可。

( ) 10. 環境汙染物經土壤、水、食品加工等過程進入食品當中，人類經由食物攝入，讓這些汙染物進入體內，危害健康。請問以下描述何者錯誤？ (A) 造成水 病的重金屬是汞 (B) 臺灣過去亦曾發生「鎘米事件」，主要是化工排放含鎘廢水，周邊農地使用遭受汙染的水灌溉而種出「鎘米」 (C) 戴奧辛屬於「持久性有機汙染物」，雖然相當穩定，但可透過光解、化學分解等方式處理，避免進入食物當中 (D)「持久性有機汙染物」能夠從土壤、水體揮發到空氣中，並以蒸氣的形式存在於空氣中或吸附在大氣顆粒物上，並在大氣中進行遠距離遷移。

得　分

全華圖書（版權所有，翻印必究）

健康管理與促進

學後評量

第 11 章　健康素養

班級：＿＿＿＿＿＿＿＿

學號：＿＿＿＿＿＿＿＿

姓名：＿＿＿＿＿＿＿＿

選擇題

(　　) 1. 關於健康素養 / 健康識能 (health literacy)，以下何者錯誤？　(A) 為個人促進及維持好的健康所應具備的認知與社會技能，這些技能將決定個人去獲得、使用及理解基本健康資訊與選擇的能力，以促進及維護健康　(B) 健康素養期望個人具備搜尋健康資訊的能力以及有效地運用這些訊息　(C) 批判性健康素養，是最初階的健康素養，期望所獲得的資訊可以與他人互動、溝通　(D) 功能性健康素養是指「指有讀寫技能，讓個體在生活情境中能有效進行健康訊息的溝通，其主要傳送健康風險與健康服務的使用資訊」。

(　　) 2. 吸菸者決定停止吸菸，於是至「華文戒菸網」的網站搜尋戒菸方法，請問這是屬於健康素養的那一項？　(A) 這只是普通技能，並非健康素養　(B) 批判性健康素養　(C) 互動性健康素養　(D) 功能性健康素養。

(　　) 3. 社區護理師為提升懷孕新住民的健康識能 (health literacy)，下列何者較不適當？　(A) 提供雙語的媽媽健康手冊　(B) 舉辦各種國家傳統服飾表演　(C) 鼓勵參加新住民媽媽教室　(D) 鼓勵參加國小國語班學習中文。

(　　) 4. (甲) 了解個人的能力 (乙) 發展個人的知識與能力 (丙) 改變個人的健康行為與習慣 (丁) 提供合適的健康資訊，並進行教育與溝通。如果想要增加健康素養，可以採取以下步驟，哪一順序較為合適？　(A) 甲乙丙丁　(B) 乙丙甲丁　(C) 丁乙丙甲　(D) 甲丁乙丙。

(　　) 5. 關於影音類的衛教設計，從健康素養的角度，需符合友善的原則，讓一般民眾有效理解衛教宣導內容。請問以下何者為正確？　(A) 教材應著重於「如何做」的資訊，強調健康行為的執行　(B) 教學影片一般建議越長越好　(C) 加入輔助說明的圖像或動畫會增加畫面的混亂，建議單純以文字為主　(D) 考慮到文化適切性，即使可能會對特定族群產生負面暗示的用語、圖像或舉例，也可以使用。

（　）6. 依據學者 Sørensen 等人回顧健康素養的各種定義，以下何者錯誤？　(A) 期待人們為了做出健康的決定，所應具備對獲取、理解、閱讀與應用健康訊息的知識與能力　(B) 強調搜尋（access）、理解（understand）、評價（appraise）及應用（apply）健康相關資訊之能力　(C) 將健康素養的影響層級從健康服務使用擴增到公眾層面的參與、賦權、公平性、永續性　(D) 包含社會環境因素、個人因素、與情境因素等 8 個面向。

（　）7. 依據學者 Sørensen 對健康素養／健康識能的定義與影響因子，請問「同儕影響」屬於下列哪一項層面？　(A) 個人因素　(B) 社會環境因素　(C) 情境因素　(D) 家庭因素。

（　）8. 國中教師想要提升學生的健康識能（healthliteracy），下列何者較不適當？　(A) 於健康教育課程介紹各類健康相關網站　(B) 舉辦運動會　(C) 鼓勵參加反菸拒毒海報比賽　(D) 教導生活技能，讓學生能夠做出健康的決定。

（　）9. 好康診所想要設計長者的健康識能友善單張，請問以下何者不適合？　(A) 字體對比明確　(B) 使用三公分的邊界，以及較大的行距　(C) 要使用較容易讀的表格　(D) 字體 12 號字型即可。

（　）10. 樂樂醫院想要從環境著手，落實健康識能的精神，請問以下作為何者較為適合？　(A) 標示清楚的報到處，讓民眾一眼可辨識　(B) 機構裡各個服務部門的名牌採用 20 號字型，掛在門上　(C) 醫院一進大門即是服務臺，民眾若找不到診間可詢問服務臺的志工，無需做相關的引導標示　(D) 環境布置華麗，並以鮮豔顏色作為使用，以增加視覺的豐富度。

得　分

班級：_____

學號：_____

姓名：_____

選擇題

(　　) 1. 依據公共衛生的發展，健康促進 (Health Promotion) 在渥太華憲章時，有較明確的定義，並被稱為新公共衛生時代的開始，請問渥太華憲章於哪一年被提出？　(A)1974　(B)1986　(C)1999　(D)2010。

(　　) 2. 下列有關渥太華憲章的描述，何者錯誤？　(A) 是第一次以健康促進為名的國際研討會　(B) 會議於 1986 年舉行　(C) 訂定健康促進的行動綱領　(D) 強調健康應為政府的責任，不是個人的責任。

(　　) 3. 董氏基金會在臺灣的拒菸行動上扮演舉足輕重的角色，他們所採取的行動，主要屬於健康促進行動綱領中的哪一種？　(A) 制定健康的公共政策　(B) 創造支持性的環境　(C) 強化社區行動　(D) 重新定位健康服務。

(　　) 4. 健康促進學校計畫經由年度校務會議通過而執行是屬於健康促進學校的那一個範疇策略？　(A) 健康學校政策　(B) 技能導向健康教學　(C) 健康服務　(D) 學校社會環境。

(　　) 5. 在健康促進學校的工作範疇中，全校師生共同營造與提供安全的環境，並建立友善校園，是屬於下列哪一項範疇？　(A) 提供健康服務　(B) 加強健康教育課程與活動　(C) 強化學校社會環境　(D) 改善學校物質環境。

(　　) 6. 關於「職場健康促進」（worksite health promotion），何者錯誤？　(A) WHO 建立職場周全健康促進推動模式，強調職場健康促進推動，應涵蓋生理工作環境、社會心理工作環境、個人健康資源及企業社區參與之四大層面　(B) 計畫推動流程設計當中，其中「評價」（Evaluate）被歸類在個人健康資源之層面。　(C) 推動「職場周全健康促進」之其中一個目的是希望創造一個健康、支持性及安全的工作環境　(D) 國民健康署為落實「職場健康促進」之概念，辦理健康職場認證（含「健康啟動標章」及「健康促進標章」），並有許多企業響應。

（請沿虛線撕下）

( ) 7. 健康城市包含多項時期與步驟，成立推動委員會屬於哪一時期的步驟？
(A) 開始期　(B) 組織期　(C) 行動期　(D) 整併期。

( ) 8. 下列哪一項公共衛生的相關資料，帶動了「健康城市」的推動？　(A) 渥太華憲章 (the Ottawa Charter)　(B) 貝弗奇報告 (the Beveridge Report)　(C) 阿瑪阿塔宣言 (the Alma-Ata Declaration)　(D) 布克報告 (the Black Report)。

( ) 9. 為高齡人口提供博愛座的設計，屬於高齡友善城市的哪一面向？　(A) 無障礙與安全的公共空間　(B) 住宅　(C) 敬老與社會融入　(D) 大眾運輸。

( ) 10.關於「高齡友善城市」，以下描述何者錯誤？　(A) 鼓勵長者不斷地活動，藉由社會參與，可獨立對話、世代整合等　(B) 高齡者從自己的日常生活中回想，大多認為自己是受尊重的。例如：在葡萄牙 (Portugal)，選票被送到行動不方便的高齡者家中，讓他們不用走到投票所就可以投票　(C) 強調退休生活的重要性，不鼓勵高齡者二度就業　(D) 衛生福利部國民健康署呼應 WHO 的倡議，將「高齡友善城市」之面向依意涵簡化為無礙、暢行、安居、親老、敬老、不老、連通及康建等字樣。